レジデントのための腹部画像教室

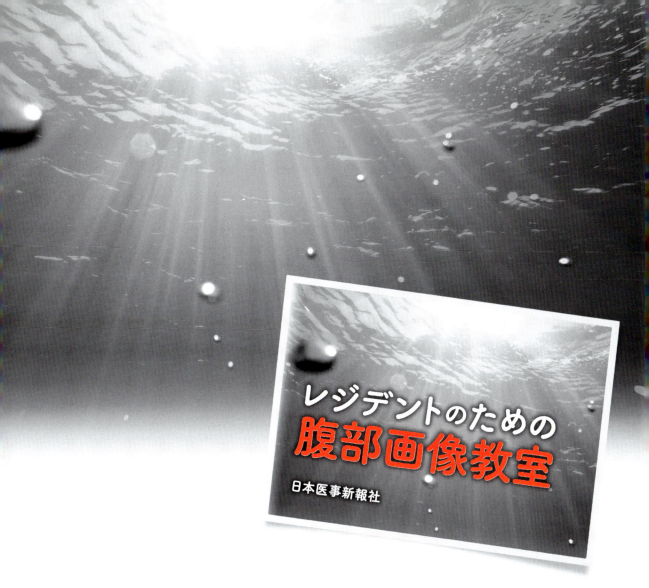

レジデントのための腹部画像教室

執筆者（掲載順）

山﨑道夫	公立甲賀病院　放射線科
川上光一	医仁会武田総合病院　放射線科
横山堅志	医仁会武田総合病院　放射線科
井上明星	滋賀医科大学　放射線科
佐藤文恵	国立病院機構災害医療センター　放射線科
田中絵里子	昭和大学藤が丘病院　放射線科
濱中訓生	国立病院機構京都医療センター　救命救急センター
金﨑周造	康生会武田病院　放射線科
板橋健太郎	藤沢市民病院　放射線診断科
井本勝治	公立甲賀病院　放射線科
田上佳英	滋賀医科大学　放射線科
高木　海	滋賀医科大学　放射線科
茶谷祥平	滋賀医科大学　放射線科
村田喜代史	滋賀医科大学　放射線科
棚橋裕吉	岐阜大学医学部　放射線科
近藤浩史	帝京大学医学部　放射線科
永田　保	近江草津徳洲会病院　放射線科
今井勇伍	愛知県がんセンター中央病院　放射線診断・IVR部
稲葉吉隆	愛知県がんセンター中央病院　放射線診断・IVR部
上村　諒	市立長浜病院　放射線科
山内哲司	奈良県立医科大学　放射線科
吉川公彦	奈良県立医科大学　放射線科
高濱潤子	奈良県立医科大学　放射線科
山本敦子	公立甲賀病院　放射線科

レジデントのための腹部画像教室

まえがき

学生さんに放射線科の勧誘をすると、かなりの方から「放射線科の将来は人工知能（AI）に置き変わるのでは？」という返しにあいます。心の中では、ぎくっとする質問です。確かに2045年にシンギュラリティ、すなわち人間の頭脳をコンピュータが越えるという予想があります。将棋のプロですらコンピュータとの勝負は諦めたという報道もあります。現在の画像診断はデジタル的に情報が得られており、AIの親和性が高いことは事実で、医学生の方々が持っておられる危機感は簡単には否定できません。

画像診断は、現在の医療でなくてはならないものになりました。これほどの進歩は、30数年前にこの仕事を選んだ私には、全く予想もしていなかったものでした。今日もレポートを早くするように、多くの診療科の先生からリクエストがくるのが現状です。

AIの特徴は、人間が考えたプログラムではなく、deep learningと呼ばれる思考方法にあります。要は人間が全く考えつかない独自の方法で「思考」がおこなわれ、人間にとっては、ブラックボックスです。画像診断をコンピュータに任せることは、医療自体がブラックボックスとなる可能性を思ってしまいます。人間の生死をコンピュータにゆだねる時代は、映画の名作『マトリックス』が描いていますが、私自身は、まだまだ簡単に容認できることではありません。

現時点の画像診断は、人間が考え出した方法で行われています。この分野で培われた医学知識も膨大です。しかし、分かりやすくポイントを絞って教わることができれば、能率的に診断技術を取得することは可能だと思います。本書は、若手の先生方に執筆をお願いし、画像診断初心者のつまずきやすい部分を特に詳しく解説して頂きました。

ここで、本書を使った画像診断の勉強法を紹介します。

画像診断の基本は解剖です。解剖の知識をもとに、初めて病態による異常所見が認識可能となるのです。したがって、本書を読み進める上で、まず第1～2章をしっかりと理解してください。できるだけ簡単に記載したつもりですので、逆に分かりにくい部分があれば何度も何度も読み込んで理解してください。

1～2章の知識がしっかりと身につけば、第3～4章は特に順番を気にする必要はありません。実際の画像を見て異常所見に気付いた場合には、第3章の各節が診断を推測するのに参考になるでしょう。一方、経過や内科的診断によりある程度診断が絞り込めた状態ならば、第4章の各節を参照すればかなり診断に近づけることと思います。

画像診断に苦手意識を持つ学生さんは多いかもしれません。理由の1つは、実際の画像診断では沢山の連続画像で判断するのに、多くの教科書は典型的なスライス1～2枚で疾患を説明することにあると思います。この方法では、疾患と画像所見は一対一の関係で、記憶力が頼りとなってしまいます。しかし、実際の臨床では、正常解剖の知識をもとに異常所見を認識し、症状や年齢、経過を組み合わせて確定診断に至る推理や推測のプロセスがあります。決して記憶力だけに頼る領域ではないということです。

本書で、腹部の画像診断に興味が出てきたら、次のステップは実際の連続画像を見ることをお勧めします。大学や、現在勤務している施設の放射線科を訪ねて、「○○病の典型画像を見せてください」と言ってください。教育に熱心な施設なら、本書で手に入れた画像診断技術の基本をさらに確かにできるはずです。

専門医のレポートだけに頼るのではなく、実際の画像を見て自分で理解することは、診断のダブルチェックとなり、医療の質の向上につながります。本書を参考に、ぜひ実際の画像を自分の目と頭で理解するように心がけてください。多くの臨床医が画像診断に理解を深めることが、未来のAIの適切な導入にもつながると思っています。

人間がAIをどのように医療に活用していくかは、将来の医療をどう築いていくかということです。コンピュータに何を任せて、何が無理なのか判断することが、これからの医師の大きな課題であり責務だろうと思います。私は、本書がきっかけとなって、画像診断に興味を持つ人がさらに増えていくことを期待しています。

最後に、忙しい臨床の合間に快く執筆して頂いた先生方、この企画を私に紹介して頂いた日本医事新報社の編集部、そして忙しい研修生活の間に本書に貴重なアドバイスを与えてくれた当院研修医の大橋瑞紀、松本悠吾、住尾健太郎の各先生、そして画像診断の楽しみを私に教えてくれた当院顧問の坂本力先生に感謝申し上げます。

2017年7月

山﨑道夫

レジデントのための腹部画像教室

目次

第1章　はじめに知っておくべきこと

1.1	腹部画像検査の種類と適応	（山﨑道夫）	2
1.2	腹部造影CTの方法	（山﨑道夫）	6
1.3	急性腹症の診かた	（山﨑道夫）	8

第2章　腹部の画像解剖

2.1	腹部CT画像の見方	（山﨑道夫）	14
2.2	各臓器の見方	（山﨑道夫）	15
2.3	腹腔と後腹膜	（山﨑道夫）	24

第3章　画像所見別 鑑別診断のポイント

3.1	液体貯留	（川上光一・横山堅志）	28
3.2	消化管拡張	（井上明星）	38
3.3	濃度異常と造影効果	（佐藤文恵）	45
3.4	脂肪組織の乱れ	（田中絵里子）	55
3.5	腸管壁肥厚	（濱中訓生）	62
3.6	空気貯留	（金﨑周造）	69
3.7	石灰化・結石・異物	（板橋健太郎）	86
3.8	急性腹症の超音波診断	（井本勝治）	102

第4章　救急・当直での画像診断の進め方

4.1	消化管出血		（山﨑道夫）	120
4.2	腸閉塞症		（井上明星）	127
4.3	胃十二指腸潰瘍と消化管穿孔		（田上佳英・村田喜代史）	136
4.4	消化管の炎症性病変（憩室炎・虫垂炎・炎症性腸疾患）		（高木　海・村田喜代史）	146
4.5	急性膵炎		（茶谷祥平・村田喜代史）	152
4.6	膵腫瘍		（茶谷祥平・村田喜代史）	158
4.7	脾病変		（茶谷祥平・村田喜代史）	164
4.8	腹部大動脈瘤		（棚橋裕吉・近藤浩史）	168
4.9	大動脈解離		（棚橋裕吉・近藤浩史）	175
4.10	上腸間膜動脈解離・閉塞、腹部内臓動脈瘤		（永田　保）	181
4.11	腎梗塞・急性腎感染症		（今井勇伍・稲葉吉隆）	189
4.12	尿路結石		（今井勇伍・稲葉吉隆）	194
4.13	急性前立腺炎・急性陰嚢症		（今井勇伍・稲葉吉隆）	197
4.14	胆石・胆嚢炎		（上村　諒）	200
4.15	肝腫瘍破裂		（上村　諒）	206
4.16	肝膿瘍		（上村　諒）	210
4.17	婦人科急性腹症		（山内哲司・吉川公彦・高濱潤子）	214
4.18	後腹膜出血・腸腰筋膿瘍		（山本敦子）	228
4.19	腹痛・背部痛をきたすその他の疾患		（山内哲司・吉川公彦・高濱潤子）	235
4.20	腹部外傷		（棚橋裕吉・近藤浩史）	244

第1章
はじめに知っておくべきこと

1.1 腹部画像検査の種類と適応

1.2 腹部造影CTの方法

1.3 急性腹症の診かた

第1章　はじめに知っておくべきこと

1.1 腹部画像検査の種類と適応

- 基本的な検査の原理と解剖の知識があれば、典型的な画像所見の理解は難しいものではありません。本章で各検査法の概略を理解し、第2章で解剖の基本を把握したら、以降の章は興味のある項目から読み進めてください。
- なお、CT、MRIの基本原理に関しては、下記のサイトでアニメーションを使ってわかりやすく説明されていますので、さらに理解を深めたい方にお勧めします。

Oral Radiology Web Text Book（福岡歯科大学 画像診断学講座 香川豊宏先生）
http://radiology.nobody.jp/

腹部単純X線写真

- 腹部単純写真で、腹部のガス、骨、石灰化やチューブの位置などを確認することは、臨床の基本です。今日では診断的意義は薄れつつありますが、最低限の勉強はしておいてください。特に消化管ガスの解釈については、第3章(3.2)を参照してください。

図1 腹部単純X線写真

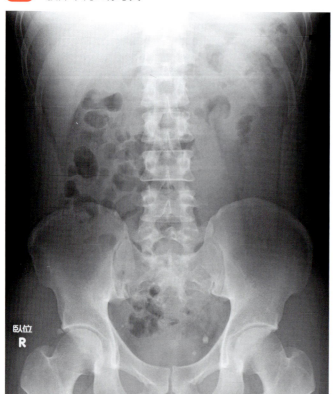
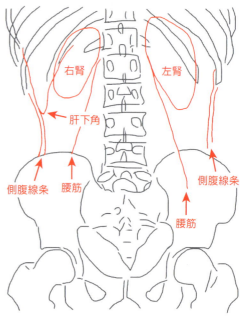

- 正常の腹部単純写真でよく認められるラインとその意義を次に挙げます（図1）。
    - 腎臓、腰筋の輪郭：見えない時には腎あるいは周囲の後腹膜の病変を疑う。
    - 肝右葉の端（肝下角）：見えない時には腹水の可能性を考える。
    - 側腹線条：結腸と5 mm以上の間隔がある場合には腹水を疑う。

胸部単純X線写真

- 消化管穿孔の「有無」を知るには、腹部単純写真よりも、立位の胸部単純写真が分かりやすいです。穿孔した腹部の遊離ガスは、立位で横隔膜の下に集まります（図2）。
- 穿孔の有無を確実に判断するためには、CTが最も重要な検査となります。

図2　立位胸部単純X線写真

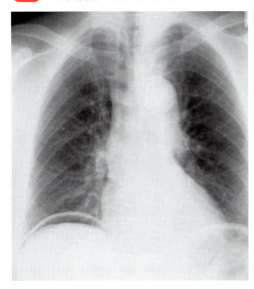
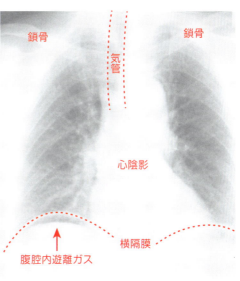

超音波検査

- 被曝の恐れがないので、緊急手術を含む迅速な対応を要しない場合（いわゆる急性腹症の可能性が低い場合）、第一選択となります。
- 腹部に直接プローブを当てて検査するため、腹部の視診、痛みの部位や性状などの問診も兼ねることになります。
- 腹部エコーの診断精度は術者の技量に左右されます。消化器内科だけでなく、一般内科や小児科を志す方も、最低限の技術の習得を目指しましょう。詳しくは第3章（3.8）を参照してください。

CT

- 腹部画像診断では不可欠な検査であり、従来に比べて被曝の低減化も進んでいます。
- X線の線源と検出器が回転する中を、寝台が一定速度で移動します。結果として、人体の周囲をらせん軌道で回転しながら撮影します。5～15秒で腹部全体の撮影が可能です。
- 撮影データはコンピュータで再構成され、断面として表示されます。この機構をmulti-planar reconstruction（MPR）と言います。目的に応じて適切な断面（横断、冠状断、矢状断）を選択することが診断には重要です（図3）。

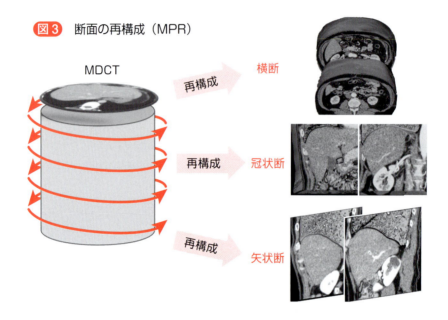

図3 断面の再構成（MPR）

- CT画像は、体内のすべての構造のX線吸収値（CT値）を測定し、グレースケール画像として表示したものです。CT値は物質の密度に比例し、水を0、空気をマイナス1000として相対値で表します（図4）。

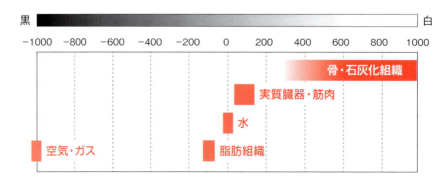

図4 CT値

MRI

- 強力な磁場を発生させて体内の画像化を行います。被曝のような確定的な人体への副作用は報告されておらず、超音波検査の次に安全性の高い検査とされています。
- 信号強度の差が出やすいために、腫瘍と正常組織の区別が容易となります。これを「濃度分解能の良さ」と言い、MRIの長所です。
- 頭部や骨盤では、最も重要な画像検査となっています。上腹部では検査時間が長く、呼吸その他の原因で画像が乱れるといった問題点がありましたが、克服されつつあります。今後、さらに重要性は高くなっていくでしょう。

画像検査の選択

- 緊急手術を含む迅速な対応を要する疾患（いわゆる急性腹症）と、緊急を要しない疾患では、検査の選択が変わります（図5）。

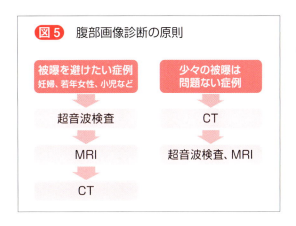

図5　腹部画像診断の原則

急性腹症

- 急性腹症ではCTが必要不可欠な検査です。しかし、CTでは被曝の問題があるため、小児や若年女性では超音波が第一選択の検査となります。
- 超音波検査は術者の技量に大きく左右されますが、急性腹症の診断において重要な検査です。特にFAST (focused assesment with sonography for trauma) は腹水（腹腔内出血）、胸水（血胸）、心囊液（心タンポナーデ）の検出に有用な方法であり、外傷に限らず急性腹症の緊急検査として救急医療の現場で汎用されています。詳しくは第3章 (3.8) を参照してください。
- MRIは、CTと比べて撮影時間がかかる、金属製のモニター装置が使えないなどの欠点があるため、現時点では補助的検査となっています。

緊急を要しない疾患

- 小児や若年女性では被曝を考慮し、超音波やMRIが第一選択となります。
- ただし、実際の臨床では、少々の被曝は問題ない症例ではCTが選択されることが多いです。広範囲なスクリーニングを行うことが可能で、短時間で検査ができ、そのため予約待ちなしで施行可能な施設が多いことが理由です。

第1章　はじめに知っておくべきこと

1.2 腹部造影CTの方法

造影CTの適応

- 造影剤により血管が見やすくなり、動脈解離や閉塞といった**血管病変**の診断に適します。血流が多いか少ないかにより、臓器の特定もしやすくなります。
- 急性腹症では**腸管虚血**により痛みを生じることが多く、造影効果を見ることにより、どのような病変なのかといった質的診断が容易となります。
- アレルギーの既往のある方や、腎機能不良の症例を除いて、積極的に使用することが診断の正確性を高めます。
- もちろん、単純CTで診断可能な場合、不要な造影は被曝を増やすだけであり避けるべきです。腎・尿路結石、総胆管結石や血管の石灰化、遊離ガス、腹水、腸管内液体貯留の確認であれば、造影は不要です。

Dynamic CT

- 造影剤を急速に静脈内に注入した後、一定の時間間隔で数回撮影する方法です（表1）。
- 最近では大動脈の造影剤濃度を低線量撮影でモニターしながら最適なタイミングで撮影するBolus tracking法を用いる施設も多いです。
- 臓器ごとに特徴的な造影パターンがあり、造影剤がどのような体内分布となった時期に撮影された画像であるかを意識して見ることにより、臓器の識別や腫瘍の鑑別が容易となります。動脈相と平衡相の正常像を図6に示しました。

表1 Dynamic CTの撮影方法

動脈相	門脈相	平衡相	遅延相
25～50秒	50～70秒	100～140秒	180秒～

急速静注法：肘静脈からヨード造影剤を3～5mL/秒で総量100～150mL注入。注入から撮影までの時間（秒）は表の通り。

血管の濃度変化

- 腹部大動脈①は、動脈相で強く造影され、濃度が上昇します（画像では白くなる）。平衡相では濃度はやや下がり、門脈②や下大静脈③と同様の濃度になります。
- 門脈や下大静脈は、動脈相でもある程度造影されますが、平衡相では①～③の濃度はほぼ同じになります。
- 門脈②は、動脈相では造影剤が流入するタイミングになるため不均一になります。動脈相と平衡相の間の門脈相では、均一に造影されます。

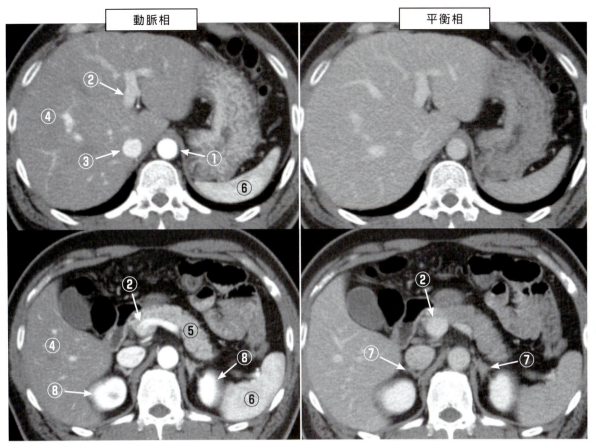

図6 動脈相と平衡相

実質臓器の濃度変化

- 肝実質④は、門脈の影響で動脈相ではほぼ造影効果は認めず、平衡相で造影されます。
- 膵⑤、脾⑥、副腎⑦は、動脈相でよく造影され、平衡相ではやや濃度が下がります。
- 腎⑧は、動脈相で皮質が強く濃染し、平衡相では髄質も強く造影され、その後、尿排泄された造影剤で腎盂に排出を認めます。

ヨード造影剤の使用上の注意点

- **ヨードアレルギー**の症状は、蕁麻疹からアナフィラキシーショックまでさまざまです。重篤な副作用は 0.03〜0.18% 程度で、死亡例もあります。前回の造影で中等度以上の副作用があった場合は、慎重投与が必要です。
- 腎機能に注意が必要です。GFR 30〜60 では慎重投与、30 未満では原則禁忌とします。ただし、血液透析中や、透析導入が避けられない状況では腎機能の温存は考える必要がないため、必要に応じて造影を行います。造影によって得られる情報とリスクを常に考えることが大切です。
- **ビグアナイド系糖尿病薬**と造影剤との併用により、乳酸アシドーシスをきたすことがあります。検査の前後は原則休薬とします。

第1章　はじめに知っておくべきこと

1.3 急性腹症の診かた

診察のポイント

- 急性腹症の診断において画像検査は重要ですが、当然のことながら、現病歴の聴取などの問診や身体所見、血液検査なども重要です。
- 5学会共同編集による「急性腹症ガイドライン2015」では、急性腹症の診療アルゴリズムとして「2ステップメソッド」を提唱しています。

  ①ステップ1でバイタルサインを確認します。異常があれば、緊急処置を行いつつ治療を開始します。

  ②バイタルサインに異常がなければ、ステップ2に進み、問診、身体所見などから緊急手術の必要性を判断します。

- 診察のポイントを表2に簡単にまとめました。詳細はガイドラインや教科書を参考にしてください。

急性腹症診療ガイドライン 2015
http://minds.jcqhc.or.jp/n/med/4/med0214/G0000779/0001

鑑別診断

- 症状から疾患を絞り込む場合には、ガイドラインの第V章に詳細な解説があります。その解説をもとに、部位別の鑑別診断を表3にまとめました。第3章および第4章を読み進めるときに参考にしてください。
- 腹部や後腹膜以外で急性腹症と紛らわしい疾患があります。これらは**急性腹症類似疾患**と呼ばれ、診断が絞り切れない場合には考慮する必要があります。
- 急性腹症類似の症状を示す3大臓器は、胸腔内臓器、腹壁および骨盤臓器です。

胸腔内臓器	心疾患：急性冠症候群、心筋炎、心外膜炎、心不全など
	肺疾患：肺動脈血栓塞栓症、気胸、肺炎、胸膜炎など
	食道疾患：食道破裂、逆流性食道炎など
腹壁	横隔膜、尿路系、深部骨格筋の疾患
骨盤臓器	女性生殖器、男性生殖器、泌尿器の疾患

- 全身疾患では、血液疾患、アレルギー、膠原病、内分泌代謝疾患、中毒、感染症なども急性腹症類似の症状を引き起こす場合があります。
- これらの疾患は画像診断だけで確定できないものもありますが、鑑別診断として考慮することにより、画像所見が大きな手掛かりとなる場合もあります。

表2　急性腹症の診察のポイント

1. 急性腹症が疑われた場合の基本的診察法
- 外観、バイタルサインにより緊急度を推定する
- 腹部は視診、聴診、打診を行う
- 黄疸・貧血の有無、胸部、腰背部、直腸・泌尿生殖器の診察も追加する
- 第一印象（表情、顔色、呼吸状態、整容、立ち居振る舞い）は緊急度、重症度の把握に活用する

2. バイタルサインで大切な所見
- 頻脈、低血圧、体温異常は、重症度・予後と関連し最も重要である

3. 腹部視診で大切な所見
- 手術瘢痕、皮膚所見、腹部膨満、ヘルニア、腹部拍動、腫瘤、呼吸による腹壁運動など
- 急性腹症の患者で腹部膨満、腸管蠕動、手術瘢痕を認める場合、腸閉塞の可能性が高くなる

4. 腹部打診
- 叩打痛および腹水貯留の有無を判定する

5. 腹部触診
- 浅い触診により、筋性防御、筋強直、腹膜刺激徴候の有無を確認する

6. 腹膜刺激徴候
- 腹膜に炎症などが波及し、刺激されている時にみられ、腹膜炎を示唆する
- 直接的な診察：筋性防御、筋強直、反跳痛、叩打痛など
- 間接的な診察：咳嗽試験、踵落とし試験など
- 腹膜炎、腸間膜血管障害の疑いがある時は画像検査を追加する

7. 血液検査、画像検査の限界
- 病歴、身体所見が診断には必須である

表3 腹痛の部位と鑑別疾患

疾患	本書の記載（章・節）	右上腹部痛	心窩部痛	左上腹部痛	右下腹部痛
胃十二指腸潰瘍、胃炎、消化管穿孔	4.3	●	●	●	
憩室炎	4.4	●	●	●	●
虫垂炎	4.4	●	●	左側虫垂炎	●
大腸炎、急性腸炎	4.4	●	●		●
炎症性腸疾患	4.4				●
過敏性腸症候群	4.4				●
腸閉塞	4.2		●	●	
膵炎、膵腫瘍	4.5, 4.6	●	●	●	●
脾疾患	4.7			●	
大動脈解離、破裂、腹部大動脈瘤	4.8, 4.9	●		●	●
腸間膜動脈解離	4.10	●		●	
腸間膜動脈閉塞	4.10		●	●	
腎梗塞、副腎梗塞	4.11	●	●	●	
腎盂腎炎	4.11	●		●	
腎・尿管結石	4.12	●	●	●	●
胆嚢炎	4.14	●			●
胆石	4.14	●			
胆管炎、肝膿瘍、肝腫瘍、肝炎	4.15, 4.16	●	●		
前立腺炎、精巣上体炎、尿路感染症	4.13				●
産婦人科疾患	4.17				●
腸腰筋膿瘍	4.18				●
後腹膜出血	4.18				●
急性冠症候群	4.19	●		●	
心筋炎、心内膜炎、心外膜炎	4.19	●		●	
呼吸器疾患	4.19	●	●	左胸郭内疾患	
その他		Fitz-Hugh-Curtis 症候群 [4.17]		虚血性腸炎 [3.5] 食道疾患	鼠径ヘルニア [4.2]

	左下腹部痛	臍下部痛	臍周囲	腹部全体	腰痛・背部痛	ショックを伴う腹部中心の疼痛
	●	●		●		●
			●	初期		
	●		●	●		
	●		●			
	ヘルニア嵌頓含む		小腸急性閉塞			
			●	●	●	●
					●	
	●		●	●	●	●
					●	
			●		●	
					●	
	●		●		●	
					●	
					●	
	●					異所性妊娠
	●				●	
	●					
			●			●
	大腸癌 [4.2]	尿閉	脊髄ろう	腸間膜静脈血栓症 [4.10]、臓器破裂 [4.20]、糖尿病ケトアシドーシス、急性ポルフィリン症、中毒、IgA血管炎、両側肺炎	帯状疱疹 圧迫骨折 [4.19]	腹腔内出血 [3.8]
	便秘 [4.19]		急性緑内障			
	大網感染 [3.4]		尿膜管遺残症 単純な疝痛			腸管壊死 [4.2]

急性腹症の診かた

はじめに知っておくべきこと

第2章
腹部の画像解剖

2.1 腹部CT画像の見方

2.2 各臓器の見方

2.3 腹腔と後腹膜

第 2 章　腹部の画像解剖

2.1 腹部CT画像の見方

- 腹部の画像解剖がとっつきにくい一番の原因は、臓器の数が多いということでしょう。腹部は狭い空間に多くの臓器が存在するので、実際の画像では臓器の境界がわかりにくい場合があります。まずは地道に 1 つ 1 つの臓器の形態を立体的に把握することが重要です。

腹部 CT による画像解剖の基本

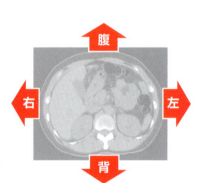

- 横断像は基本的には被検者の足側から見ています。したがって、横断像の上は体の腹側、下は背側、左は被検者の右側、右は左側となります。
- 単純 CT でわかる濃度の違いは、空気、脂肪、水、軟部です。ほとんどの実質臓器は軟部組織濃度を示すため、濃度だけでは区別はつきません（図1）。
- 臓器の境界や腹膜には脂肪が存在し、臓器の輪郭を同定する目安になります（図1）。
- 動脈と静脈は、基本的には並走します。静脈は動脈より太く見やすいことが多いです（20 ページの横断像⑤⑥で上下腸間膜動静脈の径を比べてください）。
- 造影剤を投与すると、臓器の造影効果の違いが明瞭となり、構造を把握しやすくなります。さらに dynamic CT では、動脈、門脈、静脈を簡単に見分けることができます。
- 単純 CT での濃度や造影 CT での造影効果、さらには腹膜や腸間膜の脂肪や血管なども参考にして臓器を同定します。

図1　単純 CT でわかる濃度の違い　　■ 空気　□ 脂肪　▨ 水

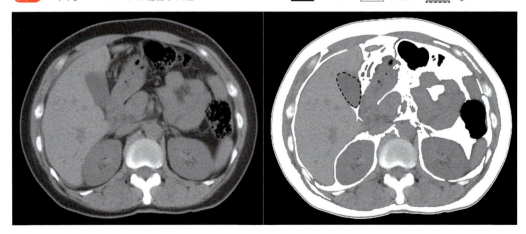

2.2 各臓器の見方

肝臓（横断像①〜⑤）

- 右上腹部の最大臓器で、血流が豊富なのでよく造影される臓器です。ただし、動脈と門脈の二重支配になっているので、動脈相では実質はほとんど造影されず、門脈相になって強く造影されるのが特徴です。
- 手術や動脈塞栓術にあたっては、肝実質の区域分類が重要になります。動脈、門脈、胆管はツタのように肝門部から肝実質に入り込んでいます。これらの分岐を把握することが、手術術式を決めたり、動脈塞栓術、ラジオ波治療を行う際に重要です。CT画像での肝区域の簡単な把握の仕方を図2に示します。

図2 肝区域（Couinaud 分類）
S1〜S7は足側から見て反時計回りになる。左図は右図よりやや頭側の断面。

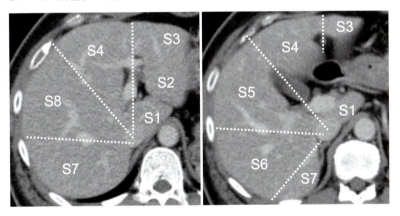

胆囊（横断像④〜⑤）

- 内部に胆汁が存在し、薄い壁が取り囲んでいる臓器です。肝臓の内側区に胆囊床を介して接触しています。
- 食事によって胆汁が分泌されるため、食後に撮影した場合には、臓器の位置すらわかりにくいことがあります。
- 胆囊壁には豊富な動脈血流があるので、造影CT動脈相で壁はより明瞭となります。

膵臓（横断像②〜⑤）

- 大きさは個人差があり、高齢者では内部の脂肪化が進んでわかりにくくなっている場合もあります。
- 横断像では膵尾部が頭側に位置します。正面から見ると斜めに位置するので、全体を観察するためには、数スライスにわたる場合が多いです（図3）。
- 胃の後方、後腹膜に位置する臓器です。横断像では脾静脈を目印に、その前方に位置することを念頭に探すと良いでしょう（横断像②）。
- 動脈相で実質が濃染することが特徴です。

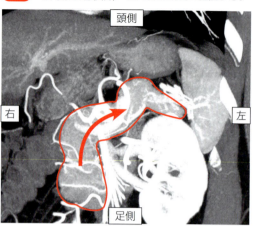

図3 膵臓の冠状断　膵尾部は頭側に位置する。

脾臓（横断像①〜③）

- 左上腹部に位置する大きな臓器ですが、サイズは個人差があり、若年者では大きい傾向があります。
- 頻度の高い変異として、脾門部に小さな副脾を認めることがあります。
- 動脈相では実質がまだら状に、平衡相では均一に造影されるのが特徴です。

消化管

- 消化管は口から肛門までひと続きの管腔臓器であり、その連続性を画像上で追うことが基本です。
- **食道**は後縦隔にあります。
- **胃**の噴門部から穹窿部は、腹部の背側にあります。胃体部で大きく前方に移行し、前庭部は腹壁近くを走行します（横断像①〜⑤）。
- **十二指腸**下行脚（横断像⑤）は後腹膜を走行し、水平脚（横断像⑥）は上腸間膜動脈と大動脈の間を走行した後に、トライツ靭帯を越えて空腸、回腸となります。
- **空腸**と**回腸**は長い腸間膜を有するので、腹腔内での可動性が良好です。
- 小腸は虚脱していると腫瘤様に見え、境界がわかりにくくなります。そのため連続性が追いにくいことがあります。
- **横行結腸**（横断像②〜④）と**S状結腸**（横断像⑦）は腸間膜を有し、可動性があります。一方、上行結腸と下行結腸は後腹膜に固定されており、側腹部の背側で容易に同定できますから、連続性がわからない場合の目印になります（横断像⑥）。
- 小腸にはケルクリング襞、結腸にはハウストラが存在します。また、小腸内腔には空気と液体貯留像があり、結腸内の便塊は泡沫状であることが多いことも臓器の同定に役立ちます（図4）。

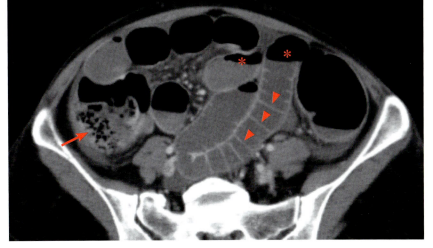

図4 小腸と大腸の見分け方

小腸のケルクリング襞（▲）は全周性に存在する。液体貯留と空気像（＊）は小腸にみられ、便中の泡沫状ガス（↑）は結腸にみられる。この症例はイレウスにより腸管内腔に液体貯留が強くなったため、壁が分かりやすくなっている。正常例で内腔が虚脱していると、小腸の連続性は分かりにくい場合が多い。

泌尿器

- **腎臓**（横断像③〜⑥）は左右一対の大きな臓器で、動脈相で皮質中心の不均一な造影効果、遅延相で髄質を含む均一な強い造影効果が特徴です。ヨード造影剤は尿中に排泄され、強い造影効果を示すので、腎盂からの連続性を追えば、**尿管**（横断像⑥）を見つけるのは容易でしょう。

- **膀胱**（横断像⑧〜⑪）には造影剤注入後5分以降、高吸収の尿が貯留します。そのため、膀胱壁の腫瘍の造影効果は、造影剤注入後1〜2分で評価することが重要です。

- **副腎**（横断像③）は正常では1〜2cm以下のサイズで、矢頭あるいは三角形の形態です。右副腎は右腎の直上で下大静脈の右後方、左副腎は腹部大動脈の左側で脾静脈の後方に位置することを意識して探しましょう。横断像より冠状断の方がわかりやすい場合もあります。

女性生殖器

- **子宮**（横断像⑦⑧）の大きさは、年齢や月経周期によって変化します。生殖可能年齢では造影効果は強く、また無症状でも筋腫を合併する場合にはかなり大きくなります。

- **卵巣**（横断像⑧）も個人差の大きい臓器です。月経周期によって3cm程度の嚢胞が出現します。逆に嚢胞が存在しない時期では卵巣の位置がわかりにくい場合もあります。

男性生殖器

- **前立腺**（横断像⑪）は膀胱下部に位置する造影効果の強い臓器です。中高年では前立腺肥大の頻度は高く、同定するのは容易です。

- **精嚢**（横断像⑩）は前立腺の後上方に位置する充実性あるいは嚢胞性の臓器です。多くは1cm未満なので、慎重に探すことが大切です。

正常横断像

① 肝臓上部

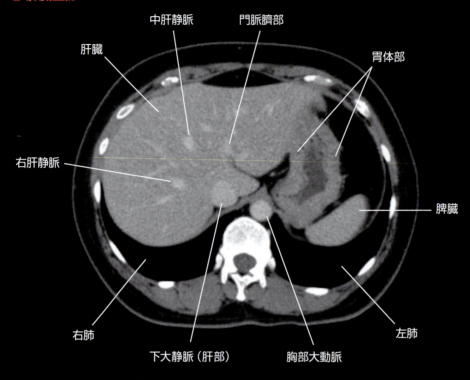

② 肝門部・膵尾部レベル

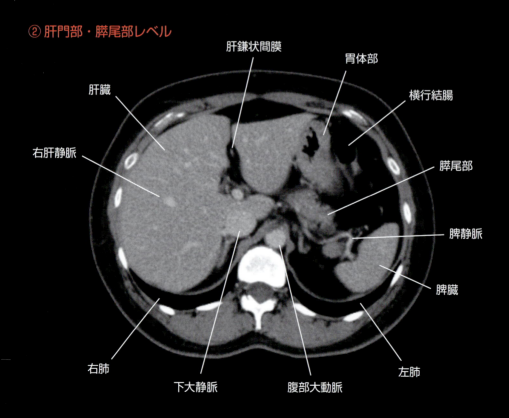

③ 肝臓下部・膵体部レベル

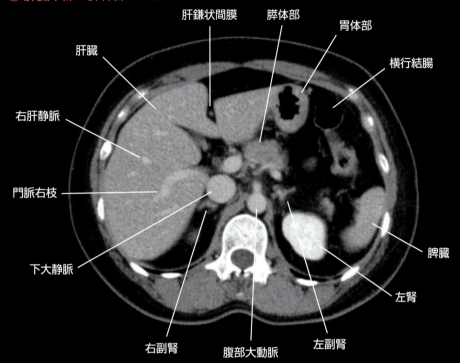

④ 腎上極・膵頭部レベル

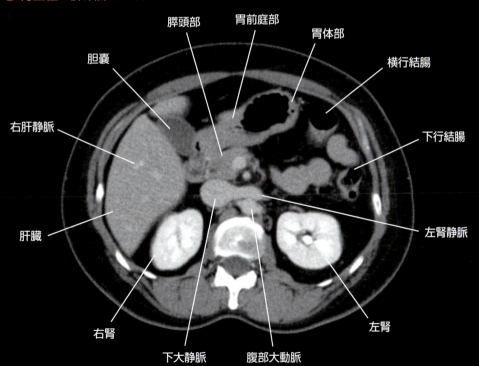

⑤ 腎門部レベル

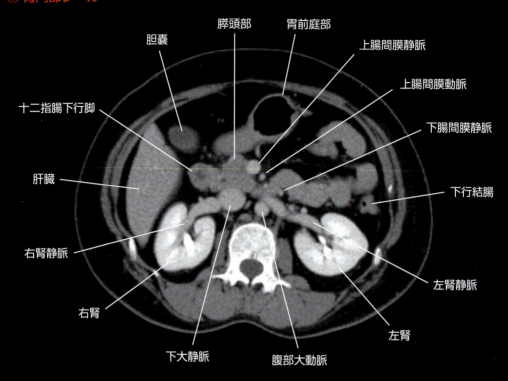

⑥ 腎下極レベル

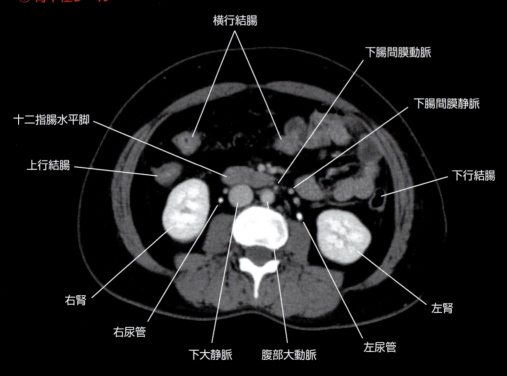

⑦ 骨盤上部（女性）

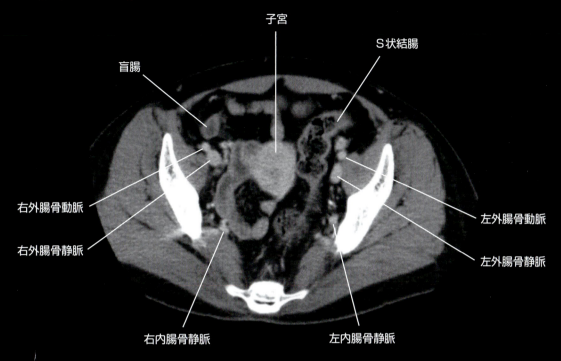

⑧ 子宮レベル

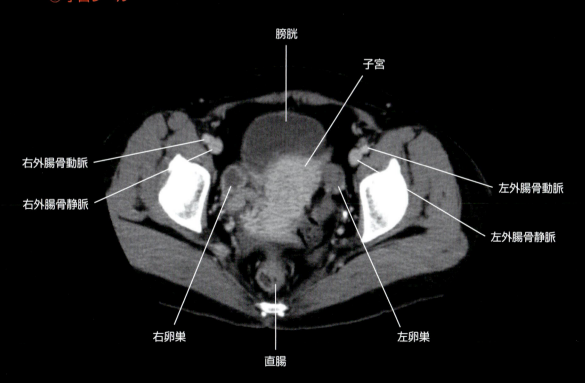

⑨ 膀胱レベル（女性）

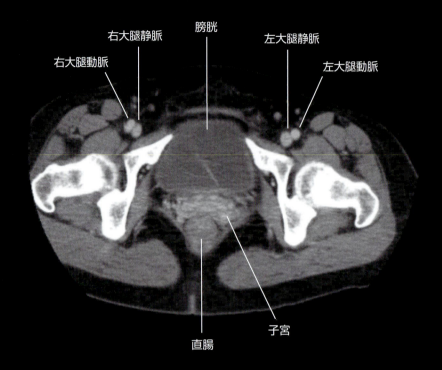

⑩ 精嚢レベル（男性）

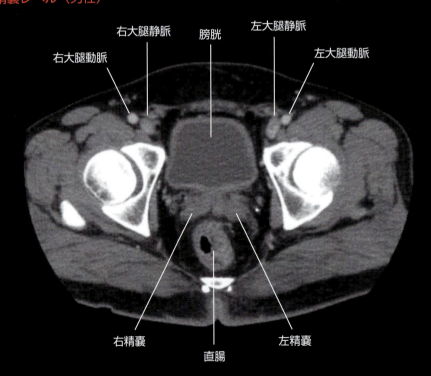

⑪ 前立腺レベル（男性）

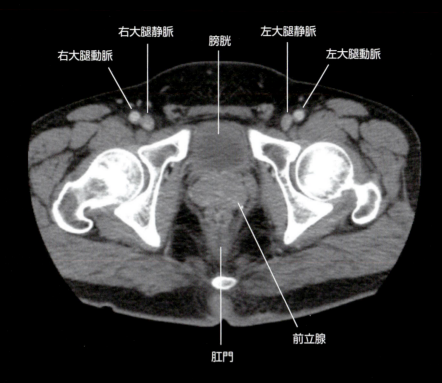

第2章　腹部の画像解剖

2.3 腹腔と後腹膜

- 各臓器の解剖に加え、腹腔と後腹膜というスペースを意識することが重要です。
- 腹膜はひと続きの漿膜で、腹腔および骨盤腔を裏打ちする**壁側腹膜**が裏返って、臓器の表面を覆う**臓側腹膜**に移行します。壁側腹膜と臓側腹膜の間の空間を**腹腔**と呼びます。

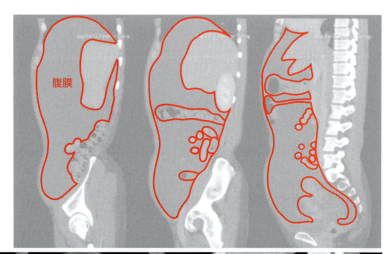

図5　腹水症例の矢状断

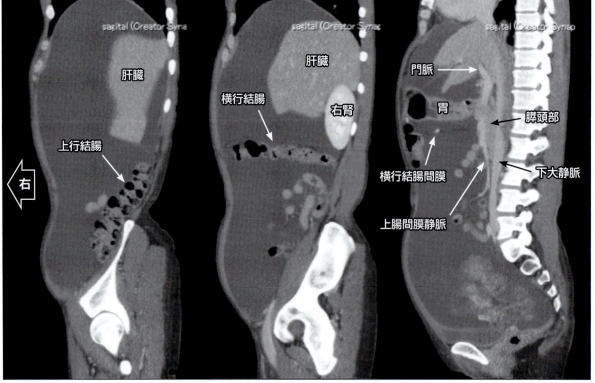

- 腹腔は、正常の画像では不明瞭な潜在的空間です。しかし、液体貯留（腹水）や空気（遊離ガス）といった急性腹症の診断に重要な画像所見が生じると、明瞭に認識できるようになります。図5は卵巣癌で大量の腹水が存在するため、腹腔が明瞭です。腹腔の解剖と液体貯留の関係は、第3章（3.1）で詳しく解説します。
- 腹腔と後腹膜との関係は発生学的に理解することが大切ですが、本書ではまず画像で理解してください。後腹膜に存在する臓器としては、腎臓、上行結腸、下行結腸、十二指腸、膵臓の大半、直腸下部があります。

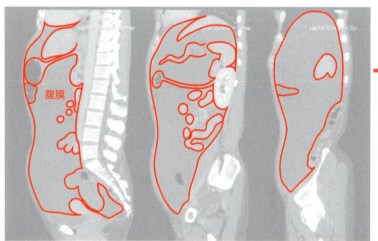

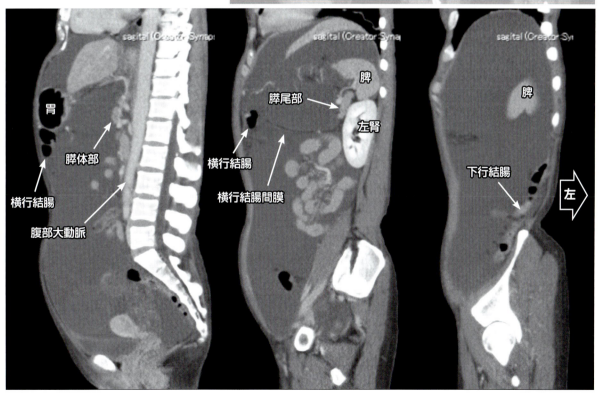

第3章
画像所見別鑑別診断のポイント

3.1 　液体貯留

3.2 　消化管拡張

3.3 　濃度異常と造影効果

3.4 　脂肪組織の乱れ

3.5 　腸管壁肥厚

3.6 　空気貯留

3.7 　石灰化・結石・異物

3.8 　急性腹症の超音波診断

第3章 画像所見別　鑑別診断のポイント

3.1 液体貯留

所見の見方

腹水の貯留する部位

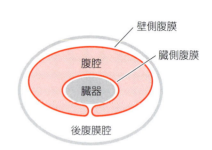

- 肝臓、胆嚢、膵臓、脾臓や消化管の表面は漿膜（**臓側腹膜**）で覆われ、この漿膜はさらに連続して腹壁を内張りしています（**壁側腹膜**）。ここに漿膜で囲まれたひとつの空間（**腹腔**）が形成されます。
- 腹腔に貯留した液体を**腹水**と称します。通常は病的な状態の場合に用いられますが、健常者でも30〜50 mLの「生理的な腹水」が存在すると言われ、臓器や組織間の摩擦を防ぐ潤滑剤となっています。
- 腹腔は、連続したひとつの体腔ですが、臓器や臓器間膜によって入り組んだ構造となり、各領域に名称がつけられています（図1・図2）。
- 腹水が貯留しやすい部位は、重力、呼吸による横隔膜や臓器の動き、腹腔内圧の変化が関与していると言われています。
- 少量の腹水は、右横隔膜下腔とDouglas窩で見られます。左側では、左横隔膜下腔に貯留することは少なく、脾臓の側方から左傍結腸溝でしばしば見られます。

図1　腹腔内臓器を取り除いた腹腔の背側面

① 右横隔膜下腔
② 左横隔膜下腔
③ 肝下腔・肝腎陥凹（Morrison窩）
★ Winslow孔
④ 網嚢
⑤ 右下結腸間膜腔
⑥ 左下結腸間膜腔
⑦ 右傍結腸溝
⑧ 左傍結腸溝
⑨ 直腸子宮窩（女性；Douglas窩）または直腸膀胱窩（男性）

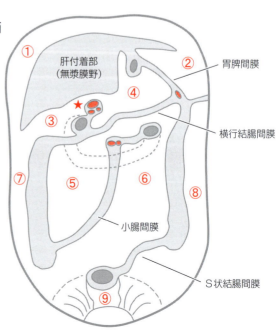

図2　腹水の貯留する部位

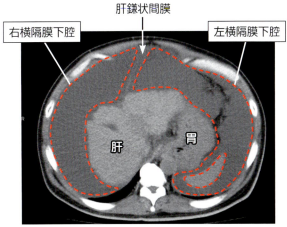
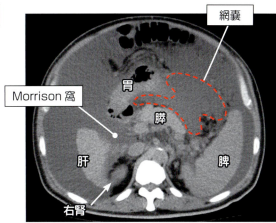
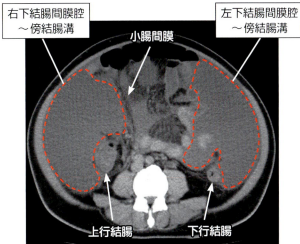
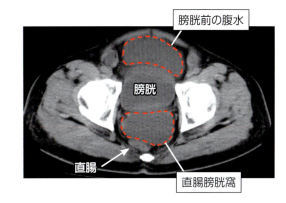
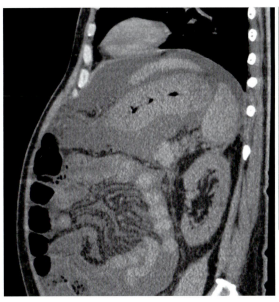
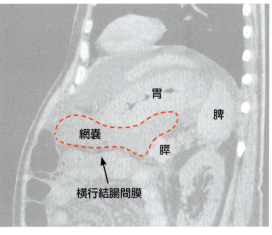

MPR矢状断像：網嚢（胃と膵の間、横行結腸間膜の頭側）に腹水が貯留している。

腹腔外の液体貯留および浮腫

- 腹水は腹腔内に貯留するので、液体内に既存の構造物は存在しません。それに対し腹腔外に液体が貯留する場合は、そこに存在する臓器や結合組織の間に浸み込んで溜まっていきます。
- 浮腫では結合組織内に液体が滲出し、CTでは脂肪組織内の濃度上昇として認識されます。脂肪組織内の索状〜網状の濃度上昇または脂肪濃度が介在した液体濃度領域、あるいは血管に接して広がる液体濃度領域として描出されます（図3B・図4）。
- 後腹膜組織の中にはさまざまな筋膜が存在しています。筋膜そのものは薄い構造であるため通常はCTでは見えにくいのですが、病的な状態で滲出した液体は筋膜で遮られるため、その存在を認識できるようになります。言い換えれば、液体貯留が腹腔外の筋膜で境された形であれば、腹腔外の液体貯留と判断できます（図3A）。
- 臓器の内部や脂肪の乏しい組織にも浮腫は起こります。CT上は「腫脹」という形で認められますが、正常との区別が難しく客観性の低い所見です。

図3　腹腔外の液体貯留（急性膵炎）

A：膵尾部周囲の後腹膜腔（前腎傍腔）に液体貯留を認める。背側はGerota筋膜で境されている。
B：上腸間膜動静脈周囲の脂肪織内に網状の濃度上昇域がみられる。腸間膜根部に広がる浸出液を示している。

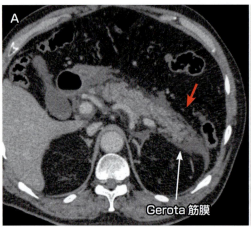
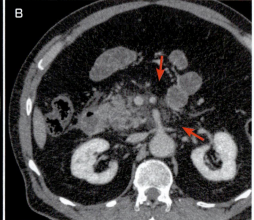

図4　腹水と浮腫の違い

A：腸間膜の間に貯まった腹水（＊）。腸間膜内の血管とその周囲脂肪織＝腸間膜そのもの（▲）は保たれている。
B：腸間膜内の浮腫。腸間膜内の血管に接して液体が広がっている（▲）。

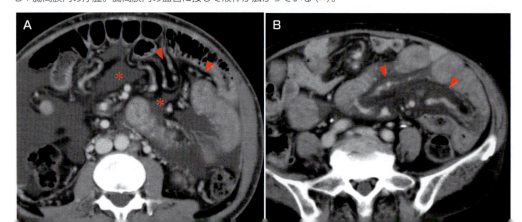

所見の意義と鑑別診断

生理的な腹水と病的な腹水

- 血管外間質液は、毛細血管内外の静水圧差や膠質浸透圧差、血管壁の透過性とリンパ管からの吸収に依存しています。
- 生理的な腹水は、通常CTでは捉えることはできませんが、超音波検査では肝周囲にわずかに観察されることがあります。
- 生殖可能年齢の女性骨盤ではDouglas窩に生理的な腹水がしばしば認められます（図5）。排卵に関連するとされ、その量は月経周期に合わせて増減します。

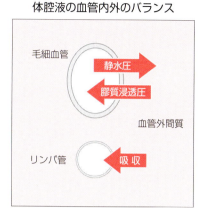

体腔液の血管内外のバランス

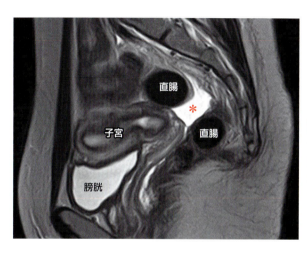

図5 女性骨盤MRI像

T2強調矢状断像で、Douglas窩に少量の腹水が高信号域として認められる（*）。性成熟期の女性に見られる生理的な腹水である。

- 病的な腹水の原因となる病態とその主な機序を表にまとめました。腹膜を介した水バランスが障害される、あるいは血管壁の透過性が亢進した状態、また腹膜の破綻によって出血や内容物が直接腹腔に漏れ出た状態などが腹腔内の液体貯留につながります。
- 腹水の原因として最も頻度が高い病態は、肝硬変などによる門脈圧亢進症ですが、その主な機序は静水圧の上昇と膠質浸透圧の低下で、漏出液と言われます。
- 血管内皮細胞は、通常は高分子物質を通過させませんが、炎症やさまざまな刺激により内皮細胞間が広がり透過性が亢進すると、アルブミンやさらに分子量の大きなフィブリノーゲンが血管外に通過するようになります（滲出液）。

病態	腹水の産生機序
低蛋白血症、門脈圧亢進症	静水圧上昇、膠質浸透圧低下
炎症性滲出液	腹膜透過性亢進
悪性腫瘍の腹膜転移	腹膜刺激、リンパ管閉塞
腹膜の物理的損傷	出血、腹膜刺激
臓器内容物の漏出（消化管穿孔、胆汁漏出など）	腹膜刺激
腫瘍の破裂	出血、嚢胞内容物（粘液、脂肪成分、血液など）による腹膜刺激

液体貯留（腹水・腹腔外）の性状

① X線吸収値（CT値）
- 液体のCT値を計ることにより、その性状や病態をある程度予想することができます。CT値はHU（Hounsfield Unitの略）という単位で表されます。
- 単純腹水、乳び腹水、漏出胆汁は、いずれもCT値が0～30 HUの範囲ですので、視覚的に区別はできません。
- 炎症、腫瘍の播種、出血などにより、腹水内の蛋白濃度や細胞成分が多くなるとCT値が上がります。血性腹水または炎症性腹水のCT値は20～40 HU。凝固していない血液では40±10 HU、凝血では60±10 HUが目安となります（図6）。

② 限局性貯留
- 腹膜炎や術後、腫瘍の播種などにより腹水が貯留する際に、大網や腸間膜が液体貯留部の辺縁を覆って被包化された形となることがあります。嚢胞状腫瘤となって周囲の腸管や腹部臓器を圧排するようになると、腫瘍性病変と鑑別を要します。胆汁性腹水では、胆汁による局所腹膜の炎症反応が強いため、早期から被包化されます（図7）。
- 全身性の浮腫では、液体貯留は広範囲にわたり、重力に応じて背側に分布する傾向があります。静脈のうっ血（血栓、腫瘍、圧迫、捻転など）による浮腫では、その還流域に液体が広がります。炎症性滲出液または出血は原因臓器に隣接した部位から広がっていきます。

図6 液体のCT値（血性腹水、凝血、胆汁、尿）

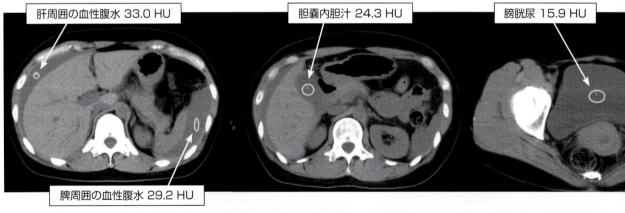
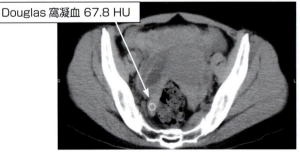
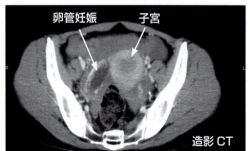

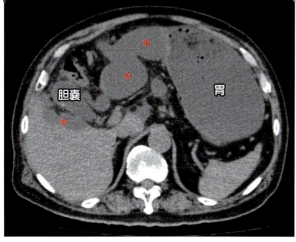

図7 急性胆嚢炎破裂・胆汁性腹膜炎
胆嚢の右側や胃の右側に被包化された腹水（＊）が貯留している。

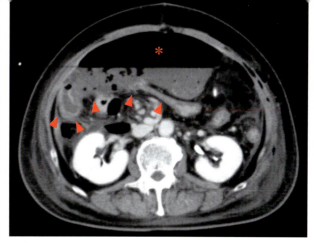

図8 開腹術後の腸管壊死と穿孔
横行結腸（▲）の一部が虚血性壊死となり内容物が腹腔に漏出。癒着等により限局性に液体が貯留し、その中にガスによる液面形成（＊）と浮遊していない気泡が認められる。

③ガスの混在

- 病態によっては液体内部にガスが混在して認められます。ガスが多い場合は液面を形成します（air-fluid level）。微量の場合は、浮遊する気泡として見られます。液体が粘稠な成分であったり、フィブリンや凝血が存在したりすると、ガスは必ずしも浮遊せずに液体内部に分布します（図8）。

- 液体内部にガスの混在を認めたら、<u>消化管穿孔</u>による腹膜炎、術後であれば術後感染、また<u>化膿性腹膜炎</u>によるガス産生を疑います。ただし、検査目的で腹水穿刺が行われていないかどうか、その際にガスが混入した可能性がないかどうかを、臨床情報で確認することが必要です。

- 腹部手術後のCTでは、術後の残存ガスが腹腔内に検出されます。<u>開腹術で術後5日前後、腹腔鏡手術では2日ほどガスが認められます</u>。それ以降で感染徴候や炎症所見とともに腹水内にガスが残存あるいは新たに認められれば、腹腔内感染や消化管穿孔が疑われます（図9）。

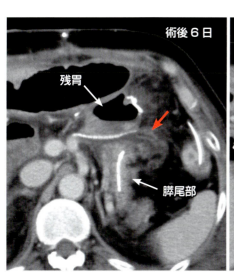
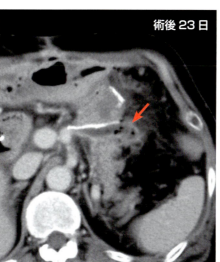

図9 膵頭十二指腸切除術後・胃膵吻合部膿瘍

術後6日目に胃膵吻合部周囲にわずかに液体貯留が見られる。

術後23日目には周囲が被包化され、液体内部にガスが認められる。

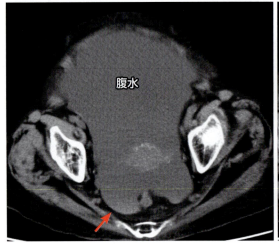
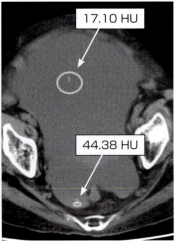

図10 肝細胞癌破裂・血性腹水

腹水内に、血球成分による濃度の高い沈殿が認められる。

④沈殿物（液面形成）
- 腹腔内出血の際には同時に腹水も滲出することから、腹水内で血球成分が沈殿することがあります。高濃度の沈殿物による液面形成に注意して読影しましょう（図10）。
- 腹腔外の結合組織に血腫を形成した場合にも液面形成がみられることがあります。大量出血や抗凝固薬服用者でみられ、血球と血漿成分が分離した状態でヘマトクリット効果と呼ばれます（図11）。
- 化膿性腹膜炎の際には、腹水内で膿が沈殿してみられることがあります。

図11 腹腔外血腫（ワーファリン内服例）

前腹壁下の腹膜外に血腫を認める。内部に血球成分が沈殿し、液面を形成している（ヘマトクリット効果）。

腹膜の所見

- 漏出性の腹水の場合は、腹膜は通常肥厚しないので認識できません。
- 炎症性や癌性の腹水の場合は、腹膜が肥厚して見られます。特に不均等な肥厚の場合は結核性腹膜炎や癌性腹膜炎を疑います。また、腹膜に結節や腫瘤が見られた場合には癌性腹膜炎を疑います（図12）。

見つけた時に注意すること

緊急を要する病態（液体内部の出血やガス）

- 液体貯留を認めた場合、特に緊急を要する病態すなわち出血や消化管穿孔がないかどう

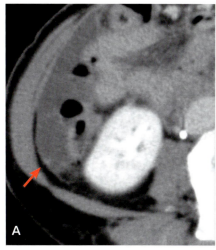 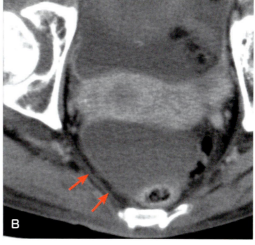

図12 癌性腹膜炎
A：右傍結腸溝の腹膜に小さな結節を認める。　B：Douglas窩の腹膜が肥厚している。

かをまず鑑別することが重要です。
- 腹腔内に出血した場合は血液が漿液で希釈されるため、CT上の見え方は通常の液体と変わりません。液体内部に沈殿物がないかどうか、また一部の液体貯留にとらわれずに腹部全体を観察して凝血を示す高吸収域がないかどうかを探すことが大切です。
- 液体内部にガス（気泡）がないかどうかを注意して観察します。小さな気泡も見逃さないよう、ウィンドウ幅を広げてCT画像を観察する必要があります。
- 出血、ガスが認識できたら、その原因（出血部位や穿孔部位）を探します。

液体貯留は病態の一部

- 液体貯留の画像所見だけで疾患を診断することはできません。ある程度疾患を想定しながら、腹部全体の画像所見と合わせて総合的に診断する必要があります。
- 一方、液体貯留は、疾患の重症度や病態を反映していることが多いので、治療方針を考えるうえで重要な所見となります。

鑑別診断の次のステップ

腹部超音波検査による腹水の観察

- 腹水中に析出したフィブリンや腹水中の腫瘍細胞塊、出血による血球成分は、腹部超音波検査（US）では浮遊する点状高エコーや沈殿物となって認められます（図13）。
- CTよりUSでの描出感度が高く、特に点状高エコーはCTでは描出されません。

超音波ガイド下で腹水穿刺

- 拡張した消化管内の液体、囊胞性病変（特に卵巣腫瘍）や拡張した膀胱と腹水を間違え

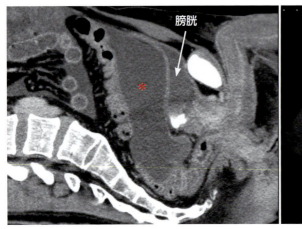
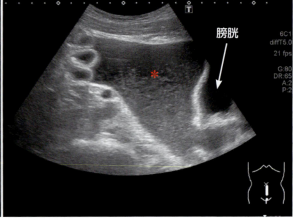

図13 癌性腹膜炎
CT矢状断像（USと同じ向きに変えて表示）で骨盤内に腹水の貯留（＊）を認める。
USでは、腹水内に点状高エコーや沈殿物が見られる。

ないように、ここは時間をかけて納得いくまで観察しましょう。確実に識別できない状態で穿刺を行うのは事故のもとです。
- 前腹壁からの場合は腹壁の血管、特に下腹壁動静脈の走行を確認してから行うことが必要です。

初心者が間違えやすい画像所見

単純CTだけ、造影CTだけは間違いのもと

- 造影CTでは、造影効果により臓器や組織の吸収値が全体的に上がるため、本来高吸収である凝血が存在しても相対的に低吸収域に見えてしまい、凝血と認識しにくくなります。吸収値を正確に視覚評価するには、単純CTで周囲の筋肉や既存の液体（胆嚢内、胃液、膀胱尿）と比較するといいです（図14）。
- 臓器に隣接した高濃度の血性腹水や凝血は、単純CTのみでは異常すら指摘できないことがありますので、注意が必要です（図15）。

巨大嚢胞性腫瘤

- 巨大な嚢胞性腫瘤が存在する場合には、液体部分が腫瘤の一部か腹水かを区別し、また拡張した膀胱ではないかどうかを鑑別する必要があります。液体を覆う壁があるかどうかを見るのがポイントですが、横断像のみではわかりにくいことがあります。矢状断や冠状断のMPR像で確認すると良いでしょう。
- 膀胱が虚脱していて一見わかりにくい場合は、まず尿道括約筋や前立腺を同定し、そこから続く構造物として膀胱の輪郭を確実にとらえることが大切です（図16）。

図14 造影CTでは診断困難な血腫

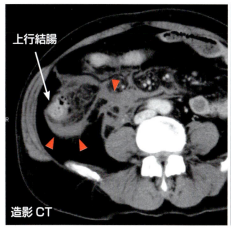
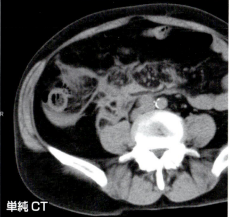

後腹膜腔に広がる液体貯留（▲）。その吸収値は水と変わらないように見える。

液体貯留の吸収値は結腸壁や大腰筋とほぼ同等であり、後腹膜腔に広がった血腫と考えられる。

図15 単純CTでは診断困難な血性腹水

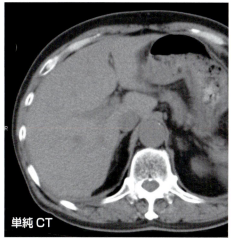
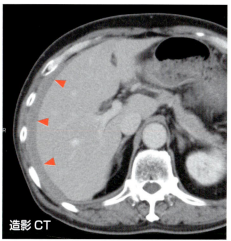

肝周囲の液体貯留は確認できない。

肝周囲の液体貯留が認められる。単純CTで肝と同等の吸収値であり、血性腹水と考えられる。

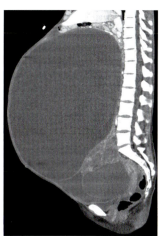
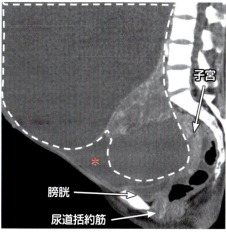

図16 卵巣嚢胞性腫瘍

造影CT矢状断MPR像
点線で囲った領域が腫瘤、＊印は腹水。
尿道括約筋から続く膀胱を同定できる。

3.2 消化管拡張

所見の見方

- 消化管拡張は腹部X線写真、超音波検査、CT、MRIで確認することができます。腹部X線写真では消化管内のガス像が陰性造影剤となり、間接的に消化管が描出されます。超音波、CT、MRIは消化管自体を直接描出することができますが、超音波およびMRIでは消化管内のガスがアーチファクトの原因となります。
- 消化管閉塞は、消化管拡張をきたす代表的な病態です。しかし、消化管拡張の原因は閉塞だけではありません。内容物による拡張やイレウスも考慮する必要があります。ここでは、CT画像で消化管拡張をどのように評価して診断するのかを解説します。
- はじめに言葉の定義をはっきりさせておきましょう。本邦では、腸管内容物が病的に貯留停滞した状態のうち、物理的閉塞によるものを機械性イレウス、腸管運動の異常によるものを機能性イレウスと呼んできました。
- 一方、海外では機械性イレウスに相当する病態は**腸閉塞**、機能性イレウスは単に**イレウス（腸管麻痺）**と呼ばれます。急性腹症診療ガイドライン2015では海外に準じた呼称が推奨されていますので、本稿もこれに準じます。

所見の意義と鑑別診断

- 消化管の拡張は様々な原因でみられます。食後であれば胃が残渣で拡張しますし、大腸が便塊で拡張することもあります。まずは臨床症状を考慮して、消化管拡張が生理的なのか病的なのかを評価します。急性胃腸炎で液体が貯留した状態、消化管出血で血液が貯留した状態では、消化管が拡張します。
- また、抗コリン作用を有する薬剤やオピオイド性鎮痛薬、腹部手術後の神経損傷、腹膜炎や上腸間膜動脈の閉塞では、消化管のトーヌス（緊張）が低下して、消化管運動が低下します。これがイレウスの状態です。消化管のトーヌスが低下し、内容物が停滞するため、消化管が拡張します。
- 消化管が閉塞すると、停滞した内容物により閉塞部よりも口側が拡張し、肛門側が虚脱します。
- つまり、病的な消化管拡張の原因は、①内容物による拡張、②消化管運動低下による拡張（イレウス）、③消化管閉塞に大別されます。

消化管拡張のパターン

通常の腸管	①内容物による拡張	②イレウス	③消化管閉塞
	内容物の存在する部位のみが拡張	トーヌスの低下した腸管が拡張	閉塞部位の口側が緊満感を伴い拡張

見つけた時に注意すること

- まず、消化管拡張が生理的か病的かを評価します。腹部膨満、腹痛、嘔気、嘔吐といった消化器症状を伴っていれば、病的拡張の可能性が高いです。消化器症状を伴わず、偶然に消化管拡張が見られた場合は、生理的な拡張のこともあります。
- 先ほど述べたように、病的な消化管拡張の原因は大きく3つに大別されます。それぞれ病態と治療方針が全く異なりますので、区別する必要があります。

鑑別診断の次のステップ

本当に消化管閉塞なのか？

- 内容物による拡張では、内容物のある消化管が拡張しますが、基本的に緊満感はなく、口側の拡張はみられません（図1）。

図1　小腸出血による消化管拡張

20代男性、主訴は血便。単純CTでは小腸および大腸の内腔に血液成分を示唆する高濃度内容物が貯留し、消化管は全体的に拡張している。
造影CT動脈相では空腸内に造影剤のextravasation（↑）を認める。

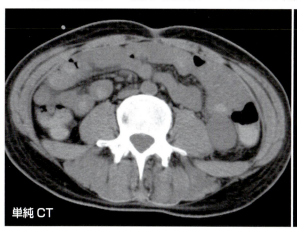
単純CT

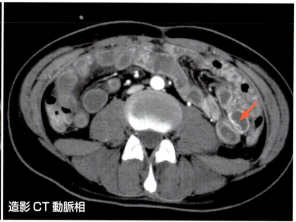
造影CT動脈相

- 内容物が存在する口側の消化管が拡張している場合は、通過障害があると考えるべきで、閉塞原因となる食物、胆石、胃石、異物などがないか確認します（図2）。

図2　餅による小腸閉塞症

60代男性、腹痛と嘔気を訴え救急受診。小腸内に長細い高濃度内容物を認め（↑）、口側の小腸は拡張している（＊）。問診にて前日に餅を食べたことが確認された。

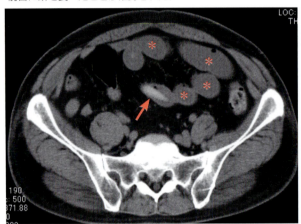
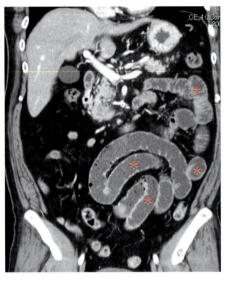

図3　上腸間膜動脈塞栓症

70代男性、搬送時意識消失と嘔吐あり。腹部X線写真では小腸と大腸がガスで拡張している。造影CT動脈相で壁の造影効果が低下した小腸（＊）や壁が菲薄化した小腸（★）を認めるが、緊満感に欠ける。上腸間膜動脈が造影されていない（↑）。上腸間膜動脈が閉塞して広範な腸管虚血性壊死をきたし、イレウスとなったと考えられる。

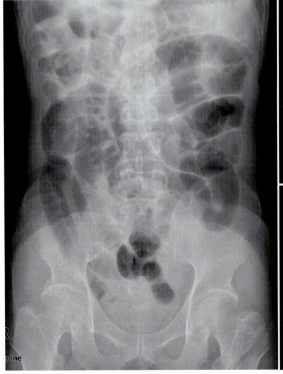
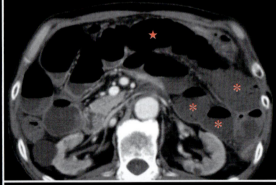
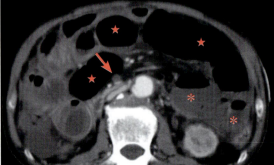

- イレウスと消化管閉塞は長い範囲にわたり腸管が拡張しますが、大きな違いが2つあります。それは「**緊満感**」と「**閉塞点**」です。イレウスではトーヌスが低下するため、腸管はダラーンと緊満感がなく拡張します（図3）。もちろん閉塞点もありません。
- 一方、消化管閉塞では、閉塞点の口側は内容物を肛門側に送ろうと頑張って蠕動するため、緊満感を伴い拡張します。閉塞点の肛門側は内容物が送られてこないため、虚脱します（図4）。
- 緊満感を評価するには、隣接する構造（骨や筋肉のような硬い構造を除く）に圧排されず、拡張腸管の径が大きく、輪郭が曲線的であることなどを目安にします。ただし、イレウスでも内容物の圧により緊満感を伴う場合があります（図5）。また、嘔吐した直後の消化管閉塞や閉塞の程度が弱い消化管閉塞では、緊満感が乏しいこともあります。
- 緊満感も参考になりますが、イレウスと消化管閉塞を鑑別するには、閉塞点の有無を確認することが最も大切です。

図4　単純性小腸閉塞症

60代男性。主訴は腹痛と嘔気。小腸に緊満感を伴う拡張を認める（＊）。正中やや右側に閉塞点（↑）が存在し、これより肛門側の小腸（★）および大腸には拡張はみられない。

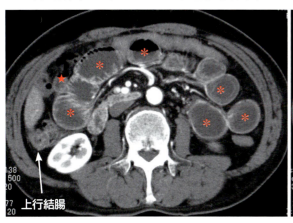 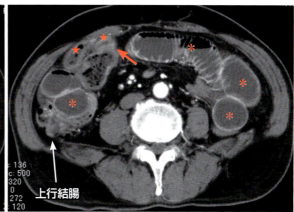

図5　術後イレウス

70代男性。大腸癌に対して右半結腸切除を施行。胃、小腸（＊）、大腸に拡張と液貯留を認める。閉塞起点はなく、術後イレウスと考えられる。

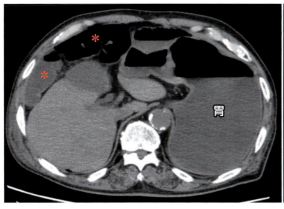 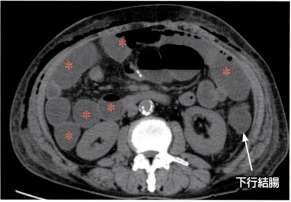

閉塞点はどこか？

* 消化管、特に可動性のある小腸は個人差があるため、追跡するのは困難な作業です。そこで、系統的に閉塞起点を見つけるための読影法の一例を紹介します。

①はじめに上腸間膜動静脈の閉塞を確認します。血管閉塞に伴うイレウスを除外するためです。
②次に解剖学的に個人差の少ない食道から十二指腸（Treitz靱帯まで）までを追跡します。上部消化管に拡張があり、小腸が虚脱していれば、上部消化管閉塞を考えます。
③直腸から回盲部までを追跡します。<u>大腸に拡張があった場合、大腸に閉塞起点があれば大腸閉塞症と診断します。大腸に閉塞起点がなく小腸と大腸に拡張があれば、小腸にも閉塞がないと推測できますので、イレウスを考慮します。</u>
④腹腔辺縁を観察し、消化管の脱出（**外ヘルニア**）を検索します。
⑤外ヘルニアがなければ、**小腸閉塞**を示唆するサインを探します。小腸内の糞便様内容物を small bowel feces sign といい、この肛門側には閉塞起点が高率に存在します（図6）。腸管のくちばし状の急峻な虚脱を beak sign （図7）、腸管外側からの脂肪組織による圧迫を fat notch sign といいます（図8）。これらのサインは閉塞点そのものを意味します。

消化管拡張の系統的読影

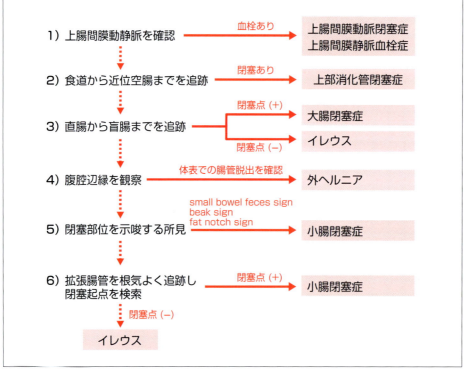

井上明星ほか：画像診断 2016；36：980-94 より改変

- 腹膜の陥凹部や裂孔を介して小腸が陥入する**内ヘルニア**というまれな疾患があります。内ヘルニアでは閉塞点に加えて、正常では腸管が存在しない部位の集簇腸管（clustering）や腹膜に包まれた集簇した小腸（sac-like appearance）がみられます。
- 閉塞点を示唆するサインが見つからない場合は、根気よく拡張した小腸を追いかけて内腔が狭小化する部位を探すしかありません。ただし、シート状の癒着によりピンポイントで閉塞していない場合には、腸管径が緩やかに細くなることもありますので注意深い観察を要します。
- 閉塞点がない見つからない場合は、イレウスの可能性を考慮し、腹膜炎などの原因を検索します。

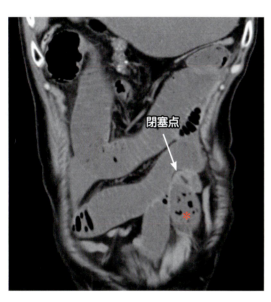

図6 Small bowel feces sign

拡張した小腸の肛門側に閉塞点を認め、すぐ口側の小腸内には泡沫状ガス像（＊）がみられる。

小腸内の泡沫状ガス像（small bowel feces sign）は肛門側に閉塞点を示唆する所見で、閉塞点同定の手掛かりとなる。

井上明星ほか：月刊レジデント 2014；7：66-74 より転載

図7 Beak sign

拡張した小腸がクチバシ状に急激に狭小化している（↑）。この beak sign は閉塞点を意味する。

井上明星ほか：月刊レジデント 2014；7：66-74 より転載

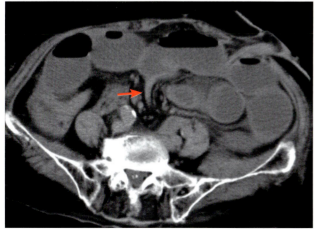

図8 Fat notch sign

拡張した小腸が腸管外の脂肪組織により圧迫されている（↑）。fat notch sign は腸管壁外からの脂肪性索状物による閉塞を意味する。

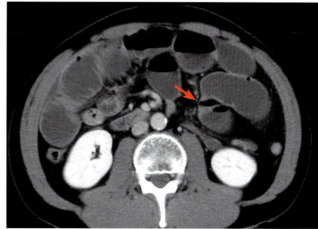

初心者が間違えやすい画像所見

- 消化管閉塞とイレウスの最も重要な鑑別ポイントは"閉塞起点"です。これをしっかり同定しないと、イレウスを消化管閉塞と見誤ることがあります。
- ピットフォール症例を図9に示しました。この症例では大腸に閉塞起点がなく、イレウスが考えられました。イレウスを考える場合、原因を検索します。この症例では糞石の周囲に消化管外ガスを認めたことから、糞石を伴う穿孔性虫垂炎による腹膜炎からイレウスとなったと考えられます。
- 消化管閉塞の治療方針は減圧と血流障害の解除です。一方、イレウスでは原因となる疾患に応じた治療が要求されます。消化管閉塞とイレウスを正確に鑑別しなければ、その後の治療方針を誤ってしまいます。

図9 穿孔性虫垂炎によるイレウス

80代男性。腹部膨満、発熱、腹痛で受診。
A：小腸（＊）および上行結腸に緊満感に乏しい拡張を認める。
B：糞石の周囲に消化管外ガス（▲）を認める。
C：2日後の造影CT。腸閉塞の診断にてイレウス管が留置されているが、糞石周囲に膿瘍を認める。本来なら穿孔性虫垂炎の治療（虫垂切除術や抗菌薬投与など）が選択されるべきであった。

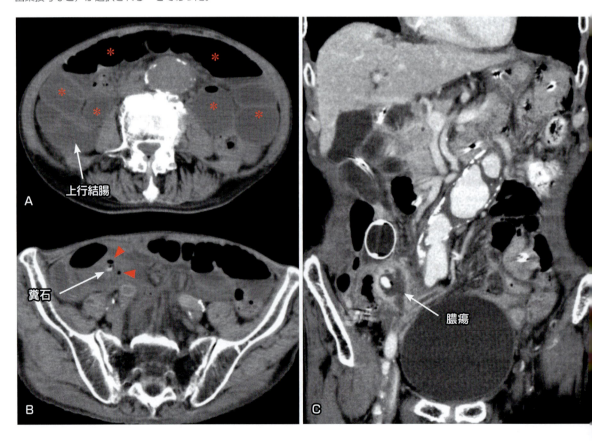

第 3 章　画像所見別　鑑別診断のポイント

3.3 濃度異常と造影効果

単純 CT での濃度異常

- 単純 CT では特に、高吸収を呈する急性期の血腫や血栓、結石、異物などの検出が重要となります。結石や異物については別項（3.7；石灰化・結石・異物）を参照していただくこととし、ここでは血腫や血栓を検出する方法について解説します。

血腫・血栓を探す

- 急性期の血腫や血栓の CT 値は 50 〜 70 HU 程度で比較的高吸収を呈するため、筋肉などの軟部組織（30 〜 40 HU）よりもやや濃度が高い箇所を同定することがポイントです。なお、血性腹水に関しては、膀胱などの水濃度（10 〜 20 HU）より明らかに濃度が高いかどうかで判断したほうが探しやすいです。
- より見つけやすくするためには、ウィンドウ幅（window width；WW）を狭めて観察することが大事です。ウィンドウの狭め方は、肝臓または脾臓が高吸収に（白く）、腎臓が低吸収に（黒く）、それぞれ描出されるように動かしていくのがコツです（脂肪肝などのため肝臓が低吸収を示す場合は、肝臓の代わりに脾臓を目安とします）。
- この操作を行うことで、WW は 40 HU 前後、ウィンドウレベル（window level；WL）は 60 HU 前後となり、血腫や血栓を検出しやすくなります（図 1 〜 図 3）。
- 注意点として、貧血が高度な場合（目安として Hb 7 g/dL 以下）や発症から時間が経っている血腫の場合は高吸収となりにくいことが挙げられます。また、一部の正常構造（消化管内の食物残渣・薬剤、糞便、虚脱した腸管など）も高吸収域として強調されるため、通常のウィンドウの単純 CT と対比しながら所見の解釈を行う必要があります。

造影 CT での濃度異常

- 造影 CT では、各臓器や主要血管の正常の造影効果が保たれていること、また異常な造影増強効果がないかを観察します。急性腹症では、単純 CT との対比や dynamic 撮影による評価が診断に有用な場合がしばしばあります。

臓器の造影不良

- 臓器の造影不良を呈する疾患で比較的頻度の高いものとしては、腸管虚血を生じ得る絞扼性腸閉塞や、腸間膜動脈解離、大動脈解離に伴う分枝血管の閉塞による臓器虚血、腎盂腎炎や腎梗塞などが挙げられます。

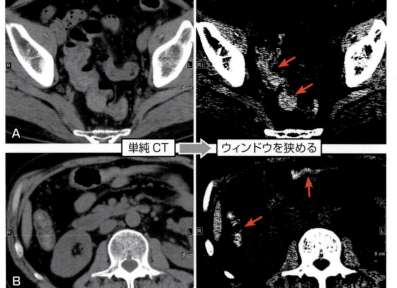

図1　大腸憩室出血

50代男性、主訴：下血

A：単純CTのウィンドウを狭めると、大腸内の高吸収域（↑）が明瞭となる。S状結腸～直腸を中心に高吸収を認め、血液貯留が疑われる。
B：横行結腸・上行結腸にも同様の所見がみられる。
内視鏡で上行結腸憩室からの出血と診断された。

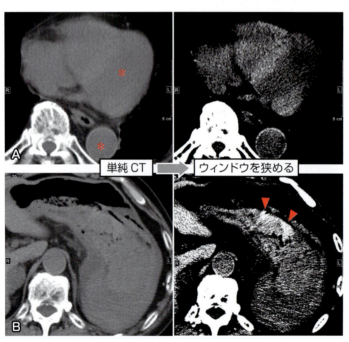

図2　胃潰瘍からの出血

70代男性、主訴：失神

失神の原因精査で、腎機能障害があり単純CTのみ施行。

A：心腔・大動脈（＊）の濃度が心筋より低い。貧血時にみられる像である。
B：胃内にはやや濃度の高い内容物（▲）が貯留している。食物残渣を見ている可能性も残るが、状況的に出血の除外が必要と考えられる。
翌日の内視鏡で胃潰瘍と露出血管を認め、止血術が行われた。

図3　上腸間膜動脈解離（偽腔閉塞型）（40代男性、主訴：心窩部痛）

造影CTで上腸間膜動脈の辺縁に三日月状の低吸収域（↑）を認め、血栓化した偽腔を疑う。単純CTのウィンドウを狭めて見ると、同部に一致して高吸収域がみられ、新鮮血栓を考える所見である。

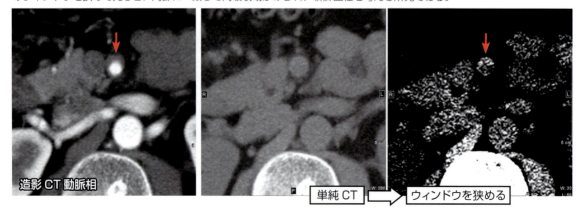

- また、炎症の結果として臓器が壊死を起こす場合があり、代表的な病態として**壊疽性虫垂炎**（図4）や壊疽性胆嚢炎（後述図12）、急性膵炎に伴う膵壊死などがあります。
- 特に腸管虚血や血管性病変の有無を見る際は、造影効果が本当に保たれているかの判断と、腸管の出血壊死や血栓による高吸収域を否定するために、必ず単純CTも撮影して併せて評価するようにしましょう（図5）。dynamic撮影も行うとより詳細に評価できます。
- なお、**心筋梗塞**でも急性腹症のような症状を呈することがあります。腹部CTを撮影するときには心臓も撮影範囲に入りますので、心筋の造影不良がないかも確認するようにしましょう。
- 撮影範囲内の胸部大動脈・肺血管の造影効果が保たれているか、（造影に限りませんが）肺野条件での異常がないか、もチェックしましょう。大動脈解離を疑う場合はもちろん、胸部も含めて単純CTと造影CTを撮影してください。

図4　壊疽性虫垂炎（60代男性、主訴：右下腹部痛）

虫垂（▲）の腫大を認め、内部に液体貯留と糞石を示唆する石灰化を伴っている。虫垂の壁は全体としてはやや肥厚し造影増強効果を呈しているが、一部で造影効果の欠如（↑）がみられ、壊疽を考えるべき像である。緊急手術が行われ、壊疽性虫垂炎と確定された。

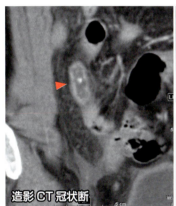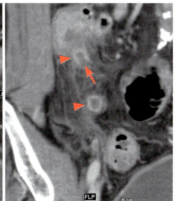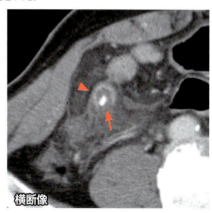

図5　絞扼性小腸閉塞、腸管壊死（80代男性、主訴：腹痛、ショック）

拡張した小腸を認め、単純CTの通常ウィンドウでも腸管壁の濃度がわずかに上昇して見え、ウィンドウを狭めるとより明瞭となる。造影CTではこの小腸の造影効果が乏しく、出血壊死が示唆される。手術で絞扼解除、広範囲の腸管切除術が行われた。

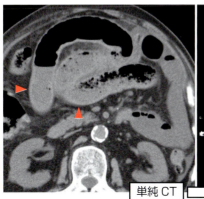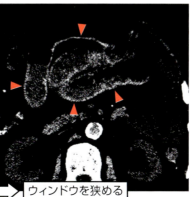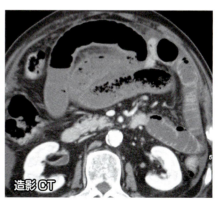

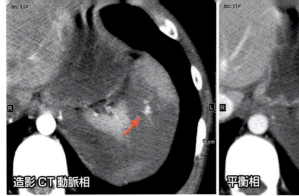
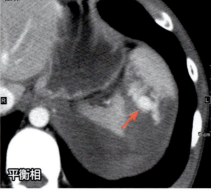

図6　脾損傷

10代男性、電車と衝突し受傷

脾臓には挫傷による広範な低吸収域を認める。内部に動脈相から平衡相にかけて明瞭に広がる高吸収域（extravasation）があり、活動性出血を示唆する。

出血源を探す

- 出血源を検索する場合はdynamic撮影を行うことが望ましいです。動脈相から平衡相にかけて明瞭に広がる強い造影効果を認めた場合は、造影剤の血管外漏出（extravasation）、すなわち活動性の出血を意味します（図6）。
- また、動脈相から点状～結節状に描出され、平衡相でも同様の形状を示すか、わずかな広がりにとどまる場合は**仮性動脈瘤**の可能性を考えます（図7）。仮性動脈瘤は、血管が破綻した部分が周囲の組織でシールされ、瘤状に見える状態を指します。真性動脈瘤と異なり、血管壁で覆われていないため、容易に活動性出血が起こりえます。
- この際、単純CTで血腫を示唆する高吸収域が出血源を探すヒントになる場合があるので、併せて検索しましょう。また、自分がextravasationまたは動脈瘤と考えている構造が、単純CTですでに描出されていないかの確認も行いましょう。
- 例外として、交通外傷などで体幹部全体の造影CTを行う場合は、急いで止血するべき明瞭な活動性出血・仮性動脈瘤の検出が主な目的であり、かつ撮影範囲も広いので、単純CTは省略することが多いです。

図7　十二指腸潰瘍；仮性動脈瘤からの出血（70代男性、主訴：吐血、ショック）

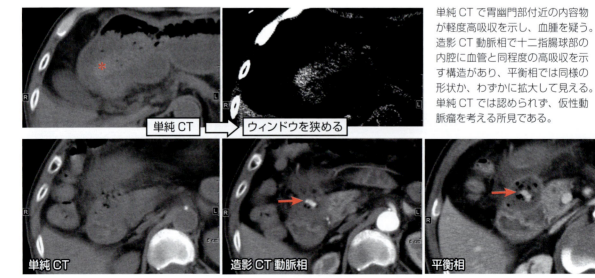

単純CTで胃幽門部付近の内容物が軽度高吸収を示し、血腫を疑う。造影CT動脈相で十二指腸球部の内腔に血管と同程度の高吸収を示す構造があり、平衡相では同様の形状か、わずかに拡大して見える。単純CTでは認められず、仮性動脈瘤を考える所見である。

肝の早期濃染

- 動脈相における肝実質の造影増強効果（早期濃染）の有無を確認することが、診断の助けとなる場合があります。
- 肝辺縁の早期濃染を呈する疾患として、女性の骨盤腹膜炎に伴う肝周囲炎（**Fitz-Hugh-Curtis 症候群**）が知られています（図8）。同様の所見は消化管穿孔による腹膜炎でもみられることがあります（図9・図10）。

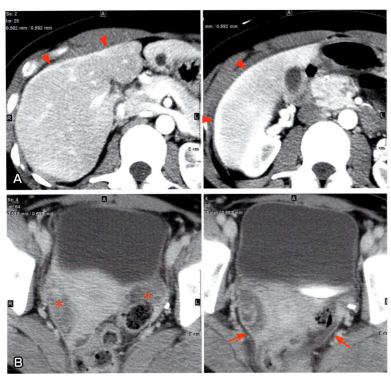

図8 骨盤腹膜炎による肝周囲炎（Fitz-Hugh-Curtis 症候群）

30代女性、主訴：右側腹部痛

A：造影CT動脈相で肝辺縁に増強効果（▲）を認める。

B：平衡相。骨盤内で卵巣（＊）辺縁の造影増強効果や腹膜肥厚（↑）、少量の腹水がみられる。

図9 十二指腸潰瘍穿孔（60代男性、主訴：突然の上腹部〜右側腹部痛）

肝の内側区や右葉の内側部を中心に、辺縁の早期濃染（▲）を認める。
十二指腸球部（＊）に潰瘍を思わせる内腔の突出像と、壁外に連続するガス像（↑）がみられる。
同部での穿孔と肝周囲への炎症波及が示唆される。

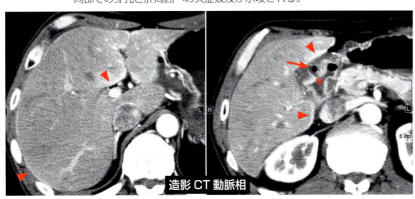
造影CT動脈相

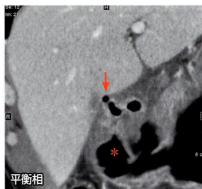
平衡相

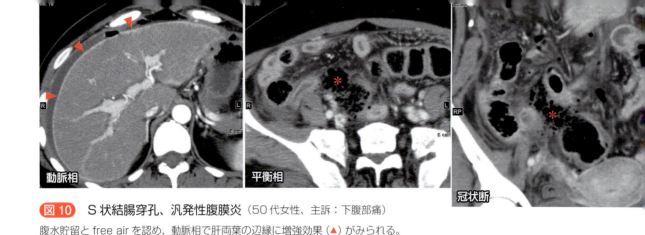

図10 S状結腸穿孔、汎発性腹膜炎（50代女性、主訴：下腹部痛）

腹水貯留とfree airを認め、動脈相で肝両葉の辺縁に増強効果（▲）がみられる。
S状結腸から糞便が腹腔内に漏出しており（＊）、同部の穿孔および腹膜炎が疑われる。

図11 総胆管結石嵌頓、胆管炎（80代女性、主訴：腹痛、肝胆道系酵素上昇）

単純CTで総胆管に結石を認め、上流の胆管拡張や胆嚢腫大を伴っている。結石嵌頓が想定される。
造影CT動脈相で肝実質に広範・不均一な造影増強効果がみられ、胆管炎を伴っていると考えられる。平衡相では肝の濃度は均一となり、造影増強効果はわかりにくい。

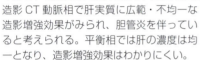
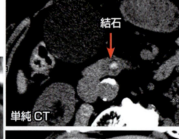
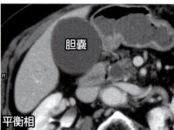
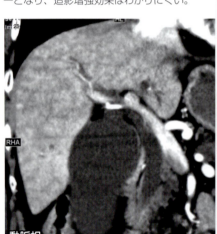
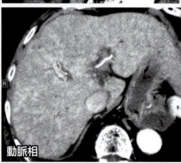
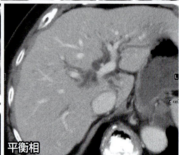

図12 胆石嵌頓、壊疽性胆嚢炎（30代男性、主訴：右側腹部痛、炎症反応高値）

単純CTで胆嚢頸部に結石を認め、胆嚢の腫大と周囲脂肪織濃度上昇（＊）を伴っている。急性胆嚢炎を考える所見である。さらに造影CTでは、肝胆嚢床を中心とした早期濃染と胆嚢壁の一部造影不良（▲）を認め、壊疽性胆嚢炎が疑われる。

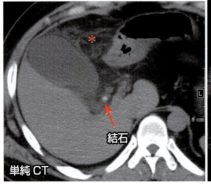
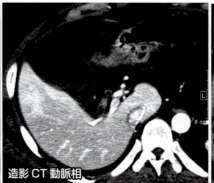
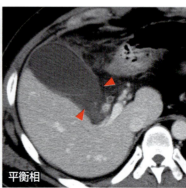

- 肝実質内部に及ぶ不均一な増強効果は**胆管炎**で（図11）、肝胆嚢床の増強効果は胆嚢炎でみられることが多いです。特に胆嚢炎で、胆嚢床の早期濃染の程度が強い場合は**壊疽性胆嚢炎**であることがしばしばあり、壁の造影効果が途切れていないかをよく見る必要があります（図12）。

脂肪の同定

- 異常な脂肪濃度を同定することで、特定の病変の診断につながる場合があります。卵巣奇形腫（図13）、腎血管筋脂肪腫（図14）、脂肪を含む肝細胞癌、脂肪変性を伴う子宮筋腫などが挙げられます。
- 病変を診断できれば、続発する病態（捻転や破裂など）の想定がしやすくなるメリットがあります。

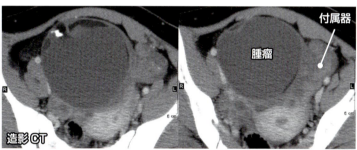

図13 卵巣奇形腫茎捻転

20代女性、主訴：突然の左下腹部痛

骨盤内に脂肪濃度と石灰化を伴う腫瘤を認め、部位・性別から卵巣由来の奇形腫（成熟奇形腫）がまずは考えられる。左付属器が腫瘤に接しかつ腫大しており、左卵巣由来および茎捻転を疑わせる。

造影効果は乏しく、単純CTでも高吸収を呈しており（▲）、捻転に伴う出血性梗塞が示唆される。

図14 腎血管筋脂肪腫

A：50代女性。15年前に腎血管筋脂肪腫の自然破裂に対し血管塞栓術の既往あり、現在は無症状。左腎に明瞭な脂肪濃度を含む腫瘤が多発しており、腎血管筋脂肪腫に合致する像である。

B：30代男性。結節性硬化症の既往あり。腹痛、腹部膨満、出血性ショック疑い。脂肪濃度を主とする巨大な腫瘤性病変が両側腎周囲を占拠している（あまりに大きいため、正常脂肪組織との境界がわかりづらい）。右側の腫瘤は extravasation と血腫が認められ（＊）、腫瘍が破裂し活動性出血を生じている。

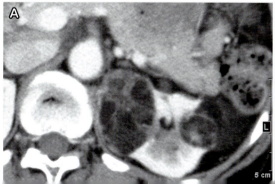
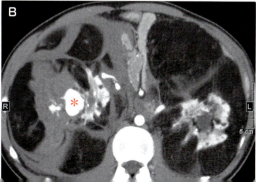

所見の意義と鑑別診断

- 各所見の意義については前述の項目で併せて解説した通りです。それぞれの所見を見つけた時に考えるべき鑑別疾患を下表にまとめました。
- 単純CTや造影CT動脈相での所見が診断上重要な疾患を疑う場合は、それらを必要な部位だけ撮影するようにしましょう。

種類	所見	主な鑑別疾患
単純CTの濃度異常	血腫／血栓	消化管出血、その他腹腔内出血・後腹膜出血（動脈瘤破裂、腫瘍破裂［肝細胞癌や腎血管筋脂肪腫］、女性では卵巣出血や子宮外妊娠も） 動静脈血栓、動脈解離（偽腔閉塞型）、出血性梗塞（腸管壊死、卵巣捻転）
	石灰化、金属濃度	胆道結石、尿路結石、糞石、異物、バリウムなどの造影剤（3.7参照）
造影CTの濃度異常	臓器の造影不良	腸管虚血（絞扼性腸閉塞、腸間膜動脈閉塞／解離、非閉塞性腸間膜虚血） 大動脈解離による分枝の解離／閉塞・臓器虚血 腎盂腎炎、腎梗塞、（心筋梗塞） 壊疽性虫垂炎、壊疽性胆嚢炎、急性膵炎に伴う膵壊死
	血管性病変・出血源	動静脈血栓、動脈解離、extravasation（活動性出血）、動脈瘤（仮性／真性）
	肝の早期濃染	Fitz-Hugh-Curtis症候群、消化管穿孔による腹膜炎、胆管炎、胆嚢炎、肝膿瘍
その他	脂肪	卵巣奇形腫、腎血管筋脂肪腫、脂肪を伴う肝細胞癌、変性子宮筋腫

見つけた時に注意すること

- 繰り返しになりますが、単純CTで通常のウィンドウと狭いウィンドウの対比を行ったり、また単純CTと造影CTの対比を行ったりといったように、様々な条件の画像を照らし合わせながら読影しましょう。真に濃度異常があるのか、どのような意味を持つかを考えながら観察してください。
- 過去に撮影した画像があれば、必ずそれらとの対比も行うようにしましょう。

鑑別診断の次のステップ

- 画像所見と臨床所見（症状、バイタル、理学的所見、血液検査所見）との対比を行い、診断の整合性がとれているかを検証します。
- 必要に応じて追加検査（消化管内視鏡、血管造影、試験開腹、施設によっては緊急MRIなど）や治療適応につき検討します。

初心者が間違えやすい画像所見

- 正常ですが、見慣れないと異常と思ってしまう初歩的なケースをいくつか紹介します（図15〜図18）。

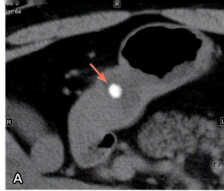

🔴 図15　胃内の薬剤

A：単純 CT で胃内に結節状の高吸収域を認めるが、血腫とするには濃度が高すぎ、金属異物とするには低すぎる（250 HU 程度）。形状も併せて錠剤が考えやすい。

B：造影 CT 平衡相で胃内の重力方向に強い高吸収域を認める。単純 CT でも同様の高吸収域がみられ、extravasation ではなく、溶解した薬剤が推測される。

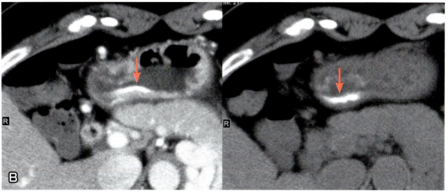

🔴 図16　脾臓の造影効果の異常？

動脈相（A）において脾臓は不均一なまだら状の造影効果を示す。これは造影剤の流れに差があることによる現象で正常所見である。B のように平衡相で造影効果が均一であれば問題ない。

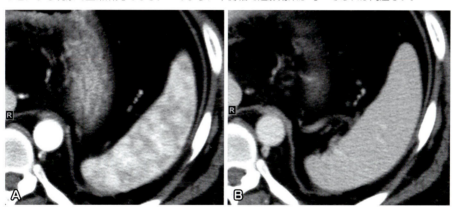

🔴 図17　下大静脈～骨盤下肢静脈の造影不良？

比較的撮影タイミングの早い平衡相においては造影剤の還流が十分ではないため、下大静脈から骨盤下肢静脈の造影効果が一見減弱したようにみえる。血栓と誤認しないように注意が必要である。

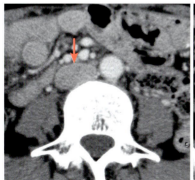 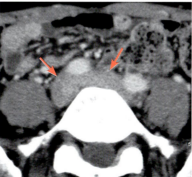 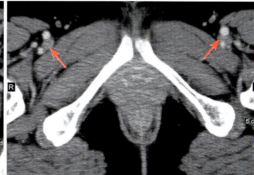

◆ 日頃からできるだけたくさんの画像に触れ、正常像や代表的な疾患の画像所見を把握しておくことが大切です。

図18 膀胱内への造影剤排泄

膀胱後壁から噴出するような強い造影効果を認める。これは活動性出血を示す extravasation ではなく、左尿管から膀胱への正常な造影剤排泄像である。撮影タイミングが遅い平衡相などでみられる。

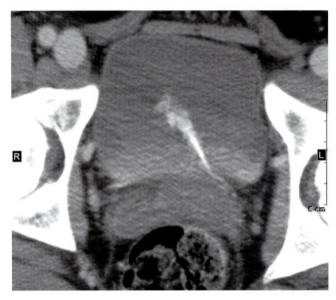

第3章 画像所見別 鑑別診断のポイント

3.4 脂肪組織の乱れ

所見の見方

- 腹部臓器の周りには、後腹膜、腸間膜、大網などの脂肪組織があります。正常の脂肪組織は均一な低吸収で、いろいろな臓器を取り巻いています。
- 脂肪組織の中に、他の状態（たとえば浮腫による水、蜂窩織炎による膿汁、腫瘍細胞、漏れた腸液や尿、血液など）が混在すると、索状の陰影や濃度の上昇が認められます。これを**脂肪組織の乱れ**と呼びます。
- 正常では臓器と脂肪との境界は明瞭です。脂肪組織の乱れがあると、組織の表面の脂肪（低吸収＝黒）が、毛羽だったような淡いグレー（＝濃度上昇）になります（図1）。
- 臓器の近くの**筋膜の肥厚**も、同じような意味をもつ所見です。臓器から少し離れたところに線状の構造を見つけたら、筋膜の肥厚を疑います。反対側と比べてみると気がつきやすくなります（図2）。
- 臓器は立体的なので、脂肪組織の乱れを水平断で指摘できなくても、冠状断や矢状断の再構成画像で指摘できることがあります。
- 私見ですが、脂肪組織の乱れは単純 CT の方が造影 CT よりも発見しやすい印象があります。単純 CT と造影 CT の両方を撮像している場合は、単純 CT もよく見てみましょう。

図1　大腸周囲の脂肪組織
A：正常な脂肪組織。下行結腸の周囲の脂肪は均一に低吸収である。
B：虚血性腸炎による脂肪組織の乱れ。下行結腸周囲の脂肪組織が淡くもやもやとしたグレーに見える。

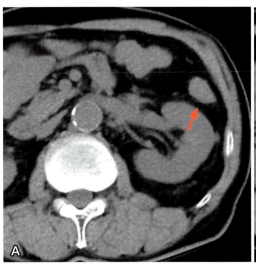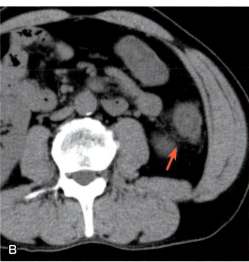

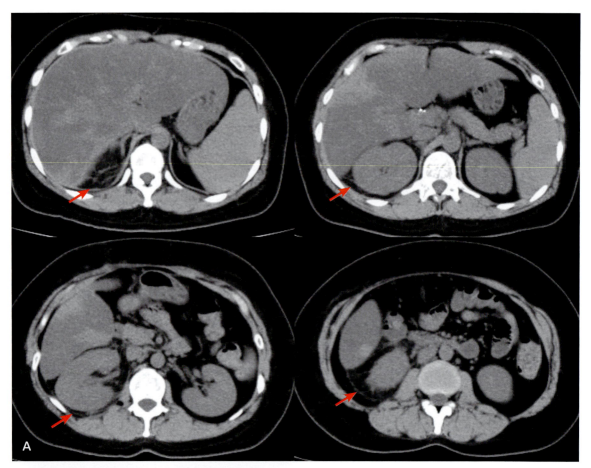

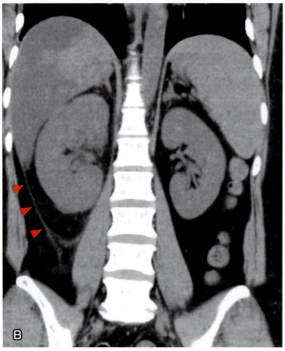

図2 腎盂腎炎による脂肪組織の乱れと筋膜の肥厚

A：右腎周囲の脂肪組織は淡く濃度が高く、腎臓の辺縁に毛羽立ちが認められる。左と比較するとわかりやすい。

B：冠状断で左右を比べると、右腎周囲の脂肪組織の濃度が高い。水平断よりも腎周囲腔全体が見渡せるため、比較がしやすい。また冠状断では筋膜の肥厚（▲）が明らかである。左腎の腫大もあり、臨床情報と合わせて腎盂腎炎が考えられた。

所見の意義と鑑別診断

- 脂肪組織の乱れの原因は様々ではあるものの、割合としては炎症によるものが多いです。そこで、鑑別診断を進めるために、臨床的な炎症反応の有無で分けて考えると良いでしょう。
- 身体所見や血液学的所見から腹部の炎症が疑われる場合、まずは炎症の疑われる臓器のまわりで脂肪組織の乱れを探してみましょう。炎症を示す臓器の周囲に脂肪組織の乱れがあれば、その場所が炎症の原因の可能性が高いです。反対に、先に脂肪組織の乱れに気づいたら、近くの臓器に炎症の所見がないか探してみましょう。
- このとき、身体所見で可能性の高い臓器を絞ってから、その臓器の周囲で脂肪組織の乱れを探すことが大切です。
- 画像所見のみで脂肪組織の乱れを探さなければならないときは、①消化管の周囲、②実質臓器の周囲、③腸間膜や大網などの脂肪組織自体、④動脈周囲に分けて鑑別を進めます。

腹部の炎症が疑われるとき

- 消化管の炎症では、虫垂（**虫垂炎**）、大腸（**憩室炎、大腸炎、虚血性腸炎、大腸穿孔**など）の疾患で脂肪組織の乱れを認める頻度が高いです（図3）。
- 実質臓器の炎症では、**胆嚢炎、急性膵炎、腎盂腎炎、急性尿路閉塞**などで脂肪組織の乱れを伴うことがありますので、これらの臓器の周囲を探します。前立腺炎や膀胱炎でも

図3 消化管の炎症による脂肪組織の乱れ
A：虫垂炎。腫大した虫垂（↑）の周囲に脂肪組織の乱れ（▲）を認める。
B：憩室炎。憩室（↑）の周囲に脂肪組織の乱れ（▲）を認める。

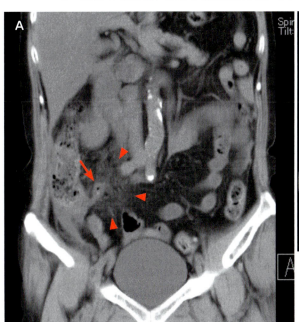
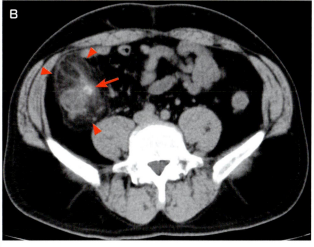

周囲の脂肪組織の乱れを認めることがあります。特に急性膵炎では、広い範囲で脂肪組織の乱れを伴うことがあるため、広い範囲で脂肪組織の乱れを見たときは膵炎も探してみましょう（図4）。

- 腸間膜や大網自体の炎症は頻度は低いですが、他に原因がなければ、腸間膜脂肪織炎や大網梗塞（捻転）が鑑別に挙がります。また、大腸の腹膜垂が捻転や梗塞を起こすと腹膜垂炎（図5）になります。
- 炎症による動脈周囲の脂肪組織の乱れは、ときに感染性大動脈瘤（図6）や炎症性大動脈炎でみられます。

図4　実質臓器の炎症による脂肪組織の乱れ

A：胆嚢炎。胆嚢の周囲に脂肪組織の乱れを認める。胆嚢の腫大、肝床の淡い造影効果がある。胆嚢壁の造影効果は不均一で、壊疽性胆嚢炎の所見である。
B：急性膵炎。軽度腫大した膵臓の周囲に脂肪組織の乱れを認める。

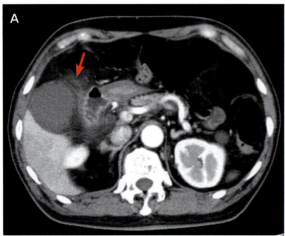
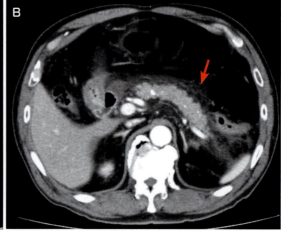

図5　腹膜垂炎
腹膜垂と思われる円形の脂肪組織と、その周りの脂肪組織の乱れ。

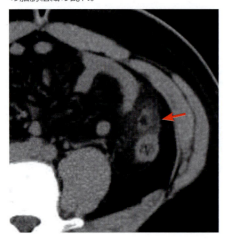

図6　感染性大動脈瘤による脂肪組織の乱れ
大動脈の周囲に脂肪組織の乱れを認める。

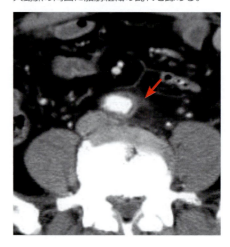

炎症反応が乏しいとき

- 臨床的に炎症反応が乏しいときは、脂肪組織の乱れの形態や濃度にも注目します。
- 炎症反応がないのに脂肪組織の乱れがあるときは、腫瘍も念頭において原発巣やリンパ節腫大を探します。腫瘍による脂肪組織の乱れは、炎症時のそれに比べて線状網状の形態をとりやすいとされます。また、炎症時よりも濃度の高い棘を作るとも言われています（図7）。
- 腸管の拡張があり、腸管から連続して扇形に広がる濃度上昇があるときは、血流障害を伴う腸管閉塞を疑って腸管の造影効果を確認します。
- まれに動脈解離で血管周囲の脂肪組織の乱れを伴うことがあります。また、出血によるわずかな血腫が脂肪組織の乱れとして見えることもあります。

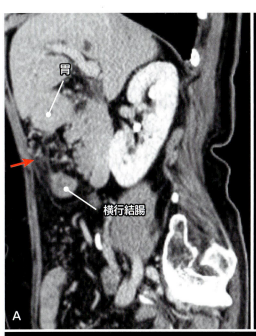

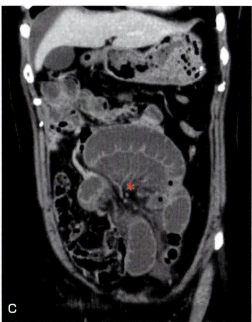

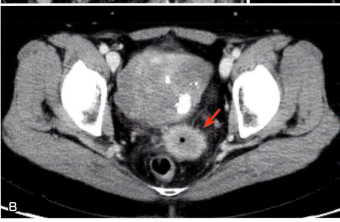

図7 炎症以外の原因による脂肪組織の乱れ

A：胃癌の漿膜外浸潤。胃と横行結腸の間に網状の脂肪組織の乱れがある。

B：子宮頸癌の傍組織浸潤。よく造影される濃度の高い棘として認められる。

C：Closed loop型閉塞による腸間膜の浮腫。拡張した小腸領域の腸間膜に対応して扇形に広がる脂肪組織の乱れがある（＊）。

見つけた時に注意すること

- 脂肪組織の乱れは、脂肪に加えて脂肪以外の成分が混在していることを示しますが、その原因はさまざまです。脂肪組織の乱れだけでは、原因を鑑別することは困難なことが多く、他の所見と組み合わせて判断する必要があります。このため、脂肪組織の乱れを見つけたら、原因となる病変がないか必ず確認します。
- 炎症が疑われている場合は、それぞれの臓器における合併症の所見も一緒に探します。たとえば、消化管の場合は、穿孔を考えるような腸管外の空気や、膿瘍の合併を示すような被包化された液貯留がないかチェックします。
- 炎症の所見に乏しい場合は、緊急性の高いものから考えていきます。たとえば、腸管の血流障害、動脈解離、動脈瘤の破裂は緊急性の高い病態です。

鑑別診断の次のステップ

- 単純 CT のみの検査の場合、可能な限り造影 CT を追加しましょう。造影 CT では、各臓器についての情報が増えるので、より診断がしやすくなります。
- たとえば、炎症による壁の強い造影効果や浮腫の確認ができますし、造影効果が不良な領域があれば壊死や壊疽性の炎症の評価もできます。造影効果の形態の違いから、腫瘍と炎症を鑑別できることもあります。造影 CT では血管の評価もできるため、動脈解離、門脈閉塞なども診断可能になります。それぞれの画像所見については第 4 章を参照してください。
- 緊急の侵襲的治療（外科的介入や IVR 治療）が必要な所見がないかどうかについて、上級医と検討し、当該科へのコンサルトの必要性について判断します。

初心者が間違えやすい画像所見

- 多量の腹水があるときは、その領域の炎症を示す手がかりとして脂肪組織の乱れを使うことが難しい場合があります。理由は、腹水自体が腸間膜の間や腹膜に沿って存在する場合があること、また、腹水の原因によっては全体的に脂肪組織の濃度が上昇している場合があるからです。
- 腹水がなくても、腹部に体液が漏出するような状態、たとえば血漿膠質浸透圧の低下時には、同様に脂肪組織の乱れの評価が難しいことがあります。このようなときは、脂肪組織の乱れを過度に評価し過ぎないことが大切です。
- また、所見を探すときには、ウィンドウレベルやウィンドウ幅に気をつける必要があります。通常の腹部 CT では、ウィンドウレベル 25〜50 HU 程度、ウィンドウ幅 300〜400 HU 程度で見ることが多いです。しかし、造影 CT では造影効果を分かりやすくするために、ウィンドウ幅が狭くなっていたり、ウィンドウレベルが高くなっていることがあります。一方、消化管穿孔が疑われているときはウィンドウ幅が広くなっていることがあります。

図8 ウィンドウレベル・幅の違いによる脂肪組織の乱れの見え方の違い

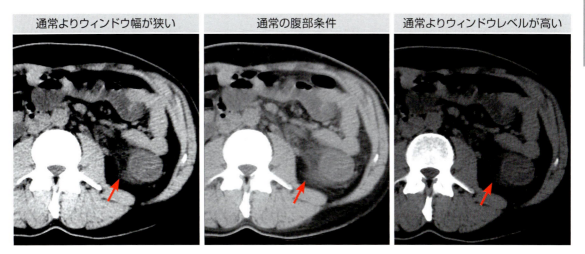

- 不適切なウィンドウレベルやウィンドウ幅の場合、脂肪組織の乱れは見えにくくなります。モニタ上でウィンドウレベルやウィンドウ幅は変えることができますので、適切なコントラストで探すようにします（図8）。

第3章 画像所見別 鑑別診断のポイント

3.5 腸管壁肥厚

腸管壁肥厚とは？

- 正常な腸管壁の厚さは蠕動により変化しますが、腸管が拡張しているときは1～3mm、腸管が虚脱しているときは3～4mmとされています。腸管壁の厚さがこれ以上になれば、腸管壁の肥厚が疑われます。
- 腸管壁肥厚をきたす疾患は数多くありますが、大きく3つに分けられます。
  - 炎症性壁肥厚：感染性腸炎、虚血性腸炎、その他の原因による腸炎（薬剤性、好酸球性、白血球減少性など）、憩室炎、炎症性腸疾患、血管炎など
  - 腫瘍性壁肥厚：結腸癌やリンパ腫、腸管への他臓器からの転移など
  - その他：腸間膜静脈血栓症や絞扼性腸閉塞などの血管閉塞性腸管虚血、門脈圧亢進症、全身の浮腫に伴う腸管浮腫など
- これらの鑑別疾患の中から、画像診断では、病変の長さ・分布、造影CTでの腸管壁肥厚部の造影パターンを組み合わせて鑑別診断を考えていきます。
- 加えて、腸管壁肥厚の程度、腸管壁肥厚部と正常の境界が明確か不明確か、リンパ節腫脹の有無や程度などが鑑別の手助けとなります。もちろん、画像以外の病歴や臨床症状、血液検査なども鑑別診断を考える上で重要なポイントです。

病変の分布による鑑別

- 小腸の病変なのか、結腸の病変なのかをまず考えます。
- 小腸の病変は、結腸に比べ癌が少なく、炎症性の腸管壁肥厚がほとんどです。小腸炎の鑑別としては、ウイルス性の感染性腸炎が頻度としては最も多く、その他にクローン病、血管炎、アレルギーなどが挙げられます。
- 頻度は高くありませんが、悪性リンパ腫の腸管病変は結腸より小腸に存在することが多いことが知られています。
- 結腸の壁肥厚は小腸と比較して癌の頻度が高く、癌も鑑別に考慮する必要があります。
- 細菌性腸炎は結腸の壁肥厚をきたすことが多く、その他には虚血性腸炎や潰瘍性大腸炎なども炎症による結腸壁肥厚の原因として挙げられます。これらの炎症による区域性の結腸壁肥厚は、病変の分布によって鑑別診断をある程度絞ることができます。すなわち、右側結腸優位、左側結腸優位、回盲部を中心とした病変、直腸を中心とした病変、びまん性病変に分けて考えます（表1）。

表1　結腸区域性壁肥厚の鑑別

病変の分布	鑑別疾患
終末回腸～盲腸	エルシニア、腸炎ビブリオ、クローン病など
右側結腸優位	サルモネラ、カンピロバクター、病原性大腸菌（O-157）、薬剤性腸炎、好中球減少性腸炎など
左側結腸優位	虚血性腸炎、偽膜性腸炎、潰瘍性大腸炎など
直腸主体	偽膜性腸炎、アメーバ赤痢など
びまん性	潰瘍性大腸炎、サイトメガロウイルス感染、大腸菌、偽膜性腸炎など

病変の長さによる鑑別

- 病変の長さは、壁肥厚した腸管が10cm以下の**限局性**、10～40cmの**区域性**、それ以上の**びまん性**に分けて考えます。表2に小腸壁肥厚の鑑別を示します。
- 10cm以下の限局的な壁肥厚では、憩室炎の炎症波及、結腸癌、クローン病、虚血性腸炎（クローン病や虚血性腸炎は10cm以上の区域性となることも多い）などが挙げられます。特に5cm以下の短い限局的な結腸壁肥厚で、病変と正常な腸管の境界が明確であれば、癌の可能性を考えます。
- 10～40cm程度の区域性では、感染性腸炎（感染性腸炎はびまん性になることもある）や虚血性腸炎、クローン病、腸間膜静脈血栓や絞扼性腸閉塞などの血管閉塞性腸管虚血、放射線治療後変化、悪性リンパ腫の腸管病変などが挙げられます。
- 40cm以上のびまん性には感染性腸炎、門脈圧亢進症や全身浮腫による腸管浮腫、潰瘍性大腸炎、血管炎などが挙げられます。

表2　小腸壁肥厚の鑑別

病変の範囲		鑑別疾患
限局性（10cm以下）	悪性	腺癌、リンパ腫、GIST、転移
	炎症性	穿孔、クローン病、憩室炎、子宮内膜症
区域性（10～40cm）	悪性	リンパ腫
	炎症性	クローン病、感染性腸炎、腸管虚血、血管炎、放射線照射後
びまん性（>40cm）	炎症性	低アルブミン血症、血管浮腫（アレルギーなど）、上腸間膜動脈塞栓症、血管炎、感染性腸炎、GVHD

造影パターンによる鑑別

- 造影 CT での腸管壁肥厚部の造影パターンは下記の 5 つに分けられます（図1）。

Target water パターン

- 腸炎や憩室炎など炎症による腸管壁肥厚では、腸管の造影効果は 3 層構造として認められます。内層は強く造影される粘膜、外層は筋層が造影される漿膜下層、中間層は造影効果が乏しい粘膜下層からなります。この 3 層構造が弓矢の的（ターゲット）のように見えることから、target water パターンと呼びます。
- Water とは、3 層構造の中間層（粘膜下層）が水濃度になることを意味し、粘膜下層の浮腫性変化を反映しています。
- このパターンでは、粘膜下層が肥厚することで腸管の壁肥厚が起こります。感染性腸炎、急性期の潰瘍性大腸炎やクローン病、虚血性腸炎、門脈圧亢進など、粘膜下層に浮腫をきたす疾患が鑑別に挙がります。

Target fat パターン

- Target water パターンと同様に 3 層構造が認められますが、中間層（粘膜下層）が水濃度よりもさらに濃度の低い脂肪濃度を呈して肥厚するパターンです。
- 腸管の慢性炎症による脂肪変性が原因で起こることがあり、慢性期の潰瘍性大腸炎やクローン病などがこのパターンを呈します。そのほか肥満患者や化学療法後、セリアック病などでも同様の壁肥厚をきたします。
- 正常の結腸でも粘膜下層が脂肪変性し同様に見えることはしばしばありますが、正常腸管の粘膜下層は厚さ 1 mm 程度のことが多く、3 mm を超える肥厚では上記の疾患を考えます。

図1 腸管壁肥厚の造影パターン

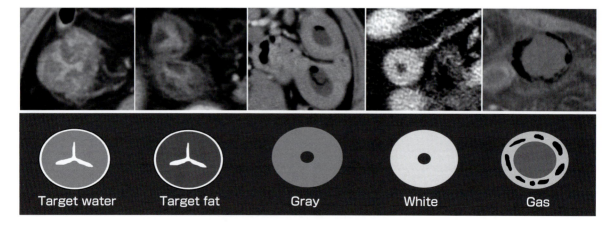

Gray パターン

- 粘膜、粘膜下層、漿膜下層の 3 層が同一の造影効果となり、一体化した造影パターンを呈します。腸管壁は均一に造影されますが、腸間膜静脈ほどの造影効果は認めず、静脈より低吸収となります。
- このパターンは非特異的な所見であり、炎症性腸疾患による線維化や腸管虚血などが鑑別診断に挙がりますが、大事なことは、癌や悪性リンパ腫などの悪性疾患も鑑別に挙がることです。壁肥厚部と正常な腸管の境界が明確となることや、不整な壁肥厚、ハウストラの消失などと併せて、悪性の可能性を検討します。

White パターン

- 肥厚した壁全体に強い造影効果を認めるパターンです。Gray パターンより強い造影効果であり、静脈とほぼ同等の造影効果を呈します。
- このパターンの腸管壁肥厚は 2 つの機序が考えられます。
  ① 炎症性腸疾患での血管拡張による腸管壁肥厚
  ② 腸管虚血をきたす病態（外傷や絞扼性腸閉塞、低血圧による全身循環不全など）において、造影剤が血管外に漏出することで起こる腸管壁肥厚

Gas パターン

- 壁肥厚内部にガス像を含むパターンです。腸管壁内ガスをきたす疾患としては、腸管虚血に伴う腸管気腫や良性の腸管気腫、外傷による腸管気腫などが鑑別に挙がります。

鑑別診断の考え方

- 腸管壁肥厚の鑑別診断は多岐にわたり、画像診断だけでは診断にたどりつけないこともあります。しかし、壁肥厚部の長さと分布、造影パターンの組み合わせから、ある程度鑑別診断を絞っていくことが可能です。さらに、病歴や臨床症状、他の画像所見（腸管壁肥厚の程度、リンパ節腫脹など）などを総動員して診断に近づく必要があります。
- 実際の症例での鑑別診断の進め方を図 2 〜図 8 に示しました。

図2 結腸癌（60代男性）

A：下行結腸の壁肥厚部（▲）は3層構造が破壊され、一体化している。造影効果は腸間膜静脈より弱く、grayパターンである。
B：冠状断。病変は比較的限局しており、憩室炎や結腸癌を示唆する所見である。正常腸管との境界は明確で、立ち上がりが急峻であることから、結腸癌が疑わしい。

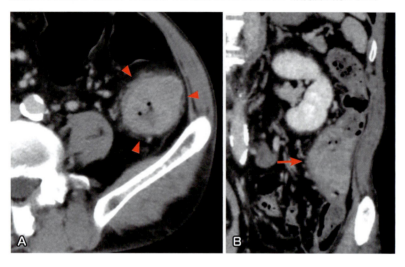

図3 憩室炎（50代男性）

A：上行結腸の壁肥厚（▲）。内層の粘膜、外層の漿膜下層に造影効果を認める。中間層（粘膜下層）は水濃度であり、target waterパターンを示す。炎症などの浮腫性変化を示唆する所見である。
B：壁肥厚部の近傍に脂肪濃度を呈し、壁が強く造影される憩室（↑）が同定された。
C：冠状断。病変は比較的限局しており、憩室炎の所見に矛盾しない。
なお、上行結腸の憩室炎を疑う時は、虫垂炎の可能性を否定する必要がある。

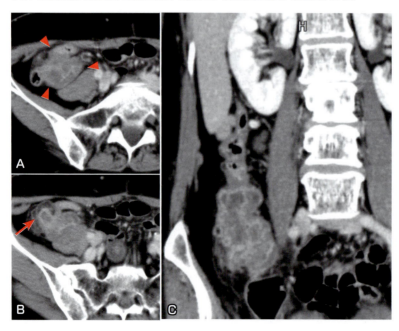

図4　カンピロバクター腸炎（20代男性）

A：上行結腸の壁肥厚部は3層構造が保たれ、粘膜下層は肥厚し、水濃度を呈している。Target waterパターンの壁肥厚であり、炎症や腸間膜静脈のうっ血による浮腫が疑われる。腸間膜静脈血栓や門脈圧亢進などうっ血を示唆する所見は認めず、炎症による浮腫が疑われる。

B：腸管壁肥厚は上行結腸、横行結腸から下行結腸の途中までで、それより肛門側には壁肥厚は認めない。すなわち右側結腸優位の結腸炎と判断される。鑑別疾患としてサルモネラやカンピロバクター、病原性大腸菌、薬剤性腸炎などが挙げられるが、本例は3日前に鶏肉の摂取があり、便培養からカンピロバクターが検出された。

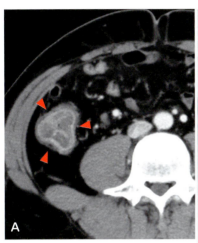
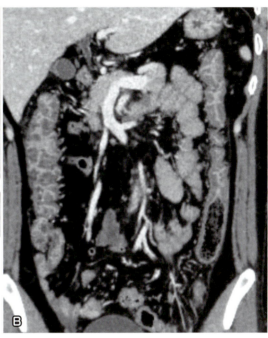

図5　偽膜性腸炎（70代男性）

直腸を主体としたtarget waterパターンの腸管壁肥厚。壁厚20mm以上と著明な肥厚を示している。このような著明な壁肥厚では、O-157腸炎や偽膜性腸炎、好中球減少性腸炎が多いことが知られており、特異的ではないが、診断の助けとなることがある。本例は偽膜性腸炎による腸管壁肥厚と診断された。

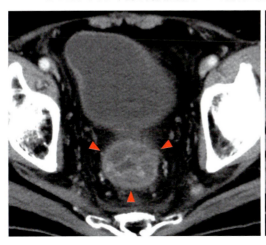
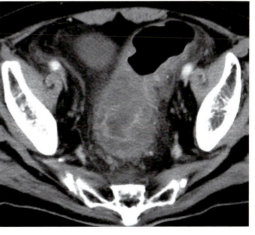

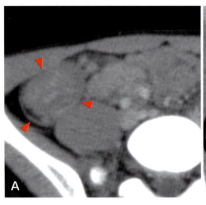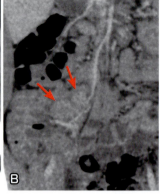

図6 エルシニア腸炎（10代男性）

A：回盲部を中心に target water パターンの壁肥厚を認める（▲）。

B：冠状断。回盲部の周囲に 30 mm 以上に腫大したリンパ節（↑）が散見される。

回盲部近傍の炎症では反応性のリンパ節腫脹がみられる。なかでもエルシニア腸炎はリンパ節腫脹が著明であり、特異的ではないが、診断の助けとなることがある。

図7 虚血性腸炎（60代女性）

A：下行結腸に target water パターンの壁肥厚を認める（▲）。腸間膜静脈血栓や門脈圧亢進を疑う所見はみられない。

B・C：脾弯曲部を中心に壁肥厚を認める。左側優位の結腸壁肥厚であり、虚血性腸炎や偽膜性腸炎などが考えられる。抗菌薬使用歴はなく、臨床症状と併せて虚血性腸炎が疑われた。

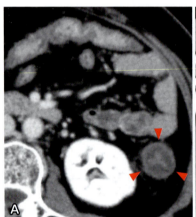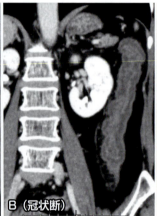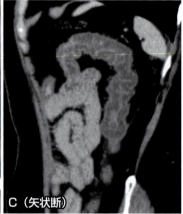

図8 リンパ腫（30代男性）

小腸壁の肥厚を認める（＊）。比較的長い病変であるが、壁肥厚を認めない小腸もみられ、区域性の分布を示している。壁肥厚部は3層構造を認めず、均一な造影効果がみられる。造影効果は静脈より弱く、gray パターンである。区域性の gray パターンでは悪性も考えられる。本例は HIV 陽性であり、リンパ腫が疑われた。

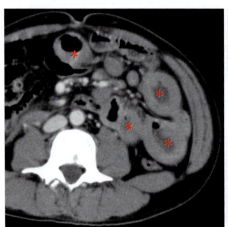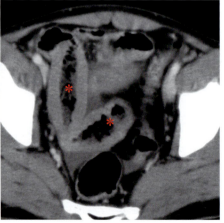

第3章　画像所見別　鑑別診断のポイント

3.6 空気貯留

腹部領域で認められる異常ガス

- 腹腔内や後腹膜腔に空気（ガス）がみられることがあります。これらの空気はほとんどが異常所見です。なぜなら、腹部領域では消化管腔以外に通常は気体が存在しないからです。ですから、少量であろうが多量であろうが、発見すればその原因を追究する必要があります。

- 腹部領域で認められる異常ガスには、遊離ガスとそれ以外のものがあります。

> ① 遊離ガス
>   腹腔や後腹膜腔など、通常はガスが存在しない場所に存在するガスです。主に消化管穿孔により発生しますが、その他の原因もあります。
>
> ② 遊離ガス以外の異常ガス
>   A）感染に伴うガス：基本的には膿瘍を形成し、その内部に存在しますが、同部の破裂や漏出などにより遊離ガスを形成することもあります。また気腫性胆嚢炎など、臓器の気腫性感染を生じることがあります。
>   B）消化管の壁内ガス、門脈内ガス：虚血や感染など様々な原因で発生します。
>   C）管腔内の異常ガス：胆管内ガス、尿管内ガスなど。感染によることが多いです。

空気を見つけるには

- 腹腔内遊離ガスやその他の異常ガスを発見するために、CTが主に用いられています。X線写真でもガスを指摘できるのですが、少量の場合は見つけにくいこと、超音波検査では全体的な評価が困難であり技量の差が大きいこと、などがその理由です。
- CT画像で、空気はどのように見えるでしょうか？　通常の腹部条件ではほぼ黒く見えるはずです。腹壁の外に描出されているものは一般に空気ですから、いつも見ていると思います。
- では、脂肪はどうでしょうか？　脂肪も、空気ほどではありませんが黒く見えるのです。

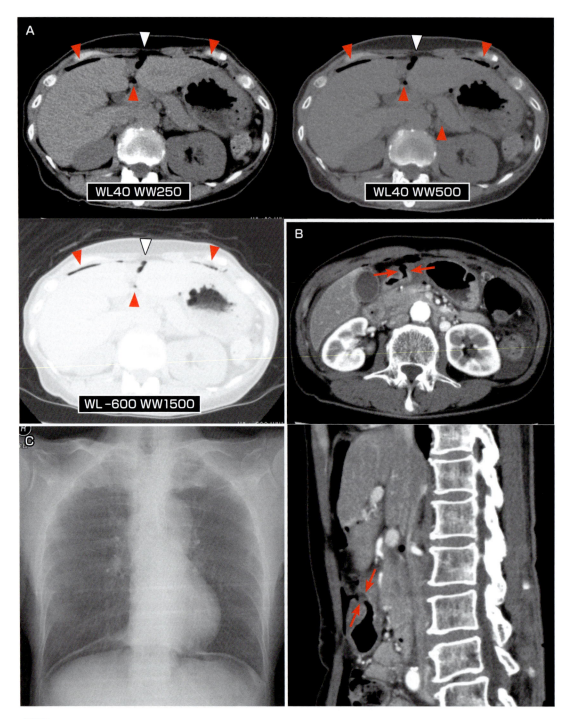

図1　十二指腸潰瘍穿孔（30代男性、上腹部痛）

A：肝周囲および前腹壁下の遊離ガス（▲）。同一断面で WL/WW を変更している。
WL40 WW 500 で脂肪（△）とガスの区別が容易になる。

B：造影 CT 動脈相。壁の状態がより明瞭に描出され、十二指腸球部前壁の穿孔部位
（↑）を指摘できる。

C：立位胸部 X 線写真。横隔膜下に大量の遊離ガスが認められる。

多量のガスは比較的簡単に見つかるかもしれませんが、少量のガスを見つけるには脂肪と区別をしなければなりません。

- CTでは観察する条件を変えることで、同じ断面でも見え方が変わります。ウィンドウレベル（WL）が40ぐらいならば、ウィンドウ幅（WW）を500くらいに広くすれば、脂肪との区別がつきやすく、臓器の境界もある程度保たれるので、診断しやすいと思います（図1A）。
- 空気の存在を指摘するだけであれば、肺野条件で腹部CTを観察するのも1つの方法です。
- 遊離ガスや異常ガスを指摘するには、単純CTで事足りることが多いでしょう。しかし、原因検索や解剖学的な位置関係を詳細に把握するには、dynamic CT（造影CTにて動脈相と平衡相、必要に応じて門脈優位相を撮像する）が有用です。

腹腔内遊離ガス

- 通常、CTは背臥位で撮像されます。ですから、軽い気体は前腹側に貯留するのが一般的です。特に多量に存在する場合は腹壁直下、肝臓の前方に貯留します（図1）。少量の場合は大網や腸間膜の脂肪内に存在し、指摘することが困難な場合があります。
- 腹腔内遊離ガスの原因には、①消化管壁破綻、②感染（ガス産生菌による腹膜炎、膿瘍破裂など）、③生殖器からの侵入（女性の場合）、④医原性などが考えられます。

- 以下、実際の症例を見ながら勉強しましょう。

症例1　30代男性、上腹部痛

- 普段からストレスが多い毎日で、本日会議中に強い心窩部痛が出現したが我慢していました。夜になって我慢できなくなり救急受診。X線写真、CTが施行されました。
- CTでは多量の遊離ガスが腹腔内に認められます（図1A）。このように多量の遊離ガスが出現する場合は消化管穿孔のことが多く、まずは消化管に注目します。症状からは上部消化管病変が疑われるので胃十二指腸について観察すると、十二指腸の前壁に連続性が消失している部分が指摘でき（図1B）、十二指腸潰瘍穿孔と診断されました。

- この症例では胸部X線写真でも遊離ガスが明らかでした（図1C）。では、次の症例ではどうでしょうか。

症例2 40代男性、心窩部痛

- 数日前から心窩部に鈍痛、不快感があったが、本日上腹部痛が強くなり受診。胸腹部X線写真が撮像されましたが、遊離ガスは指摘できませんでした。精査のためCTを施行したところ、肝周囲や前腹壁近傍に遊離ガスが認められました（図2）。
- この症例でも上部消化管病変が疑われますが、よく観察すると十二指腸球部近傍にごく少量のガスが認められ、同部と連続するように球部に穿孔様部分があることがわかります。**十二指腸潰瘍穿孔**の診断で内科的に治療することになりました。このような微細病変を評価する場合、冠状断や矢状断像が有用なことが多いです。

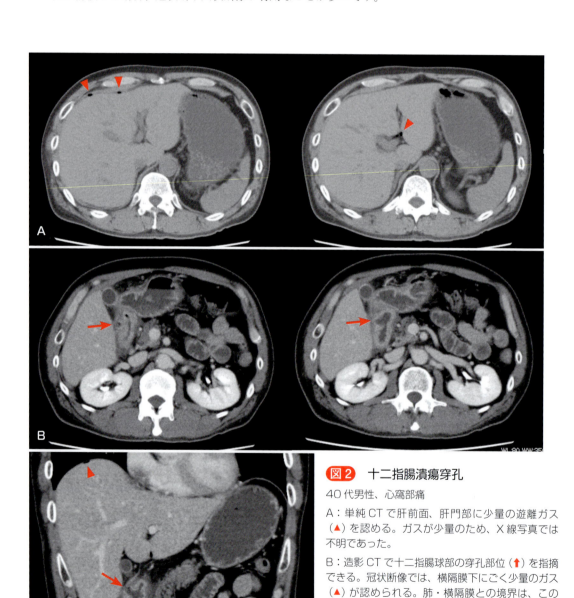

図2　十二指腸潰瘍穿孔

40代男性、心窩部痛

A：単純CTで肝前面、肝門部に少量の遊離ガス（▲）を認める。ガスが少量のため、X線写真では不明であった。

B：造影CTで十二指腸球部の穿孔部位（↑）を指摘できる。冠状断像では、横隔膜下にごく少量のガス（▲）が認められる。肺・横隔膜との境界は、この表示条件では区別できない。

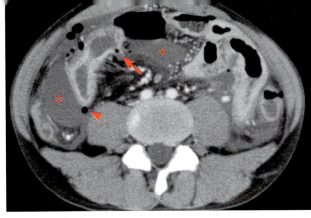
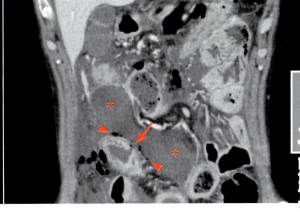

図3 クローン病による小腸穿孔（30代男性、下腹部痛）

造影CTで小腸の周囲に液体貯留（＊）とバブル状のガス（▲）が認められる。やや肥厚した小腸壁に不連続部分が認められ、同部よりの穿孔（↑）と考えられる。

症例3 30代男性、下腹部痛にて救急来院

- クローン病の既往があり、腹痛の原因精査のためのCTで小腸間膜や腹腔内に遊離ガスと腹水が認められました（図3）。罹患部の小腸には壁肥厚が認められ、一部で壁の連続性が途絶しています。クローン病の増悪による**小腸穿孔**と考えられ、手術となりました。

症例4 40代男性、臍下部痛

- 臍下部付近の痛みが継続、同部に圧痛が認められます。CT（図4）にて上腹部を中心に少量の遊離ガスが散見されましたが、胃十二指腸に明らかな異常は認められません。
- 一方、S状結腸には多数の憩室が認められ、周囲脂肪織には濃度上昇と少量の液体貯留、ガスが認められます。**S状結腸憩室穿孔**による遊離ガスと考えられます。このように、穿孔部と離れた部位にガスが認められることがあるので注意が必要です。

図4 S状結腸憩室穿孔（40代男性、臍下部痛）

A：単純CT。肝S4の背側や腸間膜内にバブル状のガス（▲）が認められる。
B：造影CT。S状結腸に憩室（↑）が散見される。軽度の壁肥厚、周囲脂肪織の濃度上昇（＊）、壁外ガス（▲）を認める。

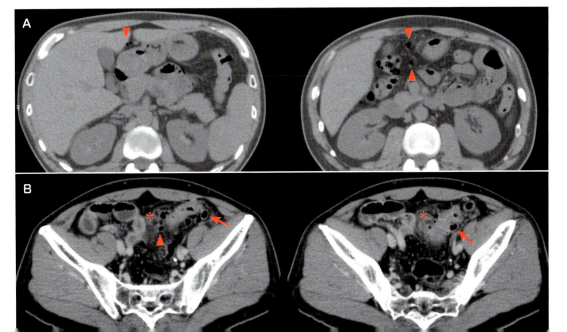

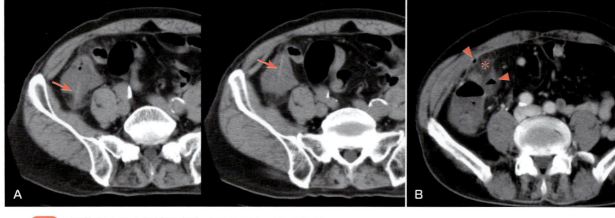

図5 異物による上行結腸穿孔（70代男性、右下腹部痛）
A：単純CT。上行結腸内にやや高吸収を示す直線状の構造物（↑）が認められる。
B：造影CT。上行結腸の腹側に脂肪織の濃度上昇（＊）、バブル状のガス（▲）が認められる。

> **症例5** 70代男性、若干の認知症あり
> - 右下腹部痛を主訴に来院され、触診で同部に圧痛を認めました。精査のためCTを施行したところ（図5）、回盲部周囲に脂肪織の濃度上昇が認められ、バブル状の遊離ガスを伴っていました。後日再検されたCTでは、同部に小さな膿瘍形成が認められ、また上行結腸から周囲脂肪織に連続する線状の異物が認められました。
> - この症例は爪楊枝<u>誤嚥による腸管穿孔</u>でした。ほかにも歯牙やPTP包装シートなどの誤嚥異物が消化管を損傷することがあります。
>
> - 腹腔内遊離ガスは、消化管穿孔以外の原因でも発生します。
>
> **症例6** 80代女性、背部痛
> - 数日前から背中が痛く、全身倦怠感あり、深夜救急受診しました。血液検査の結果、白血球が20000程度に上昇し、肝機能異常、CRP上昇があり、腹部CTが施行されました。
> - 単純CTにて肝外側区域に低吸収域が認められ、内部に異常ガスを伴っています（図6）。4時間後のCTでは、肝外側区のガスが増量し、肝周囲に遊離ガスが出現しています。ガス産生菌による<u>肝膿瘍破裂</u>による遊離ガスの所見です。
> - ガス産生菌による感染症は、本例のように急激かつ重篤な経過をたどる危険性があり、早急な対応が必要です。
>
> **症例7** 70代男性、ESD術後
> - 胃癌に対しESD（内視鏡的粘膜下層剥離術）を施行、術中穿孔が疑われました。術後のCTで腹腔内に遊離ガスが認められます（図7）。胃体上部大弯後壁にclippingが行われていますが、壁内ガスと穿孔部が認められます。医原性に発生した消化管穿孔です。
> - 医原性の遊離ガスは、外科手術後、腹腔鏡下手術後、経皮的穿刺術後などでも起こりえます。
>
> - ここまでは腹腔内遊離ガスに注目してきましたが、腹部領域の異常ガスはそれだけではありません。次ページからは、他の異常ガスについて症例を見ていきます。

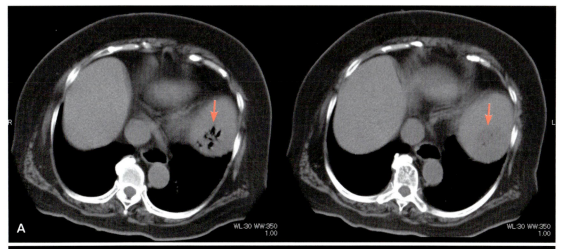
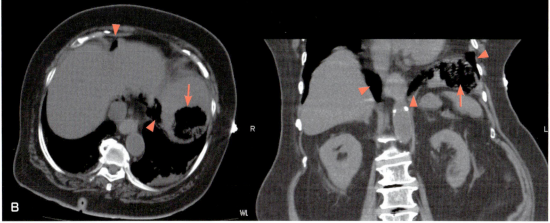

図6 ガス産生肝膿瘍破裂（80代女性、背部痛）

A：単純CT。肝外側区に比較的境界明瞭な低吸収域が認められ、内部にガスを伴っている（↑）。
B：4時間後の単純CT。肝外側区の病変は増大し、ガスも明らかに増加している。肝臓の周囲や横隔膜下にもガス（▲）が出現した。

図7 ESDによる胃穿孔（70代男性）

A：単純CTで胃前方、前腹壁直下に遊離ガス（▲）が散見される。胃壁内にもガスが認められ、近くに縫縮のため使用されたクリップが見える。
B：胃体部後壁に穿孔部（↑）が指摘できる。

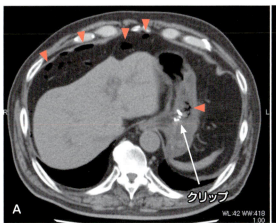
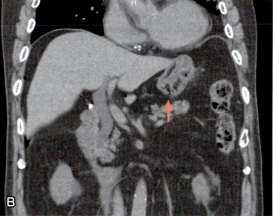

後腹膜腔内遊離ガス

症例8　80代男性、下腹部痛・嘔吐

- 夕食後、下腹部痛が出現し、嘔吐したため、救急来院されました。腹部CTでは、上行結腸からS状結腸にかけて内腔が拡張し、多量の便が認められました。拡張部から肛門側のS状結腸は虚脱しており、S状結腸から下行結腸、左腎周囲、傍大動脈に遊離ガスが認められました（図8）。
- 遊離ガスは、最終的にS状結腸の微細穿孔による気腫性変化と考えられました。このように、直腸やS状結腸由来のガスは後腹膜腔へ進展することがあります。

症例9　20代男性、交通外傷により救急搬送

- 腹痛が強く、腹部臓器損傷の精査のためCTを施行。腹壁ほぼ正中背側に接して、遊離ガスを認めました（図9）。また、下大静脈の周囲に血腫と考えられる液体貯留が認められます。造影CT動脈相では、十二指腸水平脚の前壁および後壁に濃染不良域が認められ、前壁側では壁が完全に途絶しているのがわかります。
- 交通外傷による十二指腸損傷が疑われ、手術が施行されました。手術では同部の損傷が確認されましたが、腸間膜や膵頭部には明らかな損傷はありませんでした。
- この症例は当初、腹壁背側のガスは腹腔内遊離ガスと考えていましたが、手術をしたところ漿膜の背側に存在しており、ガスは後腹膜腔にあったと考えられました。

図8　S状結腸穿孔（80代男性、下腹部痛・嘔吐）

造影CTで腎門部から大動脈および下行結腸周囲に分布する後腹膜内ガスが認められる（＊）。
S状結腸周囲に大量のガス（▲）が認められ、同部の穿孔による遊離ガスと考えられる。

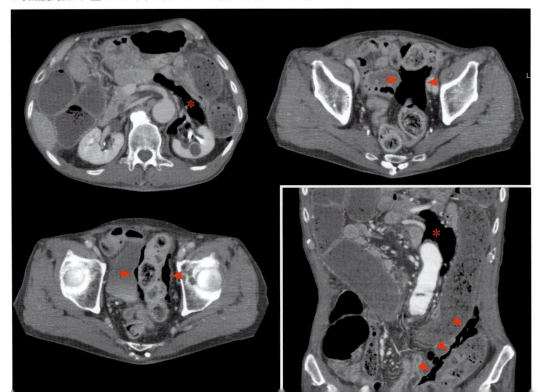

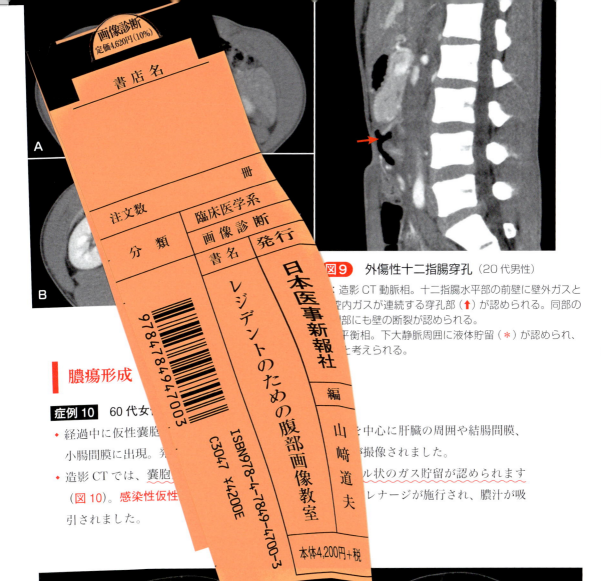

図9 外傷性十二指腸穿孔（20代男性）

造影CT動脈相。十二指腸水平部の前壁に壁外ガスと腔内ガスが連続する穿孔部（↑）が認められる。同部の部にも壁の断裂が認められる。
平衡相。下大静脈周囲に液体貯留（＊）が認められ、と考えられる。

膿瘍形成

症例10 60代女

- 経過中に仮性嚢胞を中心に肝臓の周囲や結腸間膜、小腸間膜に出現。が撮像されました。
- 造影CTでは、嚢胞ル状のガス貯留が認められます（図10）。**感染性仮性**レナージが施行され、膿汁が吸引されました。

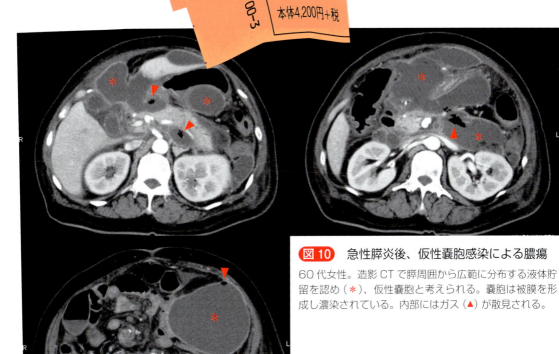

図10 急性膵炎後、仮性嚢胞感染による膿瘍

60代女性。造影CTで膵周囲から広範に分布する液体貯留を認め（＊）、仮性嚢胞と考えられる。嚢胞は被膜を形成し濃染されている。内部にはガス（▲）が散見される。

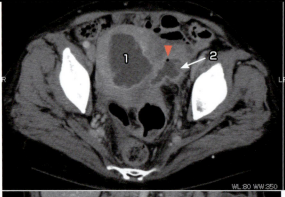
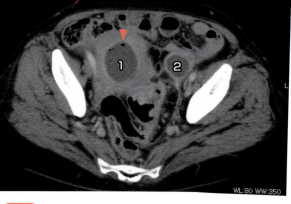
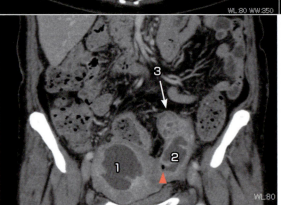

図11 子宮・卵管留膿腫、左卵巣膿瘍

（60代女性、下腹部痛・発熱）

子宮（1）は腫大し、左卵管（2）は拡張し、内部に明らかな液体貯留が認められる。液体内にはバブル状のガス（▲）を認める。左卵巣（3）は腫大し、内部に不規則な低吸収域が認められる。

> **症例11** 60代女性、下腹部痛、38℃台の発熱

- 原因精査のためCTを施行したところ、骨盤腔内に複数の液体貯留が認められ、辺縁部は造影CTにて濃染を認めました（図11）。解剖学的に子宮内腔および卵管と思われ、左卵巣も腫大しています。液体貯留内にはバブル状のガスが認められます。子宮留膿腫および左卵管留膿腫、卵巣膿瘍と考えられる所見です。

> **症例12** 70代女性、腰椎後方固定術後

- 多発性硬化症に対してステロイドを使用していたところ、突然の菌血症と発熱が出現しました。精査中に撮像されたCTで、両側腸腰筋に液体貯留とガス貯留が認められました（図12）。腸腰筋膿瘍と考えられる所見です。その後、超音波ガイド下にドレナージチューブが留置されました。

ガス産生菌感染症

> **症例13** 80代男性、右上腹部痛

- 数日前より右上腹部痛が出現。疼痛が増悪し、精査のためCTを撮像したところ、胆嚢壁に沿って層状のガスが認められました（図13）。胆嚢壁外にもバブル状のガスが認められ、周囲には液体貯留や脂肪織濃度上昇がみられます。胆嚢管には結石を思わせる高吸収域が存在します。気腫性胆嚢炎の波及による腹膜炎の所見と考えられます。
- この症例では5日前にスクリーニングの腹部超音波検査が施行されており、胆石は指摘されていますが、それ以外の所見はありませんでした。気腫性胆嚢炎の経過は早く、抗菌薬治療が発達した現在でも重篤化することが多く、早急な処置が必要です。

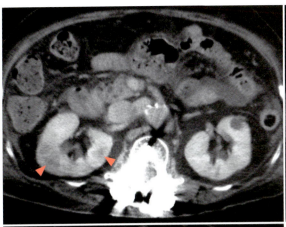
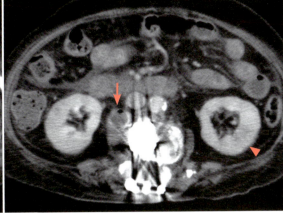
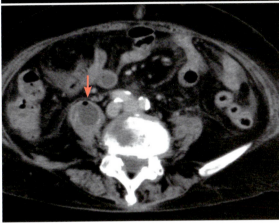

図12 腸腰筋膿瘍（70代女性、腰椎固定術後）

造影CTで右腸腰筋内にリング状に濃染される液体貯留（↑）を認め、その腹側にバブル状のガスがみられる。よく見ると、左腸腰筋にも少量の液体が存在する。
両側の腎臓には楔状の濃染不良域（▲）が認められ、腎盂腎炎を合併している。

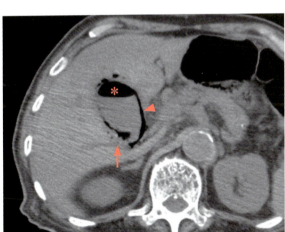
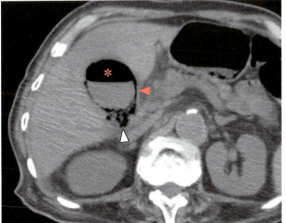
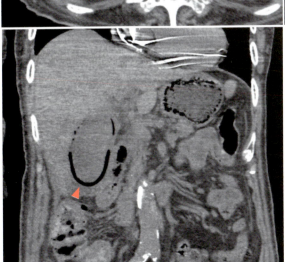

図13 気腫性胆嚢炎（80代男性、右上腹部痛）

単純CTで胆嚢内にガスが認められ、鏡面像を呈している（*）。胆嚢の輪郭に沿って壁内ガス（▲）、胆嚢床や胆嚢体部背側部に壁外ガス（△）が認められる。↑は微小胆石。

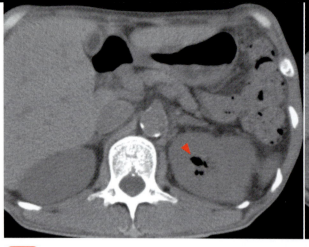
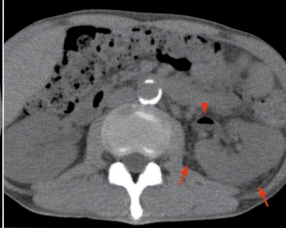

図14 気腫性腎盂腎炎（50代男性、左側背部痛）

単純CT。腎盂および尿管膀胱移行部にガス（▲）が認められる。対側腎と比較すると、腎周囲腔の脂肪に網状の濃度上昇（↑）が出現している。

症例14 50代男性、糖尿病で通院中

- 昨日から左側背部痛があり、同部の叩打痛を認めたため、尿路結石疑いでCT検査が施行されました。CTでは明らかな水腎症は認められず、腎結石や尿管結石も指摘できませんが、腎盂内にガスが認められます（図14）。**気腫性腎盂腎炎**の所見と考えられます。この疾患も急激に重篤化することがあり、早急な治療が必要です。背景に糖尿病があることが多いとされています。

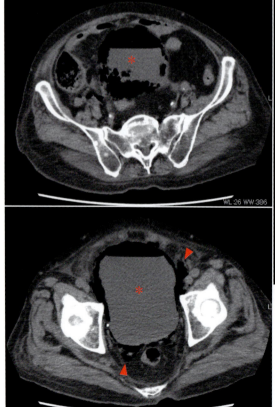
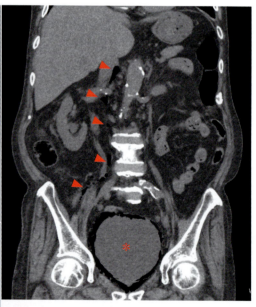

図15 気腫性膀胱炎

（80代男性、意識障害と高熱）

単純CT。膀胱（＊）内にガスが認められる。膀胱の輪郭に沿って壁内ガスがみられ、膀胱壁外にもガス（▲）が存在する。

冠状断では下大静脈に接してガスが存在し、後腹膜腔にガスが進展したものと考えられる。

症例 15 80代男性、意識障害と高熱のため救急搬送

- 原因精査のため、頭部および胸腹部の CT が施行されました。CT 上、膀胱壁に著明な気腫性変化が認められました（図 15）。また右尿管周囲や下大静脈周囲の後腹膜腔に、遊離ガスが認められました。**気腫性膀胱炎**に伴う後腹膜気腫の所見です。もともと前立腺肥大のため排尿困難があり、尿路感染が増悪したものと考えられました。

腸管気腫症、門脈内ガス、胆管内ガス

症例 16 80代男性、自己免疫性血管炎にてプレドニン投与中

- 腹部不快感にて CT を施行したところ、横行結腸の壁内に明らかなガスが認められました（図 16）。造影 CT では、明らかな虚血性変化は認められません。リスクファクターとしてステロイド投与があったことから、便秘による腸管内圧の上昇が引き起こした**腸管気腫症**と考えられました。
- 虚血を原因としない腸管気腫症は、経過観察で改善することが多いです。虚血の評価には造影 CT が有効です。

図 16　腸管気腫症（虚血なし）

80代男性、主訴は腹部不快感。自己免疫性血管炎にてプレドニン投与中。
横行結腸（＊）壁内にガスが認められる。肺野条件（A）では粘膜が描出され、壁内ガスが明瞭となる。造影 CT 動脈相（B）では消化管壁の濃染は保たれており、虚血は認められない。

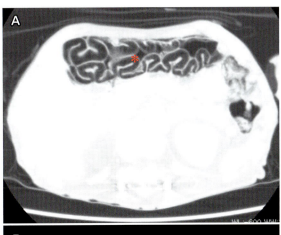
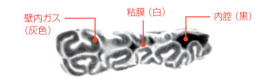
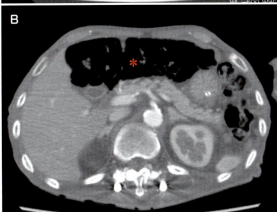
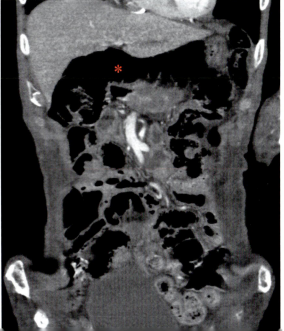

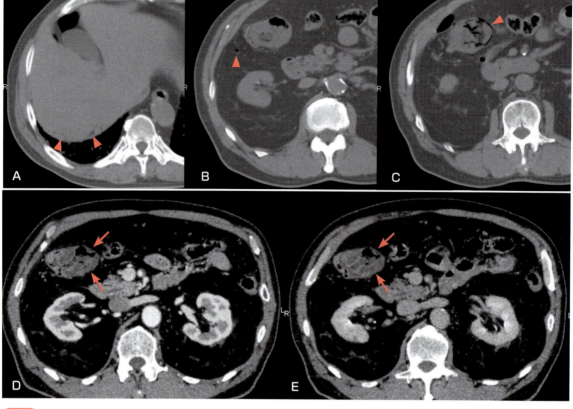

図17 腸管気腫症（虚血あり）（70代男性、右下腹部痛）

A：単純CTで肝後区域の被膜下にガス（▲）を認める。辺縁静脈（B）、盲腸壁内（C）にもガスが認められる。造影CT動脈相（D）および平衡相（E）で濃染不良域（↑）がみられ、虚血が疑われる。

症例17　70代男性、右下腹部痛

- 単純CTでは、盲腸壁に壁内ガスを認めましたが（図17C）、虫垂腫大や憩室炎はみられません。また、近傍の辺縁静脈にはガスが認められました。肝後区域の辺縁部にairが認められ、門脈ガスと考えられました。炎症反応および疼痛増悪もあり、虚血性変化が疑われたため、造影CTが追加されました。
- 造影CTでは、動脈相（図17D）で盲腸壁とその周辺の壁に濃染不良が認められ、平衡相でも一部に濃染されない部分が残存していました。これらの所見は血流低下を表しています。その後も症状が増悪し、手術が施行されました。手術では同部に虚血性壊死が認められ、限局性の腸管虚血による壊死と判断されました。

症例18　80代男性、術後の心窩部痛

- 腹部大動脈瘤の術後、強い心窩部痛を訴えた症例です。CTで肝内門脈、上腸間膜静脈にガスが認められました。造影CTでは胃、終末回腸、上行結腸、下行結腸など、多くの部位に濃染不良域が認められました（図18）。胃および小腸には壁内ガスが認められます。非閉塞性腸間膜虚血（NOMI）と考えられました。
- NOMIは、心不全やショック時に脳や心臓など重要臓器の血流を維持するため腸間膜動脈領域の攣縮が起こり、腸管および腸間膜虚血に陥った状態です。術後や透析患者、ICU管理状態などのリスクファクターを有する患者さんに発症することが多く、現在でも非常に死亡率が高く予後不良です。

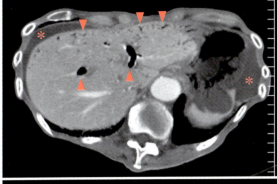
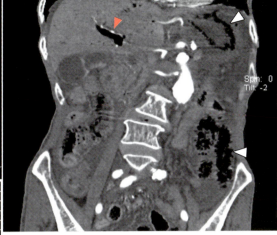
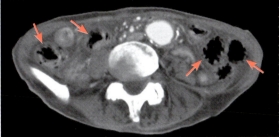

図18 非閉塞性腸間膜虚血

80代男性、腹部大動脈瘤術後・心窩部痛
造影 CT で肝内門脈にガス（▲）が認められる。胃および小腸には壁内ガス（冠状断△）がみられ、濃染不良域（↑）がまだらに出現している。＊は腹水。

症例19　90代女性、突然の腹痛

- CT で右側結腸間膜から肝内にかけて、門脈内にガスを認めました（図19）。腸管壁に気腫性変化はみられず、smaller SMV sign（虚血に陥った場合、血液還流低下により上腸間膜静脈が上腸間膜動脈より細くなる）も認められません。
- 翌日撮像された造影 CT では、門脈ガスは消失していましたが、遠位回腸に浮腫状の壁肥厚が認められました。壁の濃染は保たれており、一過性虚血後の再灌流と考えられます。

図19　虚血性腸炎（一過性虚血）（90代女性、突然の腹痛）

A：単純 CT で肝内門脈・回結腸静脈内にガス（▲）を認める。腸管気腫症や壁肥厚、smaller SMV sign など虚血を疑わせる所見はない。
B：翌日撮像された造影 CT。門脈ガスは消失したが、腹水（＊）が出現した。終末回腸付近に層状の壁肥厚が認められ、動脈相ではやや弱く、平衡相ではより強く濃染された（↑）。腸間膜の浮腫性変化（△）もみられる。

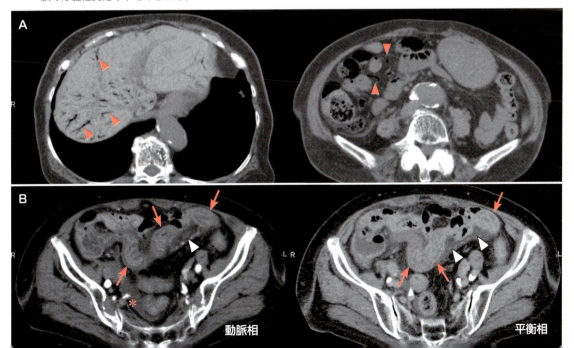

症例20 80代男性、心窩部不快感

- CTでは肝内胆管にガスが認められます（図20）。胆管気腫症の所見ですが、この症例では内視鏡的乳頭切開術が施行されており、胆管気腫があっても胆管炎とは限りません。もし、胆道の処置がされていなければ、重篤な胆管炎の所見となります。
- 門脈ガスと胆管ガスの鑑別は、造影CTを施行すれば門脈が濃染されるのでほぼ確実に診断できます。しかし、単純CTの場合は、門脈が濃染されていないため評価が困難です。門脈ガスは血流に乗って運ばれるので一般に肝臓の被膜側に存在することが多く、胆管ガスは肝門部に存在することが多いので、鑑別の一助になります。

図20 胆管気腫症（内視鏡的乳頭切開術後）

80代男性、心窩部不快感。肝内胆管にガスが認められる（▲）。ガスは肝門部を中心に存在しており、図18・19の門脈ガスとは分布が異なる。

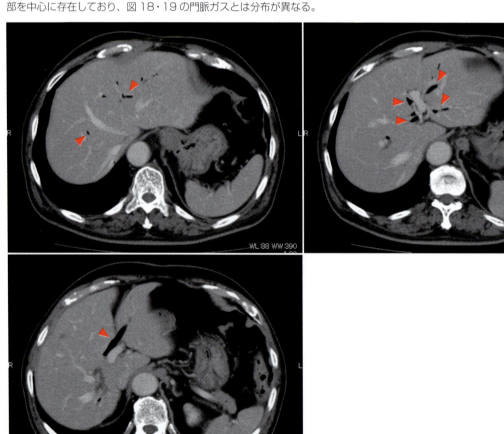

まとめ

- 異常ガスに注目して様々な疾患を見てきました。最後にもう一度まとめです。

1. **異常ガスは、通常は存在しない部位に出現します。**
   - 適切な条件（ウィンドウ幅を広くするなど）で観察すれば、比較的容易に見つけることができます。
   - 消化管に接して存在する遊離ガスは、消化管内のガスと区別が困難です。その部分にこだわらず、近傍の脂肪織内を観察した方が容易に遊離ガスを見つけられることがあります。

2. **腹腔内遊離ガスや後腹膜の遊離ガスについては、多くの場合、消化管穿孔が原因になっていますが、それ以外の原因についても知っておくことが重要です。**

3. **異常ガスを見つけた時に最も重要なことは、救急的処置が必要かどうかを判断することです。なかでも重症感染症と消化管虚血については迅速な対応が必要です。**
   - 感染性疾患の場合、常に異常ガス像を伴うわけではありませんが、気腫性胆嚢炎、気腫性腎盂腎炎、気腫性膀胱炎やガス産生膿瘍など、気腫を伴うものは比較的重篤で経過も早いことが多く、早急な処置が必要です。

4. **門脈ガスや腸管気腫症については、消化管の虚血の有無を評価することが重要です。**
   - 理学的所見や血液学的所見、症状にも左右されますが、造影CTを施行し、虚血の有無を評価することが重要です。
   - 造影CT動脈相で濃染不良が認められた場合、血流低下が疑われ、平衡相でも濃染不良が認められる場合は、きわめて重篤な虚血に陥っている可能性が考えられます。外科的処置を念頭に迅速な対応が求められます。

第 3 章　画像所見別　鑑別診断のポイント

3.7 石灰化・結石・異物

所見の見方

- 骨を除くと、体内において単純 CT で高濃度に写るものは、石灰化、結石、異物のいずれかに当てはまると考えて、まず間違いありません（造影 CT においては、投与された造影剤も高濃度に写ります）。
- ただし、体内で高濃度に写るものがすべて異常所見かというと、臨床的意義に乏しいものも実際には多く存在します。つまり、「高濃度のもの＝病的所見」ではない、ということです。画像では高濃度のものは目立つので、すぐに眼に飛び込んできますが、それが必ずしも病変を見つけたことにはつながらないことを心に留めておきましょう。
- 診断のステップは、画像の中から高濃度のものを発見するところから始まります。小さな高濃度域は、細かいスライスを用いて探すことで発見できることがあります。
- 高濃度の物体を発見したら、次はそれがどこにあるのかを考えます。すなわち、実質臓器内なのか、管腔臓器内なのか、腹腔内なのか、後腹膜腔なのか、物体の存在部位を特定します。
- 場所を特定できれば、鑑別疾患はかなり絞り込むことができます。

図 1　子宮筋腫の石灰化（90 代女性）

単純 X 線写真では、骨盤腔内に石灰化を伴った球形の大きな腫瘤性病変がみられる。CT では、膀胱の背側に石灰化を伴った大きな腫瘤性病変を認め、変性した子宮筋腫と診断できる。

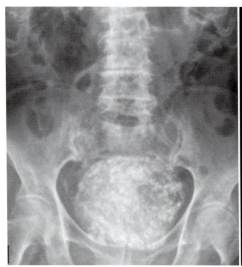
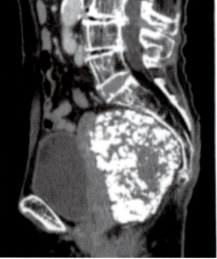

所見の意義と鑑別疾患

- 高濃度に写るものを見つけたとき、それが臨床的に重要なものかどうかを判断することが重要です。病的意義があるか、主訴を説明できるものであるか、緊急性があるか、治療適応があるか、などについて判断します。
- 特に夜間救急など、その場の判断が求められる場面では、緊急性があり直ちに精査や入院加療が必要なものと、緊急性がなく帰宅させてよいものとを分けなければなりません。
- 石灰化なら何が石灰化しているのか、結石ならどこに存在しているのか、異物ならそれが何なのかが判明すれば、上記の臨床的判断を行うことが容易になります。
- 石灰化、結石、異物のそれぞれについて、以降のページで具体的に説明していきます。なお、本稿でいう「異物」とは人工物全体を指しており、バリウムや手術に用いたクリップなども含んでいます。

石灰化

- 石灰化は、診断に結びつくものと病的意義に乏しいものとに分けられます。
- たとえば、大動脈の内膜の石灰化を観察することで、**動脈解離**の存在を単純CTでも疑うことができる場合があります。また、**子宮筋腫（図1）**や**卵巣奇形腫（図2）**など、腫瘍性病変が石灰化を伴っていることがあり、石灰化の存在が診断の一助となります。
- 一方、前立腺の石灰化（図3）は病的意義に乏しいため、気にする必要はありません。腹膜垂の石灰化である**腹腔ねずみ**（図4）も活動性の病変ではないので、慌てなくて大丈夫です。
- 腸管壁に石灰化がみられる珍しい疾患として、**静脈硬化性大腸炎**（図5）があります。

図2　左卵巣奇形腫（20代女性）

骨盤腔の左側に不整な石灰化がみられる。奇形腫以外の卵巣腫瘍でも同様の石灰化を伴うことがある。

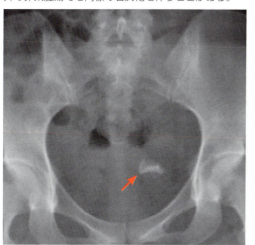

図3　前立腺石灰化（80代男性）

前立腺に粗大な石灰化がみられるが、病的意義に乏しい。

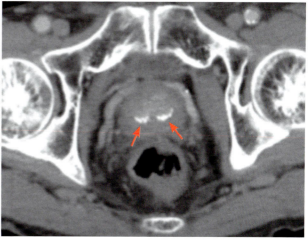

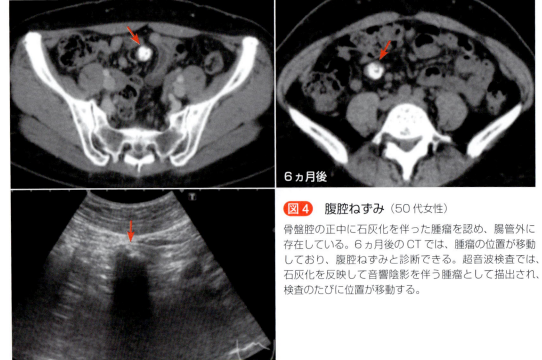

図4 腹腔ねずみ（50代女性）
骨盤腔の正中に石灰化を伴った腫瘤を認め、腸管外に存在している。6ヵ月後のCTでは、腫瘤の位置が移動しており、腹腔ねずみと診断できる。超音波検査では、石灰化を反映して音響陰影を伴う腫瘤として描出され、検査のたびに位置が移動する。

図5 静脈硬化性大腸炎（70代女性）
便潜血陽性の評価目的で撮影されたCT。上行結腸の壁内（↑）および近傍の静脈（▲）に石灰化がみられる。

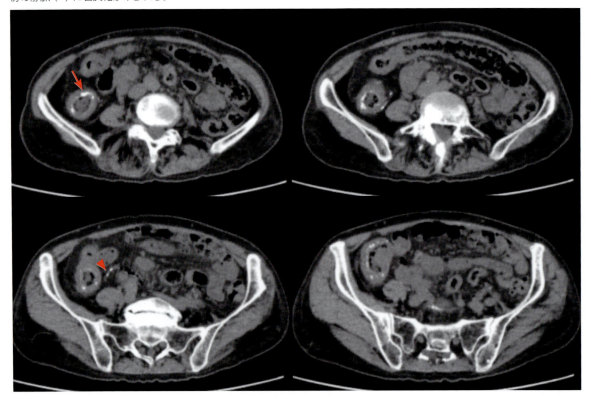

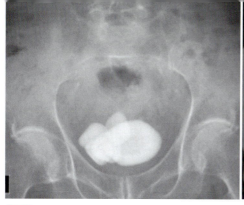
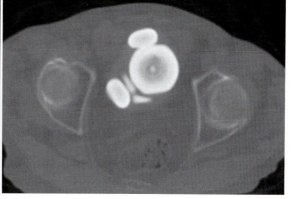

図6 膀胱結石（80代男性）

単純X線写真で、骨盤腔内に辺縁整の大きな高濃度腫瘤がみられる。CTでは、膀胱内に粗大な結石が複数みられた。

結石

- 結石は、どの部位にあっても異常所見と考えてよいのですが、緊急性の高いものとそうでないものに分けられます。尿路結石を例に考えてみると、**膀胱結石（図6）**や**腎結石**であれば緊急性はないと判断できます。それに対し**尿管結石（図7）**の場合は、臨床症状や付随所見にもよりますが、治療の適応を考慮します。また、単純X線写真で尿管結石との鑑別に迷う所見として**静脈石（図7）**があります。
- 腹部症状をきたす重要な結石は、胆石（総胆管結石）、尿路結石、虫垂結石です。これらの結石は遭遇する頻度が高いので、しっかり押さえておく必要があります。第4章で詳しく述べていますので、そちらを参照してください。

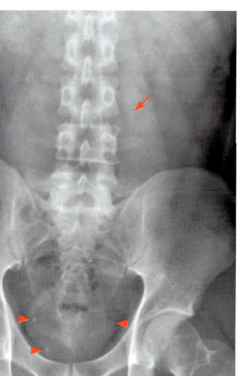

図7 尿管結石と静脈石（30代男性）

左尿管結石（↑）の診断のために撮影された単純X線写真で、骨盤腔内にも複数の石灰化結節（▲）が認められた。尿管結石との鑑別に悩むが、CTで尿管走行を丁寧に追うことで、これらは静脈石であることがわかる（▲）。

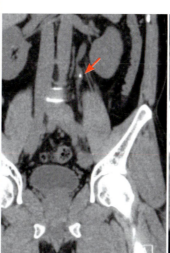
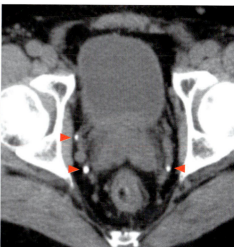

異物

- 異物といっても、気管異物や皮下異物など、様々な部位の異物が存在しうるのですが、ここでは腹部の消化管内異物と消化管外異物について考えていきます。

単純X線写真で描出される異物

- 病歴、問診などから異物が疑われる場合、まず異物が本当に体内に存在するのかどうかを調べる必要があります。この際、初期検査として活躍するのが単純X線写真です。金属などの多くの異物は、単純X線写真で高濃度の物質として検出できます。
- 撮影の際には、疑われる異物と同じものがあれば、撮影範囲に入るように体外に置いて撮影します。そうすれば、体外に置いた異物と同じ陰影を探せばよいことになり、判断が容易になります（図8）。
- この方法は、異物らしきものが写っていない、もしくは異物のようなものが写ってはいるがはっきりしない時に、そもそも誤飲の事実がないのか、誤飲はしたがその異物がX線写真に写らない（写りにくい）ものなのかの判断材料として役立ちます。

単純X線写真で描出されない異物

- 金属やガラス類は、単純X線写真で容易に描出されます。しかし、体内に入る異物は高濃度のものに限りません。プラスチックや食物塊などは、単純X線写真では描出が困難な場合がほとんどです。
- 単純X線写真では異物の評価が難しい場合や、異物に伴う合併症の評価が必要な場合には、CTを用いることになります。単純X線写真で描出が難しい食物塊などは、CTで診断できることがあります。ただし、プラスチック類はCTでも同定が難しい場合があることを知っておく必要があります。
- 体内に存在する異物の中には、胆嚢摘出術の際に用いられるクリップ（図9）など、特に病的意義のない異物もあります。また、胃癌や大腸癌の手術前に、病変部のマーカーとして内視鏡的に付けられるクリップ（図10）や、子宮脱の治療に用いられるリングペッサリー（図11）のように、意図的に存在している異物もあります。
- ただし、異物の診断においては、病的意義を有している可能性を簡単に除外してしまうのは危険です。後述する随伴所見の有無を評価しながら、診断を進めていきます。

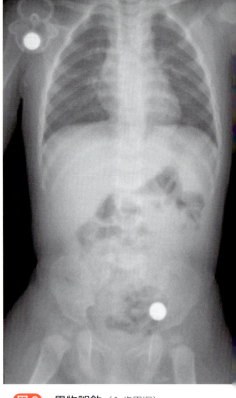

図8 異物誤飲（1歳男児）
磁石の誤飲が疑われたので、同じものを比較対照として肩に貼り付けて撮影した。

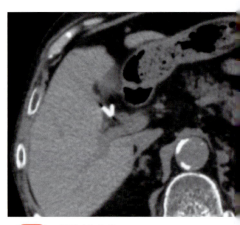

図9 胆嚢摘出後（70代男性）
胆嚢は摘出され、胆嚢床には手術に用いたクリップがみられる。

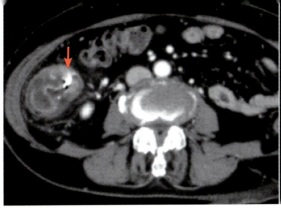
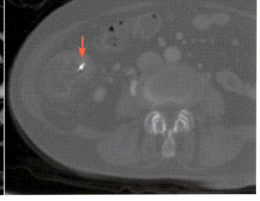

図10 上行結腸のクリップ（70代女性）
上行結腸癌の手術前に、病変部のマーカーとして内視鏡的に付けられたクリップ。

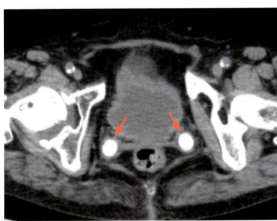
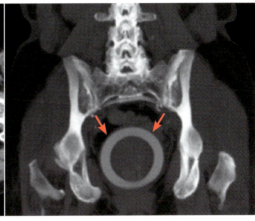

図11 腟内のペッサリー（70代女性）
膀胱の背側に高濃度のリング状構造物を認める。子宮脱の治療に用いられるリングペッサリーである。

消化管内異物

- 腹部の異物は、消化管内異物と消化管外異物に大きく分けられますが、臨床的に問題となるのは大部分が消化管内異物です。消化管内異物は、さらに経口的異物と経肛門的異物に分類することができます。
- 経口的異物は小児や高齢者に多くみられます。小児では、コイン、針・ヘアピン（図12）、電池（図13）、おもちゃ、貴金属類、魚骨などがよくみられます。
- 高齢者では、PTP（図14）、義歯、食物塊（図15）、魚骨（図16）などがよくみられます。
- 発達障害のある小児や、認知症のある高齢者（図17）では、誤飲の危険性がさらに高くなります。

図12 胃内のヘアピン（3歳女児）

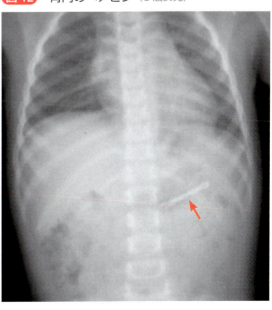

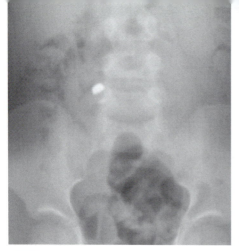

図13 電池誤飲（4歳男児）
小腸内と思われる部位にボタン型電池を認める。

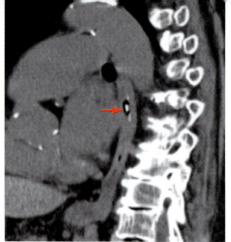

図14 PTP誤飲（80代女性）
食道内のPTP包装シート。粘膜出血がみられたが、穿孔はなく、内視鏡的に摘出された。

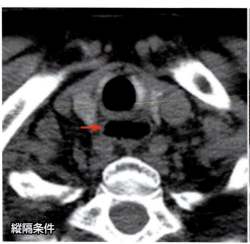

図15 食道異物（リンゴ）
80代女性、リンゴを食べていたところ違和感が出現した。CT縦隔条件ではリンゴ片はair濃度として描出され、存在がはっきりしない。骨条件で観察すると、食道内にあるリンゴ片が確認できる。

図16 直腸内異物（魚骨）
80代女性、血便を主訴に受診。直腸診で針状の物体を触れた。CTを撮影したところ、直腸内に線状の高吸収域を認めた。長さ3.5cmの魚骨であり、これが血便の原因となっていた。

図17 結腸異物（クリップ誤飲）
70代女性、認知症。S状結腸内にペーパークリップが確認できる。特別な処置は要さず、自然排泄された。

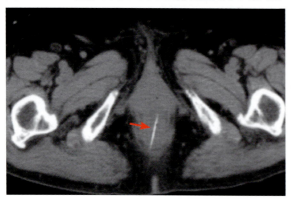
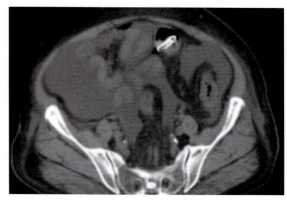

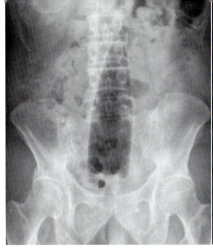
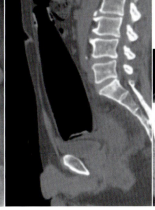
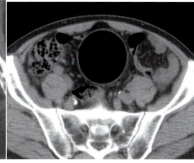

図18 直腸異物（ペットボトル）

60代男性、腹部膨満と便秘を主訴に受診。単純X線写真で下腹部正中にair濃度の構造物を認め、CTでは直腸内にairを含んだ人工物を認めた。経肛門的に挿入されたペットボトルと診断し、経肛門的に摘出した。

- 経肛門的異物は、頻度は多くありませんが、成人でしばしばみられます（図18）。

消化管外異物

- 消化管外異物の侵入経路の1つに、経皮的侵入があります。自傷行為や事故、開腹手術などにより、経皮的に異物が体内に入ってしまうものです（図19）。
- 近年はほとんど見かけることがなくなりましたが、手術後にガーゼを体内に置き忘れたことにより生じるガーゼオーマも、消化管外異物の1つです。そのほか、胆嚢摘出術に用いたクリップが脱落した、脳室腹腔シャントのチューブが腹腔内で離断した、など様々なことが起こりえます。
- 実質臓器内の異物としては、肝細胞癌の治療で用いるリピオドールの肝実質への集積（図20）が挙げられます。リピオドールとは、一定期間残存する油性造影剤で、肝細胞癌の治療の際に抗癌剤とともに用いられます。

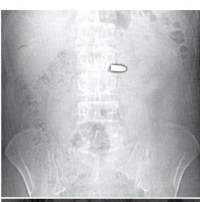

図19 銃弾

40代男性、椎体背側の皮下に銃弾が存在する。右腎に損傷があり、右側腹部から銃弾が侵入したことがわかった。

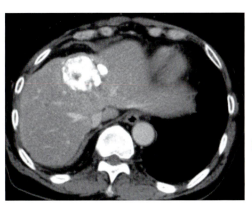

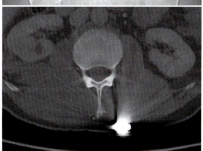

図20 肝動脈化学塞栓術後

70代男性、肝細胞癌に対するTACE（肝動脈化学塞栓術）後。病巣へのリピオドールの集積がみられる。

- 単純 CT で高濃度に写るものについて解説しました。それぞれの意義を復習しましょう。
  - 石灰化 …… 病的意義の有無が重要！
  - 結石 ……… 緊急性の有無が重要！
  - 異物 ……… 何がどこにあるかが重要！

- 代表的な鑑別疾患を表1に示します。異物に関しては、誤飲したものや医療行為として挿入、留置されているものについては、病歴と形態から鑑別が容易であるため、この表からは除いています。

表1 高濃度のものを見つけた時の代表的な鑑別疾患

肝	石灰化	外傷、結核、寄生虫（エキノコッカス、住血吸虫）、出血後、腫瘍内石灰化
	結石	肝内胆管結石
	異物	リピオドール
胆	石灰化	磁器様胆嚢
	結石	胆石、胆泥、胆砂
膵	石灰化	慢性膵炎、血管（動脈硬化）、腫瘍性病変
	結石	膵石
脾	石灰化	外傷、結核、出血後、腫瘍内石灰化
副腎	石灰化	結核、腫瘍内石灰化、出血後
腎	石灰化	血管（動脈硬化）
	結石	腎結石
尿管	結石	尿管結石
膀胱	結石	膀胱結石
尿道	結石	尿道結石
前立腺	石灰化	生理的石灰化
子宮	石灰化	変性した子宮筋腫
卵巣	石灰化	腫瘍性病変（奇形腫など）
血管	石灰化	動脈硬化、大動脈解離
	結石	静脈石
	その他	カテーテル類
胃	結石	胃石
	その他	内服薬、食物残渣
腸管	石灰化	静脈硬化性腸炎
	結石	Meckel憩室内結石、移動してきた胃石や胆石
	その他	内服薬、食物残渣、造影剤（バリウム）、便（血液透析患者）
虫垂	結石	虫垂結石
	その他	バリウム
その他	石灰化	リンパ節（結核、転移など）、腹腔ねずみ（腹膜垂の石灰化）、硬化性腹膜炎（腹膜透析による）、精管
	結石	穿孔により落石した虫垂などの結石

見つけたときに注意すること

随伴所見に注意する

- 石灰化、結石、異物を見つけた時、それが臨床的に意味のあるものなのか、緊急性のあるものなのかの判断には、この章で説明してきた他の随伴所見を確認することが重要です。すなわち、液体貯留、腸管拡張、濃度上昇、脂肪の乱れ、腸管壁肥厚、空気貯留などの所見です。
- 確認すべき随伴所見としては、次のようなものがあります。

  - 卵巣の石灰化を伴った腫瘤（卵巣奇形腫） ➡ 捻転の有無
  - 胆石 ➡ 総胆管結石（落石）、胆管拡張の有無、胆嚢炎を疑う所見の有無
  - 尿管結石 ➡ 上部尿路の拡大（水腎症併発）の有無
  - 虫垂結石 ➡ 虫垂腫大（虫垂炎併発）の有無
  - 腸管内異物 ➡ 腸閉塞の起点となっていないか（腸管拡張の有無）
  - 魚骨誤飲 ➡ 穿孔をきたしていないか（free air の有無）
  - カテーテル類 ➡ 適切な位置に留置されているか

他に異常所見がないか、全体を確認する

- 異常所見を1つ見つけると、ついその部位に集中してしまい、他の部位の確認を怠りがちです。単純CTで腎結石と診断したが、実は大動脈解離が隠れていた、というようなケースです。他に重篤な疾患が隠れていないか、見落としている所見はないかを、丁寧に確認することが重要です。特に、単純CTだけでは診断が難しい疾患については、症状に応じて造影CTでの精査を躊躇しないことが大切です。
- 体内に治療のための人工物が挿入されていることがあります。腹部画像でよく見るものとしては、胃管、尿道カテーテル、ドレナージチューブ、胆管ステント、膵管ステント、尿管ステント、血管内シースなどがあります。
- これらは先端位置が適切でなかったり（図21）、誤挿入されている場合（図22）がありますので、位置に問題がないかを確認しましょう。
- 他に大きな所見があってカテーテル類にまで注意が行き届いていなかったり、長期入院でカテーテル類への注意が薄れている場合は、特に注意が必要です。

図21 屈曲した静脈内カテーテル

40代男性。ECMO目的で右大腿静脈から挿入したカテーテルが屈曲し、細い静脈に迷入していた。左大腿静脈には適切に挿入されたカテーテルがみられる。

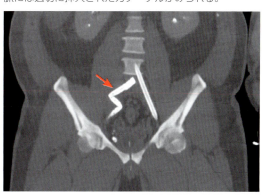

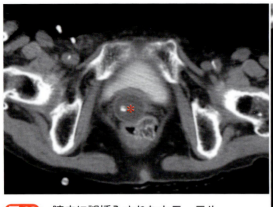
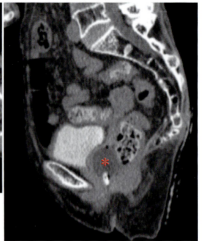

図22 腟内に誤挿入されたカテーテル

80代女性。バルーン付き尿道カテーテルが、腟内に誤挿入されている。バルーンの腹側に造影剤の貯留した膀胱がみられる。

想定される合併症に備える

- 比較的珍しい症例を例題として提示しますので、対応を考えてみてください。思考の柔軟性と臨床的な想像力が問われます。

症例 70代女性、潰瘍性大腸炎の既往あり

- 腸閉塞症の疑いで単純X線写真（図23）を撮影したところ、下位腰椎の右側に線状の高濃度域がみられました。その形状から石灰化または異物が疑われ、存在部位として筋肉や尿管内、血管内などが考えられましたが、なかなか絞り込めません。
- 引き続いて撮像されたCT（図24）ではどうでしょうか。高濃度の病変は下大静脈内にあることがわかります。また、横断像を詳しく見ると、この病変が中心部のみわずかに低濃度となっており、ドーナツ状の断面をしていることがわかります。

図23 単純X線写真（立位）　　**図24** CT横断（骨条件）および冠状断

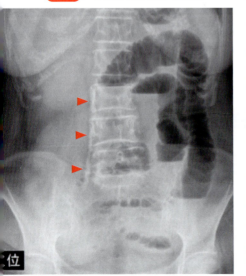
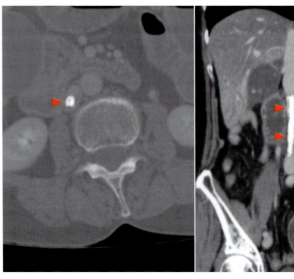

- 病変のストーリーを想像できたでしょうか。この患者さんは潰瘍性大腸炎の既往からわかるように、過去に中心静脈カテーテルを長期間挿入しており、カテーテル周囲に生じた石灰化が残存していると考えられました（カテーテル遺残ではありません）。

- あなたなら、この石灰化病変に対して、どのような対応をとりますか？
    ① 急性期病変ではないので、気にしない
    ② ちょっと気になるが、臨床的に問題はなさそうなので何もしない
    ③ 注意深く経過観察する
    ④ 摘出術など治療介入する

- 実際の臨床では③を選択しました。1週間後のCT（図25）を示します。石灰化病変に、初回のCTではみられなかった血栓（↑）が付着しています。すぐに血栓溶解療法が行われ、幸い肺塞栓などの合併症を起こすことなく、血栓は消失しました。
- 静脈内の石灰化に対して、血栓形成という起こりうる合併症を予測できるかが重要であった症例です。

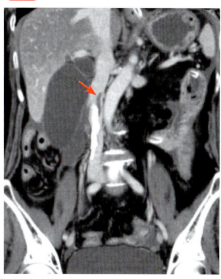

図25　1週間後のCT

鑑別診断のステップ

- 次の症例について、鑑別診断の過程を一緒に考えてみましょう。

症例　90代女性、腹痛と嘔吐を主訴に来院

- まず単純X線写真（図26）が撮影されました。下腹部に限局した小腸の拡張像がみられます。拡張した腸管を見て小腸であることに自信がもてなかった人は、「3.2 消化管拡張」の項（38ページ）を復習しましょう。ケルクリング襞が見えるので、拡張腸管が小腸ということがわかりますね。
- 単純X線写真から腸閉塞症が疑われます。また、限局した拡張なので、器質的疾患の存在が考えられます。
- 原因精査のために造影CTを施行したところ、回腸末端に球形の腫瘤を認めました（図27）。この腫瘤が閉塞起点となり、小腸の拡張の原因となっていました。

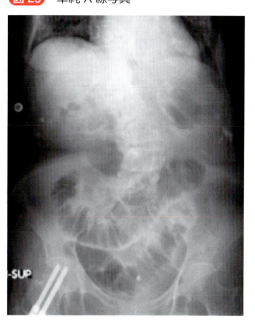

図26　単純X線写真

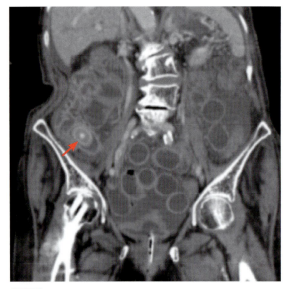

図27 造影 CT

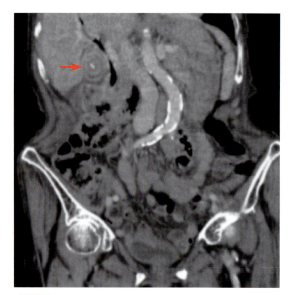

図28 3年前の造影 CT

- 腫瘤は中心に強い石灰化がみられ、形態からは悪性腫瘍を疑う感じではありません。3年前に撮影された CT があったため確認したところ、同じ形状のものが胆嚢内にみられました（図28）。そして、今回の CT の胆嚢内には、この腫瘤が見あたりません。何が起こったのでしょうか？
- この患者さんは、炎症が原因で胆嚢壁が脆弱になった結果、胆嚢と小腸をつなぐ瘻孔が形成され、胆石が小腸内に移動してしまったのです。そして、結石が回腸末端にはまり込んで通過障害をきたし、腸閉塞症を発症したのでした。この病態は胆石イレウスと呼ばれます。
- 過去の画像と比較することは非常に有用です。救急の現場では時間の制約がありますから、まず緊急性のある部分の診断を行い、時間の余裕ができた時に、改めて画像を再確認する習慣をつけましょう。
- ここまで説明してきた鑑別診断のポイントをまとめると、次のようになります。

> 1. まず症状の原因となる異常所見がないか探す。
> 2. 異常所見があれば、他にも異常所見はないか、画像の隅々まで確認する。
> 3. 過去の画像があれば、変化がないか比較する。
> 4. 知識や文献を用いて、病態を推察する。

初心者が間違えやすい画像所見

- 初心者が間違えやすい画像所見としては、静脈石を尿管結石と間違えたり、胆石の存在で即胆嚢炎を疑ってしまったり、様々なものがあると思います。それらは各論に譲り、ここでは腸管内に限定して、高濃度のものを見た場合の鑑別について、症例を提示しながら考えていきたいと思います。

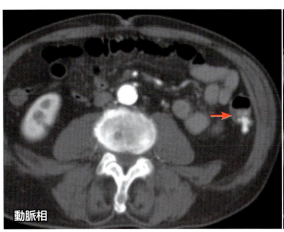
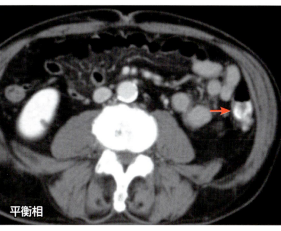

図29　造影CT

症例1　80代男性、血便を主訴に来院

- 血便の原因精査のために、造影CT（図29）が施行されました。動脈相で下行結腸内に高吸収域がみられ、平衡相で範囲が広がっています。**結腸憩室出血**の典型的な画像です。
- 直ちに止血目的で緊急TAE（transcatheter arterial embolization）が行われ、血管撮影では下行結腸に造影剤漏出像が描出されました（図30）。
- このように、消化管出血の評価では、造影剤を用いたダイナミックCT撮影を行うと、撮影ごとに高吸収域が広がっていく様子がわかり、活動性の出血の評価を行うことができます。

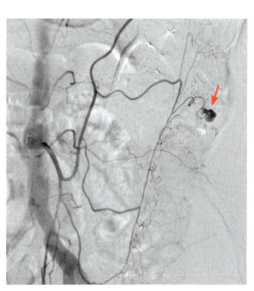

図30　血管撮影

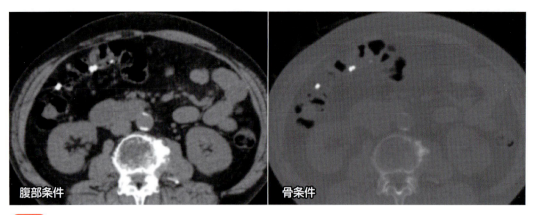

図31 単純CT

症例2 70代男性、腹部症状なし

- CTで横行結腸の憩室内に高吸収域がみられます（図31）。この症例も憩室出血でしょうか？
- このCTは単純CTですので、高濃度に見える部分は造影剤ではありません。頭部CTで「脳出血は白く写る」ということを知っている人は、「消化管出血も白く写るはず」と思うかもしれません。確かに出血（血腫）は高濃度に見えるのですが、腹部では頭蓋内ほど白くはなく、淡い高濃度を示す程度です。これは画像の条件（ウィンドウ幅、ウィンドウレベル）の違いによるものです。
- 簡単に評価するには骨条件（図31右）で見てみましょう。憩室内の高吸収域は骨よりも高吸収を示しているので、確実に出血ではないということがわかります。骨より白く写るものは人工物しか考えられません。これは、憩室内に貯留したバリウムです。バリウムは骨や石灰化より高吸収を示すため、骨条件でみると区別が容易になります。
- バリウムは憩室以外に、虫垂にも貯留します（図32）。
- バリウム以外にも異物と間違えやすいものがあります。血液透析患者の便は、内服薬の影響で高濃度を示します（図33）。また、一部の内服薬（図34）も高濃度を示すことがありますので、異物誤飲と勘違いしないように注意しましょう。

図32 虫垂内のバリウム　**図33** 高濃度を示す便（血液透析患者）　**図34** 腸管内で高濃度を示す内服薬

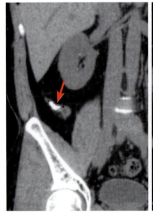 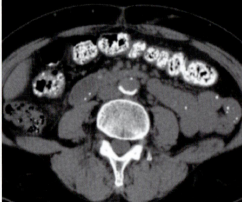 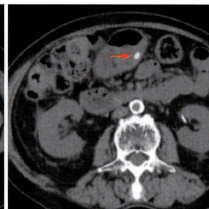

症例3 40代男性、上腹部痛を訴え来院

- 原因精査のため造影CT（図35）を撮影したところ、小腸内に高吸収の物体を認めます。これが通過障害の原因となり、腸閉塞をきたしています。
- 通過障害の原因になっていた物体は、モチでした。モチはCTで高濃度に写る食物の代表です。
- ちなみに、うどんやパスタなどの麺類も高濃度に写ります（図36）。また、高吸収を示すものではありませんが、しいたけなどのキノコ類も腸閉塞の原因となることがありますので、覚えておきましょう。

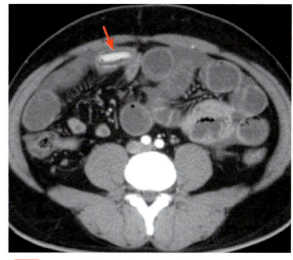

図35 腸閉塞を引き起こした食物塊（モチ）

まとめ

1. 単純CTで高濃度に写るものは、石灰化、結石、異物のいずれかのことがほとんどです。
2. ただし高濃度でも病的所見ではない場合もあるので、臨床的に判断する必要があります。
3. プラスチックや食物塊などは、単純X線写真では描出が困難な場合が多いです。
4. 医原性の異物の知識はよく整理して理解しましょう。

図36 高濃度を示す食物塊

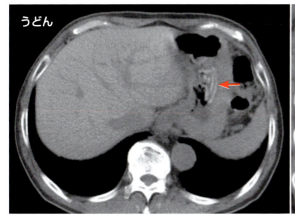
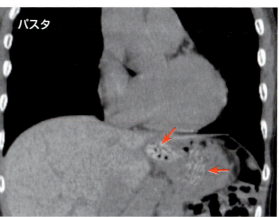

第3章　画像所見別　鑑別診断のポイント

3.8 急性腹症の超音波診断

- 急性腹症は、限られた時間の中で的確な診断と治療を行う必要があります。しかし、その診療にあたる初療医は、必ずしもその疾患の専門医ではありません。症状や病歴、診察所見のみで的確な診断に到達することは困難で、今日では画像診断が最終診断に寄与する比重は高くなっています。なかでも CT 検査が中心となっており、超音波検査 (ultrasonography；US) は広く用いられているとは言えません。
- 本項では、急性腹症に対して積極的に超音波検査を利用できるよう、初学者を対象に分かりやすく解説します。日中の診療時間帯であれば、ソノグラファー（超音波を得意とする医師や技師）に検査を依頼することもできますが、往々にして急性腹症は頼れるソノグラファーがいない夜間帯にやってくるものです。

急性腹症に対する画像検査

CT と超音波検査

- 急性腹症の診断に US と CT のどちらが適しているかは、簡便さや被曝がないことから US が優れているように思われますが、日常診療では多くの施設で CT が救急疾患の fist choice になっているのが現状です。
- CT では先に撮影を行い、後から（専門医に相談することを含めて）診断できますが、US では撮影しながら診断も行わなければなりません。例えると、US は、暗い洞窟を懐中電灯で照らしながら宝（病変）を探すようなもの。照らした部分しか見えないので、照らす範囲（病変がありそうな場所）も自分で考えなければなりません。
- 一方、CT は明るいトンネル内を車で走るようなもの。自分で照らさなくても大部分は観察可能で、気付きさえすれば宝を得ることができるのです。

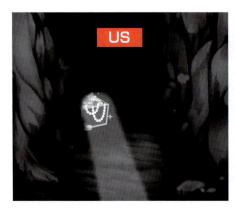
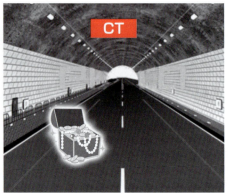

表1　超音波検査の特徴

長所
- 非侵襲的でX線被曝がないため、必要に応じて反復して施行できる。
- 装置が小型で移動可能であり、状況に応じてベッドサイドでも検査ができる。
- リアルタイムで検査できるため、腸管の動きなど動的な観察ができる。
- 痛みなどの部位を聞きながら、診察の延長として検査を行える。
- 造影剤を使用しなくてもドップラー検査で血流評価が行える。
- 超音波ガイド下に生検やドレナージなどの治療を行うことができる。

短所
- 客観性に乏しく、検者の技量により検査結果に差が出る。
- 腸管ガスや肺、骨などにより観察範囲が制限され、評価困難な領域が存在する。
- 腹部全体に及ぶ巨大病変（S状結腸捻転など）は全体像が分かり難い。
- 息止めや体位変換ができない、肥満など被験者の状態により評価が難しくなる。

- しかし、USでも症状や病歴、身体所見から想定される疾患を絞り込めば、懐中電灯で照らさなければならない範囲も少なくてすみ、診断ツールとして十分威力を発揮します。つまり、想定される鑑別疾患をしっかり考え、それに合わせて検査を選ぶことが大切です。そのためUSの特徴（表1）を生かした検査を行いましょう。
- 急性腹症には腹部単純X線やMRIが使用されることもあります。これらをUSと相補的に使用することにより、威力を発揮することもあるので簡単に解説しておきます。

腹部単純X線

- 急性腹症における単純X線検査の有用性は低いですが、ある程度の量の腹腔内遊離ガスや石灰化、腸閉塞を見るのには適しています。特に**S状結腸捻転**では、腹部全体を1枚の画像で判断できることから、CTより分かりやすいこともあります（図1）。
- 後に述べますが、USはガスに弱い検査であることから、腹単でガスの分布や全体の状況など確認した後にUSを行えば、双方の弱点を補うことができます。

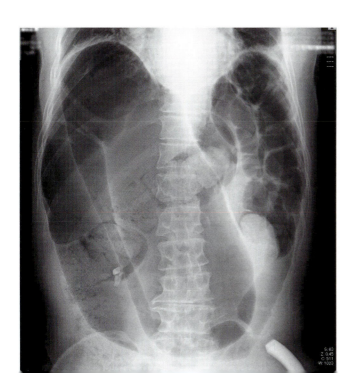

図1　S状結腸軸捻転症

S状結腸が捻れて腸閉塞をきたし、X線では有名な coffee bean sign を示す。

超音波はガスの透過が悪く観察が不良となるため、ガスを多く含む疾患の診断には適さない。また、腹部の広範囲に及ぶ病変は全体像がつかみにくく診断が困難である。

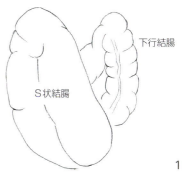

下行結腸

S状結腸

MRI

- 機器の発達により撮影時間が短縮されたこともあり、妊婦や小児などX線被曝が懸念される場合にはMRIも行われるようになっています。しかし、体内金属やペースメーカーなどが埋め込まれている患者では基本的には検査ができないことや、撮影時に息止めができないなどで体動があると画像が不良となるため、検査対象は限られています。
- USと同様にMRIもガスの描出が不良なため、消化管穿孔を疑う場合の最初の検査には適しません。よって産婦人科疾患や胆道疾患など限られた症例で、しかも限られた施設で行われているのが現状です。また、CTに比べて広範囲を撮影するには時間がかかるため、USを使用して疾患を絞り込み撮影範囲を限定して行うほうがいいでしょう。

超音波検査とは

- 通常、人の耳で聞こえる音は約20〜20000 Hzの周波数で、これより高い周波数の音は超音波と呼ばれています。超音波は直進性に優れ、音の伝わる速度（音響インピーダンス）の異なる物質間では反射を起こす性質があります。音響インピーダンスの差が大きい媒質ほど反射は強くなり、逆に差が小さい媒質だと反射は弱くなり、一部は透過します。この超音波の跳ね返りを利用して、体内の構造をモニターに映し出すのです。
- USでは超音波をあてた断面しか見ることができません。そのため、プローブを体に密着させ、上下左右や扇状に操作して観察範囲を増やさなければなりません。

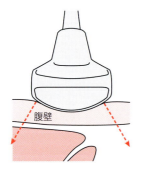

プローブと体表が密着せず、間にガスが残っている部分では超音波が透過せず観察できない。そのため、適度な圧迫またはゼリーを塗布し、プローブが広範囲で密着するようにする。

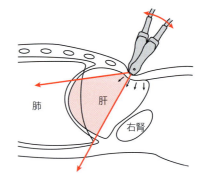

肋骨や腸管ガスが体表近くにある場合は、プローブを扇状に操作して、のぞき込むような操作を行うと広い観察範囲が得られる。

- また、骨や石灰化、ガスの部分では超音波の透過が妨げられ、反射が強くなります。反射部では白く（高エコー）、それより深部では黒く（無エコー）なり、見えにくくなってしまいます。洞窟探検で例えると、骨や石灰化が岩陰、ガスが煙に相当し、懐中電灯で照らすのを妨げます。一方、血液や腹水などの均一な構造では反射が生じにくく（無エコーで黒くなる）、超音波の透過も良好であり、それより深部の観察が容易となります。

超音波検査の原理

- 簡単な例として、ビー玉のような超音波を強く反射する物質が水の中にあるとします。
- 探触子（プローブ）には、超音波を発信する仕組みと受信する仕組みが備わっています。超音波は、生体内では約1530 m/秒の速さで進みます。超音波がプローブから出て戻ってくるまで t 秒かかったとすると、ビー玉までの距離 d は $[1530 \times t \times 1/2]$ で求められます。超音波装置は、プローブから距離 d のところに反射体があると認識し、反射の程度により白〜黒（反射が強いほど白）の画像として表示します（**図A**）。
- プローブには超音波を送受信する仕組みが横方向に多数並んでおり、わずかに時間をずらして送受信を行うことによって1枚の断面画像を作っています（**図B**）。この行程が連続的に行われ、リアルタイムの動画となります（超音波はビームのような直進波のみではないため、実際にはもっと複雑です）。
- この例で用いたビー玉は、表面ですべての超音波が跳ね返る物質です。もう少し超音波を通すような固形の物質は**図C**①のように、水が入った風船のようなものは②のように見えます。

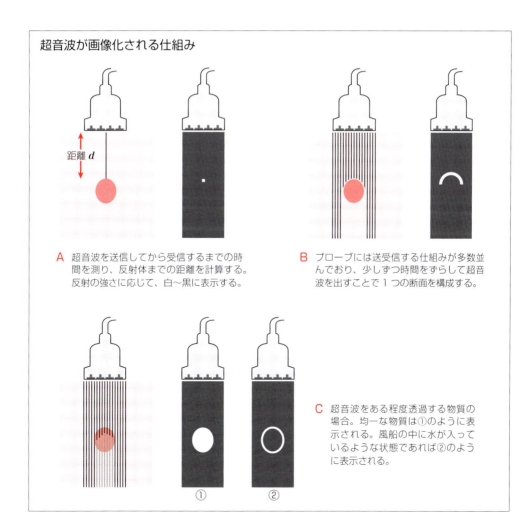

超音波が画像化される仕組み

A 超音波を送信してから受信するまでの時間を測り、反射体までの距離を計算する。反射の強さに応じて、白〜黒に表示する。

B プローブには送受信する仕組みが多数並んでおり、少しずつ時間をずらして超音波を出すことで1つの断面を構成する。

C 超音波をある程度透過する物質の場合。均一な物質は①のように表示される。風船の中に水が入っているような状態であれば②のように表示される。

超音波検査の方法

- **プローブ**にはコンベックス型、リニア型、セクタ型があり、それぞれ周波数が異なるものが存在します。周波数が高いほど分解能が向上し詳細な観察が可能となりますが、逆に深部へ超音波が届きにくくなるため深部の観察が困難となります。

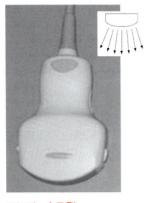

コンベックス型
扇状の広い観察範囲が得られる。主に腹部で使用。

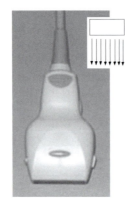

リニア型
高周波のものが多く、体表や腹部の浅い部分の観察に向く。

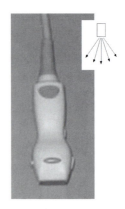

セクタ型
肋間のような狭い部分からの観察に向く。主に心臓で使用。

- 腹部の救急疾患には通常、腹部用コンベックスプローブ（3.5〜5 MHz）を使用し、小児や体表に近い部分を詳しく観察するには、より周波数の高いプローブを用います。最初から高周波プローブを用いると見落としの原因となるため、必要な場面で切り替えます。
- 超音波装置の操作の仕方（フリーズ、ボディーマーク、計測ボタンなど）、画質の調整法（輝度や深度調節、フォーカスなど）、画像の表示法（被験者の右側が画面の左、頭側が画面の左）を理解しておきましょう。
- 被検者の基本姿勢は、臥位で上肢を挙上してもらいます。肋骨が頭側へ移動して肋間が開き、肋骨下や肋間からの観察が容易になります。
- プローブを持った手掌の一部を被験者に密着させて支点とし、縦横操作や扇状操作、回転操作などスムーズに動かせるように練習しておきます。
- 見えにくいときは何故かを考えましょう。多くはプローブの体表への密着不良や肋骨、腸管ガスが原因です。プローブを密着させるためにゼリーを追加したり、患者の状態が許せば体位変換（側臥位や坐位など）や呼吸停止（腹式呼吸、時には呼気停止も有用）を工夫します。検査に夢中になると、呼吸停止の解除を忘れてしまうことがあります。事前に、苦しくなったらいつでも呼吸していいことを伝えておきましょう。
- 超音波検査には特有の**アーチファクト**があります。サイドローブ、多重反射、音響陰影、後方エコー増強、側方陰影などです。音響陰影や後方陰影増強は結石や嚢胞などの診断根拠ともなりますが、多くの場合、アーチファクトは画像不良や誤った解釈の原因となるため、成書で一度確認しておいてください。

- 最低限の腹部解剖を理解したうえで、CTで断面図に馴れておけば、USの上達も早くなります。USを行いながら頭の中で、CTのような全体像を作るイメージで観察を行ってください。

超音波所見の見方

骨組織、ガス（図2）

- 骨組織は表面が硬く、超音波をほとんど跳ね返してしまい、高エコーになります。<u>骨表面より遠位（向こう側）には超音波が届かず、無エコーになってしまいます。</u>この帯状の無エコー域を**音響陰影**と言います。
- 肺組織はほとんどが空気であるため、超音波は通過しにくく、多くは肺の表面で反射してしまいます。肋間から肝臓を観察したいときは、肺を経由しない位置でプローブを肋骨に平行において、肋間からのぞき込むように扇状操作をしながら観察します。

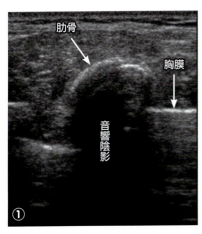
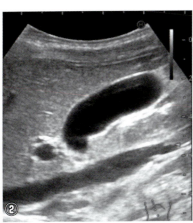
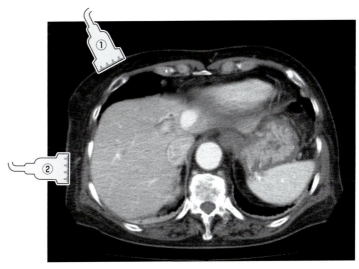

図2 骨・ガスの見え方

位置①からの観察：肋骨や肺によって超音波がすべて反射し、肝臓が観察できない。

位置②からの観察：肋骨の走行と平行になるようにプローブを回転させ、肋間から観察する。

胆石・胆汁・胆泥（図3）

- 肋骨と同様、石灰化した**胆石**は超音波を強く反射するため表面が高エコーとなり、音響陰影を伴います。胆石にはいろいろな種類があり、見え方が異なります。泥状の沈殿物を**胆泥**と言い、多くは低エコーですが、砂のような粒の集まりでは高エコーに見えます。
- **胆汁**は液体のため、超音波は反射を起こしにくく、胆汁中を通り抜けて無エコーになります。

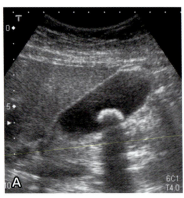
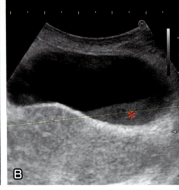

図3 胆嚢の見え方

A：硬い胆石は表面高エコーで音響陰影を伴う。
B：胆泥（＊）は低エコーを呈する。胆嚢壁は正常では線で描いたように細く見える。胆汁は無エコーである。

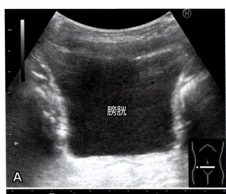
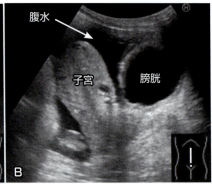
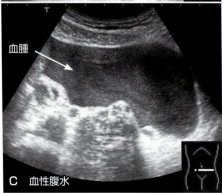

図4 尿・腹水・血液の見え方

A・B：尿や腹水など、澄んだ液体は無エコーを呈する。
C：血液は出血直後は無エコーであるが、凝固するにつれ低～高エコーに不均一に変化する。

尿・腹水（図4）

- 尿や腹水は、胆汁と同様に液体のため無エコーですが、感染による混濁や出血により浮遊物や沈殿物が見られるようになります。血性腹水（**血腫**）は出血からの時間経過とともに変化し、多彩な像を呈します。
- 少量の腹水は、プローブでお腹を強く圧迫したり体位変換すると観察断面から移動し、減少したり消失したりすることがあります。
- 腹水は、生殖可能年齢の女性では生理的にも少量存在しますが、生理的範囲を超える腹水の存在は、早期に治療を要する可能性が高くなります。肝硬変や腎不全も含め、超音波や病歴で腹水の原因が分からない場合には、速やかにCTやMRIを追加しましょう。

水腎症、総胆管結石（図5）

- 尿管や総胆管といった管腔臓器が結石などで閉塞すると、それより上流の管腔は拡張し**水腎症**や**胆道拡張**を呈します。USではこれらの拡張の有無を評価し、可能であれば原因となる結石や腫瘍なども検索します。閉塞の原因が腸管のガスなどでよく見えない場合は、CTやMRIで精査します。
- 拡張の程度は総胆管で7〜11 mm以上とされていますが、年齢や手術既往（胆摘など）により差があるため、症状や血液検査（肝胆道酵素値）と合わせて診断する必要があります。

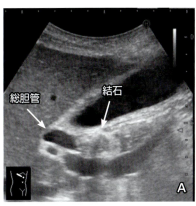 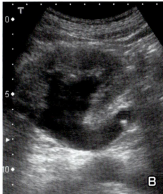

図5 結石による管腔の拡張
A：総胆管結石により総胆管は12 mmに拡張している。
B：尿管結石による水腎症。腎盂腎杯の拡張がみられる。この例では結石は複数存在し、閉塞の原因は観察範囲外の結石。

腸疾患（図6）

- 虫垂は、外径6 mm以上に腫大すると虫垂炎の可能性が高くなります。壁肥厚の状態や糞石、虫垂内腔の状況と合わせて診断します。痛みの最強点と、USによる虫垂の観察部位が一致することを確認しましょう。
- 腸液を含んだ腸管が連続的に拡張している場合は**腸閉塞**を疑います。腸内容物が一定方

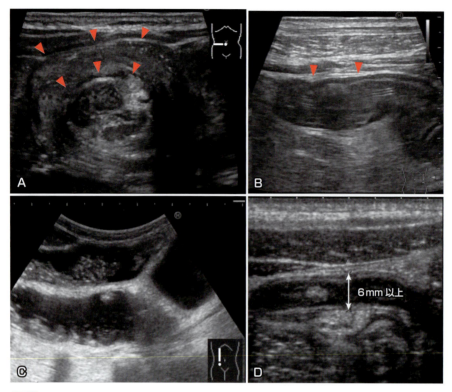

図6 腸疾患の見え方

A：腸重積。右腹部に同心円状の腸管壁（pseudokidney sign）を認める。
B：虚血性腸炎。左腹部に壁肥厚した下行結腸が認められる。
C：腸閉塞。拡張した腸管内に腸液や泥状化した食物が見える。
D：虫垂炎。径6mm以上に腫大した虫垂の内腔に糞石が認められる。

向に進まず行ったり戻ったりする様子（to and fro movement）や、腸管壁の動きが診断の参考となります。

- 腸管壁肥厚は**腸炎**が疑われ、壁肥厚の部位や範囲、臨床経過と合わせて診断します。その他、腸重積や虚血性腸炎などの消化管疾患もUSで診断可能です。

膿瘍、動脈瘤など（図7）

- **膿瘍**は不均一な低エコー領域として認められます。形状は時期により異なりますが、初期には境界不明瞭で、時間がたつと被包化されて嚢胞状となり、境界が明瞭となってきます。
- **腹部大動脈瘤**はそれ自体は緊急性に乏しいですが、破裂による出血や腹部大動脈解離は緊急を要します。これらの疾患で状態の悪い患者でも、初療室で診断が行えることがUSの利点です。
- **胸水**や**心嚢水**は、胸膜炎や心筋炎で出現しますが、これらの疾患は時に急性腹症として受診することもあるため、注意が重要です。

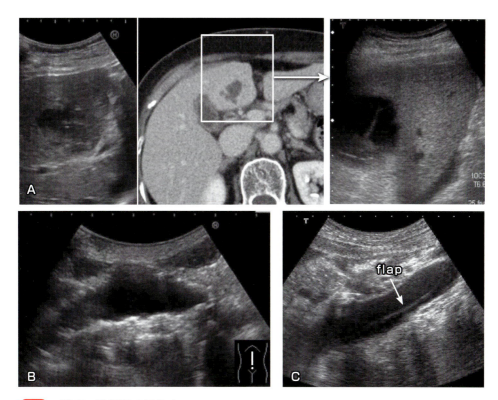

図7 膿瘍、動脈瘤の見え方

A：肝膿瘍。液状化した部分は無エコー〜低エコーに見える。膿瘍は時期により見え方が異なるが、経過とともに囊胞状に明瞭となってきたり、縮小し分かりにくくなってくることが多い。
B：大動脈瘤。拡張した腹部大動脈。腹部大動脈瘤は腎動脈分岐後に多い。
C：大動脈解離。剥離した血管壁が高エコーの線状構造（flap）として見られ、拍動に応じて動くのが観察される。

急性腹症における超音波検査の異常パターン

- さて、超音波検査の見方がある程度分かったところで、急性腹症において、実際に何をどのように見ていけばよいかを説明します。
- まず、急性腹症の原因となる疾患を部位別に示します（表2）。これらの疾患の中から、USが有用で、比較的頻度の高い急性腹症の超音波所見を簡単にまとめました（表3）。勘のいい人は気付いたかも知れませんが、USで指摘しなければならない急性腹症の所見には一定のパターンがあり、いくつかの特殊な状態を除くと下記の病態になります。

① 詰まる ➡ その上部が拡張する
　　　　例：胆道拡張、水腎症、腸閉塞
　　　➡ USで拡張した管腔（管腔内の液体）を確認する

> ② 破れる ➡ 周囲に液体（血液、腹水、膿など）が漏れ貯留する
> 　　　　例：消化管穿孔、腹部動脈瘤破裂、腹腔内膿瘍、卵巣出血
> 　　　➡ US で貯留した液体（腹水や血腫、膿汁）を確認する

> ③ 炎症を起こす ➡ 腫れる、拡張する、腹水や膿が溜まる
> 　　　　例：虫垂炎、胆嚢炎、肝膿瘍
> 　　　➡ US で肥厚した管腔壁や周囲の液貯留を確認する

表2　急性腹症の原因疾患（部位別）

赤字の疾患は、初学レベルで腹部超音波で診断または疑いたい疾患である。
習熟度に応じて診断できる疾患を広げていくようにして欲しい。
また、各疾患は代表的部位を示している（特に消化管疾患）。

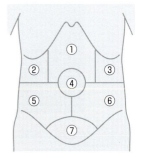

① 心窩部
② 右上腹部
③ 左上腹部
④ 腹部正中
⑤ 右下腹部
⑥ 左下腹部
⑦ 骨盤・鼠径部

①	食道疾患	逆流性食道炎、潰瘍、マロリー・ワイス症候群
	心血管系疾患	急性冠症候群、心膜炎、心内膜炎
	胃疾患	急性胃粘膜病変、潰瘍、幽門狭窄、胃捻転、胃穿孔
	十二指腸疾患	十二指腸潰瘍、穿孔
	膵疾患	急性膵炎、膵石症、膵仮性嚢胞
②	胆道疾患	胆石症、急性胆嚢炎、胆管閉塞、胆嚢捻転
	肝疾患	急性肝炎、肝膿瘍、肝腫瘍破裂
	右腎疾患	尿管結石、腎盂腎炎、腎膿瘍、腎梗塞
	その他	呼吸器疾患（肺炎、肺塞栓）、Fitz-Hugh-Curtis 症候群
③	脾疾患	脾膿瘍、脾梗塞、脾捻転、脾破裂
	左腎疾患	尿管結石、腎盂腎炎、腎膿瘍、腎梗塞
	その他	呼吸器疾患（肺炎、肺塞栓）、食道破裂
④	腸疾患	腸閉塞・捻転、腸炎、腸間膜血管の血栓症・閉塞、Meckel 憩室炎、尿膜管膿瘍
	大動脈疾患	腹部大動脈瘤破裂、大動脈解離
⑤	腸疾患	急性虫垂炎、憩室炎、感染性腸炎、リンパ節炎、腹膜垂炎
	右腎疾患	尿管結石、腎盂腎炎、腎膿瘍、腎梗塞
⑥	腸疾患	虚血性腸炎、憩室炎、感染性腸炎、腹膜垂炎
	左腎疾患	尿管結石、腎盂腎炎、腎膿瘍、腎梗塞
⑦	腸疾患	鼠径ヘルニア、大腿ヘルニア、閉鎖孔ヘルニア
	膀胱疾患	膀胱炎、膀胱結石
	生殖器疾患	子宮付属器炎、卵巣腫瘍捻転、子宮内膜症、卵巣出血、子宮外妊娠、前立腺炎、精巣捻転

- つまり、
  - 閉塞し拡張した管腔臓器の有無（胆道、尿管、消化管など）
  - 腹部に貯留した液体（漿液、血液、膿汁）の有無
  - 肥厚した壁（胆嚢、腸管）

の3パターンを探せば、急性腹症の大部分で異常所見を認識できます。ただし、異常の原因（たとえば腸閉塞の原因が何であるか）までは超音波だけでは診断できないこともよくあります。その場合にはCTなどの追加検査を行えばいいのです。

- 決して超音波検査だけで診断する必要はなく、必要な場合にはCTを行うようにします。無駄なX線被曝を減らすことを考えて、超音波検査を用いることが大切です。

表3 疾患別のエコー所見

疾患	エコー所見
急性胆嚢炎	・sonographic Murphy's sign（超音波プローブによる胆嚢圧迫による疼痛） ・胆嚢壁肥厚（＞4mm）、胆嚢腫大（長軸径＞8cm、短軸径＞4cm） ・嵌頓した胆嚢結石、デブリエコー、胆嚢周囲の液体貯留、胆嚢壁の層構造
閉塞性胆管炎	・総胆管拡張（7〜11mm以上を拡張とするが個人差あり） ・胆管壁肥厚、胆管内デブリ
肝膿瘍	・境界不明瞭な低エコー（時期で変化）、不均一内部エコー、後方エコーの増強 ・ガス産生菌が存在する場合には、ガスを示す高エコー
急性虫垂炎	・短軸径6mm以上、糞石 ・壁肥厚はカタル性〜壊疽性で違いあり ・炎症が進むにつれて周囲脂肪織輝度上昇、腹水増加 ・穿孔が生じると虫垂径減少、虫垂周囲や骨盤底部に膿瘍
大腸憩室炎	・腸管外に突出した低エコーの憩室壁、限局した大腸壁の肥厚
感染性腸炎	・粘膜、粘膜下層を主体とした壁肥厚（＞4mm）、リンパ節腫大
腸間膜リンパ節炎	・球状に腫大したリンパ節が集簇
急性膵炎	・膵腫大（背腹径＞3cm）、膵実質の不均一、膵周囲の滲出液
AGML（急性胃粘膜病変）	・胃壁の層構造が保たれた広範囲の肥厚（＞5mm）
腎盂腎炎	・腎腫大、腎皮質エコーレベル低下、腎周囲液体貯留

重症外傷に対する超音波検査（FAST）

- FAST（focused assessment with sonography for trauma）は、外傷の初期診療において、ショックの原因となる体腔内出血（大量血胸、腹腔内出血、心嚢液）の貯留を迅速に検索する方法です。救急医療の現場に広く浸透している重要な検査ですので、研修初期で必ずマスターしてください。
- 基本的には仰臥位で液体が溜まりやすい部位（図8）を、腹部超音波用のコンベックス型プローブを用いて観察します。検査時間の目安は1分以内とし、出血がみられても原因となる損傷部の検索は後回しにします。さらに、FAST は繰り返し施行することが重要であり、初回の FAST が陰性であっても安心してはいけません。
- 走査部位は6ヵ所であり（図9）、**1** 心嚢液の検索（心嚢腔）に引き続いて、**2** 右上腹部（Morrison 窩）、**3** 左上腹部（脾周囲）、**4** 下腹部（膀胱周囲）の順に検索します。右上腹部に引き続いて **2′** 右胸腔内を、左上腹部に引き続いて **3′** 左胸腔内を観察すると、無駄なく行うことができます。それぞれの観察ポイントでのコツと代表的画像を図10に示しましたので、すばやく描出できるようにしてください。
- 胸腔内貯留液を US で観察する場合、CT 横断面（図11）を見ればわかるように、腹側からの観察では肺が介在するために貯留液を見逃すことになります。重力方向の最低部を見る必要があり、可能な限り側背部から観察を行うことが大切です。

図8 仰臥位で液体が溜まりやすい部位

図9 FAST で観察する部位

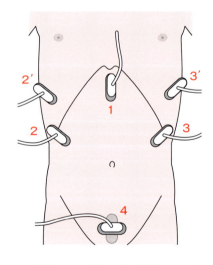

1	心嚢
2	肝腎境界、Morrison 窩
2′	右胸腔
3	脾周囲
3′	左胸腔
4	膀胱周囲、Douglas 窩

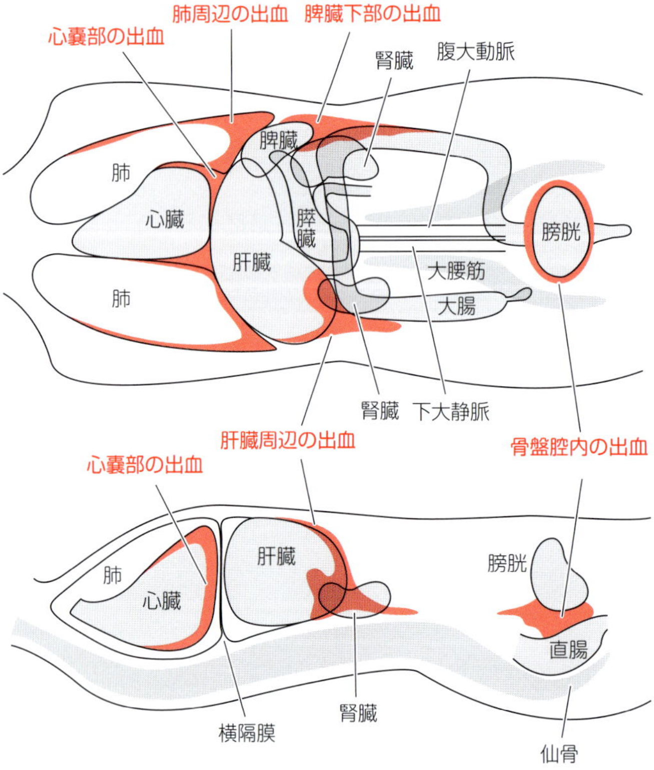

野坂俊介監修：急性腹症病変の超音波画像診断，京都科学 HP より転載

図10　FASTの観察ポイント

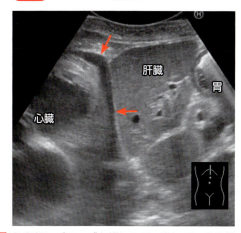

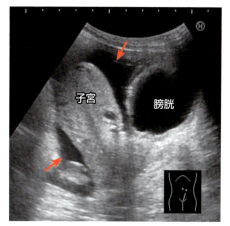

|1| 心窩部にプローブを縦にあて、動いている心臓と肝左葉との間に液体貯留（心嚢水は無エコー、血腫は時期により低〜高エコー）の有無を確認する。胃のガスが多く見えにくい場合は、横走査にして扇状操作で見上げるようにする。それでも見えにくい場合は、通常の心エコー検査に準じた傍胸骨左縁像での観察を行う。

|4| 膀胱周囲、Douglas窩（直腸膀胱窩）の観察を行う。膀胱に尿が残存していれば縦走査で観察は容易であるが、尿が少なければ腸管ガスで観察が難しくなる。このため、横走査で恥骨上縁から見下ろすように扇状走査を行う。強く圧迫を加え過ぎると液貯留が移動し偽陰性となることもある。

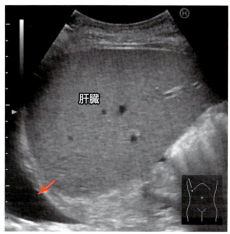

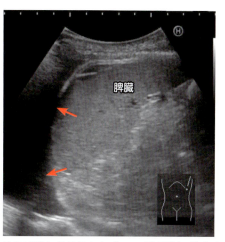

|2'| 2の状態からそのままプローブを頭側へ移動させればよいが、少量の貯留液を見逃さないようにするには、さらに背側への移動も行う。

|3'| 3の状態からそのままプローブを頭側へ移動する。2'の場合と同様に、可能な限り背側から観察する。

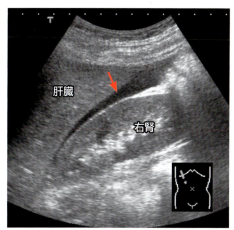

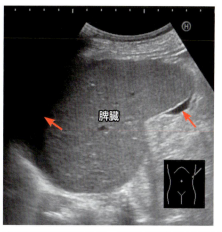

|2| 肝腎境界となるモリソン窩を観察する。腸管ガスを避け、右側胸部〜やや背側で肋骨に平行になるようにプローブをあてる。

|3| 脾臓周囲の観察を行う。脾臓は腸管ガスや肺がかぶるため見えにくいことがあり、その場合はまず左腎を見つけてから頭側へ移動するとよい。

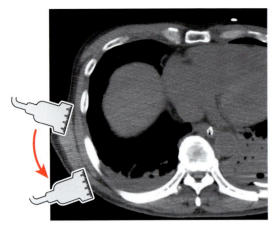

図11 胸腔内貯留液の観察

腹側からの観察では肺（空気）が介在するために貯留液を見逃しやすい。液体が溜まっている最も低い部分を見るために、可能な限り背側から観察を行う。

外傷を除く急性腹症の超音波検査

- 急性腹症（外傷を除く）に対し救急の現場でUSを行う状況としては、次の1～3が考えられ、それぞれで検査手順は異なります。

1. 診断が絞り込めていない場合の検査法

- 5分から10分程度で、チェックポイント（表4）を素早く確認します。異常所見があれば、スクリーニング後に詳細な観察を行ってもよいですが、患者の状態や異常所見の内容によってはCT（出血や虚血病変が疑われれば造影CT）を追加します。

表4 各部位のチェックポイント

部位	チェックポイント
心窩部走査 ①	・肝左葉の胆管拡張、肝占拠性病変（肝膿瘍）の有無 ・膵臓の評価（膵腫大、主膵管拡張、膵周囲液貯留など） ・胃の評価（壁肥厚、拡張など） ・心嚢水の有無
右腹部走査 ②⑤	・肝右葉の胆管～総胆管拡張、肝占拠性病変（肝膿瘍）の有無 ・胆嚢の評価（大きさ、壁肥厚、結石の有無、圧痛など） ・右胸水の有無、肝周囲腹水の有無 ・右腎の評価（水腎症）
左腹部走査 ③⑥	・脾臓の評価、左胸水の有無 ・左腎の評価（水腎症）
腹部正中走査 ④	・腸管壁の肥厚や拡張 ・大動脈の拡張、解離
骨盤部走査 ⑦	・腹水の有無 ・卵巣、子宮、膀胱の評価 ・鼠径部の評価（ヘルニア、精巣など）

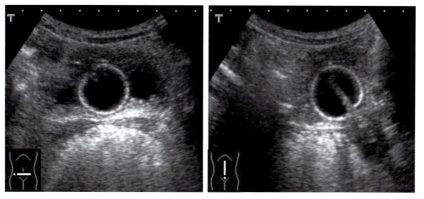

図12 膀胱に正しく留置された導尿バルーン

導尿バルーンを膀胱に留置したが尿が出てこない場合、膀胱に尿がないか、バルーンが正しく留置されてないことが考えられる。このような場合、USで膀胱にバルーンがあるか確認すればよい。

2. 症状や病歴からある程度疾患が絞り込めている場合

- 疑われる疾患の確認や重症度の評価を行います。その後、上記のチェックポイントに従って3分程度でスクリーニングを素早く行い、他に併存疾患や重大な見落としがないか確認します。

3. モニタリングとして使用する場合

- 超音波検査は疾患の診断をするだけでなく、様々なモニタリングにも使用できます。
- たとえば、胃内容（食物や血液）がたくさんあるかどうかを見るだけでも、上部内視鏡をすぐに行う必要があるかの判断に役立ちます。少量の胃内容物は臥位では穹隆部に貯留するため判断しにくいですが、立位や坐位、右下側臥位では観察しやすくなります。
- そのほか、残尿の状態や胃管、導尿カテーテル、挿管チューブの位置などの確認にも用いることができます（図12）。

まとめ

- USは急性腹症に威力を発揮する検査ですが、最初から多くの疾患をUSだけで診断することは難しいと思います。最初は胆嚢炎や水腎症、腸閉塞といった診断が容易な疾患の有無をみるだけでいいと思います。時間が許せば他の部分も観察し、正常ではどのように見えるのかを確認し、馴れていけばいいでしょう。
- また、CTなどで診断がついた後の経過観察でUSを行った際には、画像所見の対比が可能となります。最終的に手術が施行された症例で、手術所見と対比することは最もよい上達法です。

第4章
救急・当直での画像診断の進め方

- 4.1 消化管出血
- 4.2 腸閉塞症
- 4.3 胃十二指腸潰瘍と消化管穿孔
- 4.4 消化管の炎症性病変（憩室炎・虫垂炎・炎症性腸疾患）
- 4.5 急性膵炎
- 4.6 膵腫瘍
- 4.7 脾病変
- 4.8 腹部大動脈瘤
- 4.9 大動脈解離
- 4.10 上腸間膜動脈解離・閉塞、腹部内臓動脈瘤
- 4.11 腎梗塞・急性腎感染症
- 4.12 尿路結石
- 4.13 急性前立腺炎・急性陰嚢症
- 4.14 胆石・胆嚢炎
- 4.15 肝腫瘍破裂
- 4.16 肝膿瘍
- 4.17 婦人科急性腹症
- 4.18 後腹膜出血・腸腰筋膿瘍
- 4.19 腹痛・背部痛をきたすその他の疾患
- 4.20 腹部外傷

第4章 救急・当直での画像診断の進め方

4.1 消化管出血

疑わしい症状

- 上部消化管出血はトライツ靭帯までの出血が原因で、それより肛門側は下部消化管出血に分類されます。主な疾患を表1にまとめました。また、本章の4.2節から4.5節で紹介する疾患の多くは消化管出血を伴うので、そちらも参考にしてください。
- 上部消化管出血は少量ならば無症状に近いですが、多量になれば吐血やショック症状で来院されます。
- 下部消化管出血では、「便に血が混じる」といった軽い自覚症状で来院する場合や、便潜血の検査で初めて分かる場合も多いです。もちろん多量となれば貧血、血便やショック症状で来院されます。
- 出血以外に、腹痛や食欲不振、貧血といった症状で来院される疾患も多いです。下部消化管出血では、排便時痛や下痢といった症状も合併します。
- 門脈圧亢進症に伴う出血は、既往歴を確認の上、内視鏡での確認が第一です。

表1 消化管出血をきたす主な疾患

上部消化管出血	参照	下部消化管出血	参照
胃十二指腸潰瘍	4.3節	上部消化管出血	
急性胃粘膜病変（AGML）	4.3節	小腸潰瘍、出血	図6
食道潰瘍		炎症性腸疾患	4.4節
食道癌	図1	感染性腸炎	4.4節
逆流性食道炎		メッケル憩室	図9
Mallory-Weiss症候群		結腸憩室炎	4.4節
胃癌	図2	悪性腫瘍・ポリープ	
胆道出血		ポリペクトミー、手術後	図8
食道・胃静脈瘤	図4	動静脈奇形	
吻合部潰瘍		Schönlein-Henoch紫斑病	
消化管以外の病変（鼻出血、肺結核など）		内痔核・裂肛	

必要な検査と典型的な画像所見

- 上部消化管では内視鏡が第一選択となります。特に吐血は、**胃食道静脈瘤**の破裂や**食道潰瘍**、**食道癌**（図1）など急を要する疾患の可能性があり、緊急に施行の必要があります。

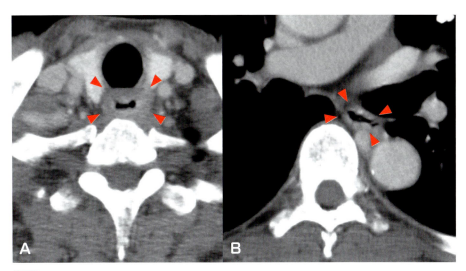

図1 進行食道癌
A：頸部食道。食道壁は著明に肥厚し、腫瘍の存在が疑われる。
B：同一症例の下部食道。食道壁の厚さは正常（厚さ2〜3mm未満）である。

- 下部消化管では、便潜血の有無が簡便な検査となります。中高年以上の世代では、まずは本人に大腸癌検診あるいは便潜血検査の受診歴を確認し、未施行の方には検査を施行することが重要です。
- 下部消化管でも、貧血が進行し消化管出血が強く疑われる場合には、緊急の内視鏡あるいはCTでの原因検索が重要です。超音波検査や単純X線では十分な情報が得られないことが多いです。
- CTでのスクリーニングは有用な場合が多く、次のような画像所見に注意してください。

> - 壁肥厚（図2）や限局性の造影効果 ➡ 腫瘍や炎症性病変
> - 胃粘膜の部分的な欠損（図3）➡ 胃潰瘍
> - 肝硬変の存在、脾腫、門脈側副路の形成（図4）➡ 門脈圧亢進症
> - dynamic CT動脈相での造影剤漏出と遅延相での消化管内腔への造影剤漏出（図5・図6）➡ 動脈性出血
> - 消化管内腔の高吸収（図3・図6）

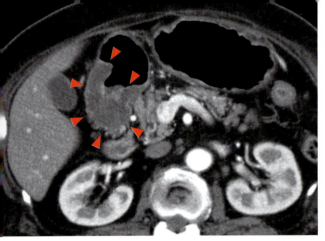

図2 進行胃癌

造影CT・動脈優位相。胃幽門部の著明な壁肥厚（▲）を認め、進行胃癌を考える所見である。限局潰瘍型の症例であるが、図3の良性潰瘍と対比してみよう。

図3 胃潰瘍と消化管内腔の高吸収

A：造影前　B：動脈優位相

胃内腔には単純で高吸収な部分（＊）が存在し、造影効果はほとんど認めない。この部分は出血による凝血塊と考えられる。胃潰瘍による粘膜欠損（▲の範囲）は、造影後に明瞭である。

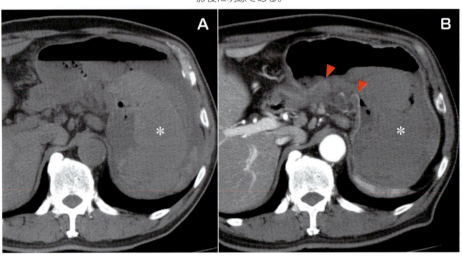

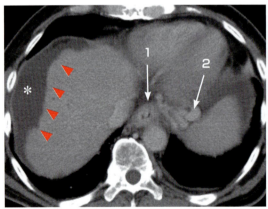

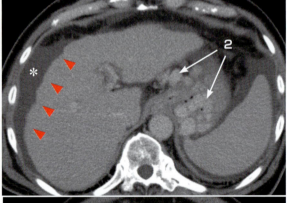

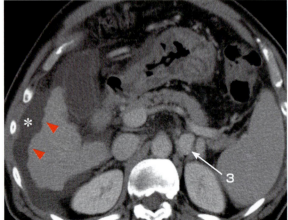

図4 門脈圧亢進症に伴う胃食道静脈瘤

腹水（＊）
食道静脈瘤（1）、胃および周囲の静脈瘤（2）
側副路（3）
肝硬変特有の凹凸不整（▲）
脾腫

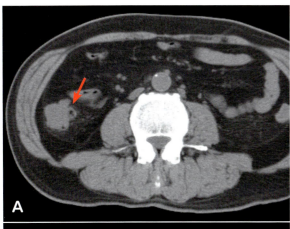
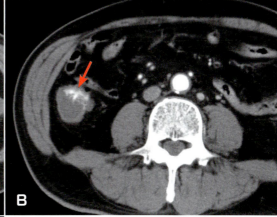
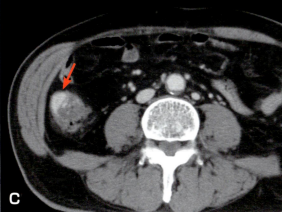

図5　上行結腸憩室出血

A：造影前　B：動脈優位相　C：平衡相

Aでは憩室の存在（↑）は分かるが、出血の有無は確認困難。Bでは内腔に高吸収域が出現し、さらにCでは内腔に広がっているのが確認され、動脈性の出血が確定診断できる。

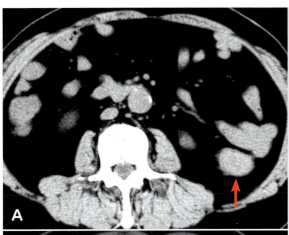
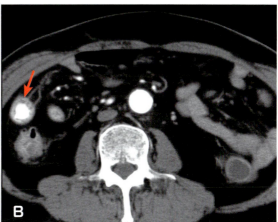
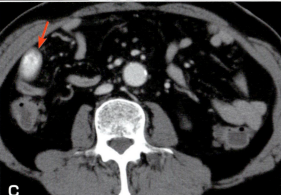

図6　小腸潰瘍からの出血

A：造影前　B：動脈優位相　C：平衡相

Aでは所見は不明瞭であるが、下行結腸（↑）の内腔がわずかに高吸収になり、出血の可能性が指摘できる。Bでは小腸内腔に高吸収域（↑）が出現し、さらにCでは内腔に広がっているのが確認され、動脈性の出血が確定診断できる。

- 血管造影での造影剤漏出（図7）は確定診断となりますが、超選択的造影が必要となる場合も多く、陽性率は高くありません。
- 出血シンチグラフィーが有用な場合もあります。

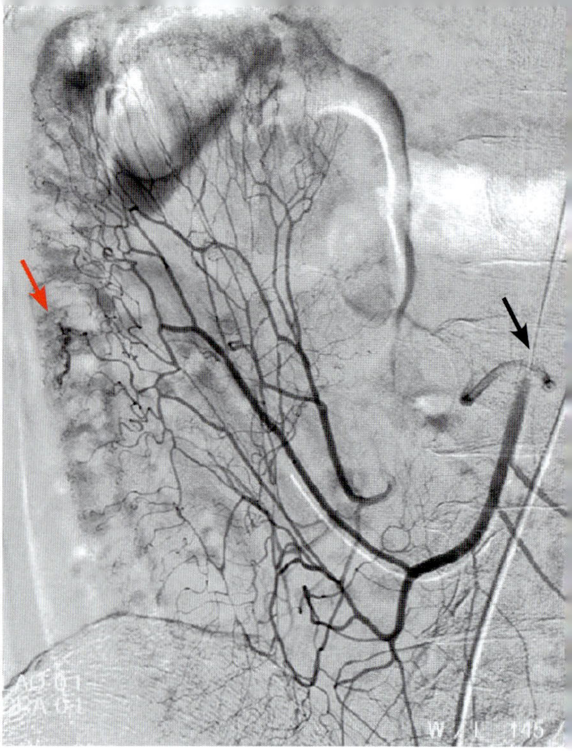

典型所見がない場合の考え方

- CTで全く異常がない場合：消化管の炎症や腫瘍は、CTでは不明瞭な所見の場合がありますので、症状と経過、そして内視鏡検査も合わせて診断を進めます。血管造影や出血シンチグラフィーが必要な場合もあります。
- 造影CTでの造影剤漏出所見がない場合は、動脈性出血は否定的です。ただし、消化管出血は繰り返し起きることが多く、経過観察が必要です。
- 消化管の術後では、ドレーンやペッツ等の金属部分がアーチファクトとなり、簡単に出血点が指摘できない場合があります（図8）。術後出血は簡単には除外できないので、タイムリーに造影CTを施行しながら診断することが大切です。

図7 小腸出血の血管造影像

回腸に進めたカテーテル（↓）からの造影で、末梢に出血の確定診断となる造影剤漏出の所見（↓）を認める。

図8 術後出血

A：造影前　B：動脈優位相　C：平衡相

Aにみられる高吸収の部分（▲）は直腸術後のペッツであるが、内腔には空気の混ざった高吸収域が存在する。Bでは造影剤漏出による高吸収域（↓）が出現し、Cでは内腔に進展しており、動脈性出血の確定診断が可能となる。

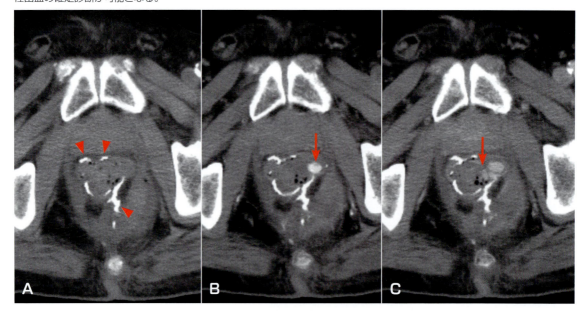

- CTでの消化管壁の評価は、蠕動でも壁肥厚様に見える場合があり、単純CTに加え、動脈優位相、平衡相といった異なる時相の画像を組み合わせて診断します。
- 小腸の消化管出血に対して、ダブルバルーン内視鏡やカプセル内視鏡など内視鏡検査の発展は目覚ましいものがありますが、未だに正確な適応や診断の中での位置付けは定まっていません。CTや血管造影、さらには出血シンチグラフィーなども用いて正確な診断を行うことが重要です。
- 若年者の小腸出血の原因として**メッケル憩室**は重要です。出血以外の合併症がなく、憩室自体が小さな場合は、診断は困難なことが多く、詳細なCTの検討で初めて診断可能となる場合もあります（図9）。

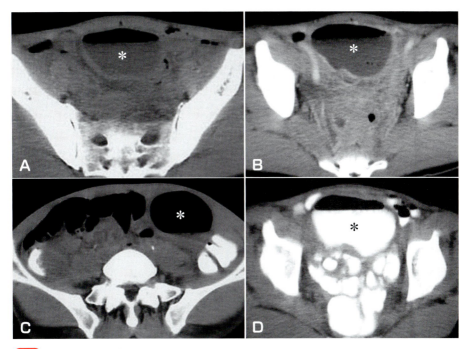

図9 メッケル憩室

A：造影前　B：造影後　C：注腸造影　D：経口水溶性造影剤による造影

骨盤内の回腸の大きなメッケル憩室（＊）。Aでは液体と空気が水準面を作っている。Bではこの壁は造影され、Cでは結腸とは無関係なことが分かる。Dで小腸内腔との交通が確認され、発生部位と合わせメッケル憩室の診断が可能となる。

次のステップ

- CTでかなりの質的評価が可能ですが、腫瘍性病変の確定診断のためには内視鏡での組織診断が重要です。
- 貧血が進行している場合やショック症状で来院された場合には、確定診断もかねて、まずは内視鏡での止血を考えます。
- 内視鏡止血が困難な潰瘍出血や門脈圧亢進に伴う静脈瘤の破裂などでは、インターベン

ショナルラジオロジー（interventional radiology）の適応も考える必要があります。特に動脈性出血は一定の技術があれば、止血可能となる場合が多く、また門脈圧亢進に伴う出血も BRTO や TIPS, PTO といった手技での対処が可能となる場合が多いので、大きな手術侵襲が予想される場合には、必ず専門医へのコンサルトを考えるべきでしょう。

初心者が陥りやすいピットフォール

- CT のみでは確定診断できない場合があることに注意してください。
- 造影剤投与での壁濃染は病変を示唆することが多いですが、動脈性の消化管出血の有無に関しては dynamic CT が必要です。
- 単純 CT で消化管内腔の便塊の高吸収は出血による可能性がありますが、食事や薬剤によっては高吸収になることがあり、他の情報と合わせて判断の必要があります。
- 下部消化管で頻度の高い憩室出血に関して、憩室の存在自体は単純 CT でもある程度診断可能です。ただし、出血の有無を確定するには、dynamic CT が必要です。
- 消化管出血は繰り返すことがあります。自然止血しても確定診断できない場合には経過観察が重要です。

第4章　救急・当直での画像診断の進め方

4.2 腸閉塞症

疑わしい症状

- 消化管が閉塞すると、閉塞部よりも肛門側に内容物が送られません。また、閉塞部よりも口側の消化管は拡張するため腹部膨満をきたし、消化管壁の過伸展や血流障害により腹痛を生じます。さらに、行き場をなくした内容物により嘔気、嘔吐が生じます。これら腹部膨満、腹痛、嘔気、嘔吐が消化管閉塞を疑う症状です。
- 閉塞原因と血流障害の有無に応じて、根治的な治療法が異なります。画像診断、特にCTは消化管閉塞の診断、治療方針決定において重要な役割を担います。

必要な検査と典型的な画像所見

- CT検査は、診断がされていないすべての急性腹症に対して適応となるとされています。消化管閉塞においても、客観的かつ俯瞰的な情報をもたらすCTは第一選択です。
- 血流障害を評価するには造影剤の使用が必須です。造影剤を投与する前に、必ず単純CTを撮影します。造影剤投与後は動脈相と静脈相の2相を撮影することが推奨されています（後ほど理由を述べます）。
- 腹部単純X線写真は、初期診断がなされた後にNGチューブやイレウス管の位置、消化管ガスの変化を経過観察する目的で用いることがあります。ただし、初期診断の段階での腹部単純X線写真の役割は限られており、超音波検査やCTができない状況でのみ考慮します。

次のステップ

- 画像検査で消化管拡張を認めたら、生理的拡張、内容物貯留による拡張、消化管閉塞、あるいはイレウスを鑑別します。これについては第3章（3.2）で説明したとおりです。
- 消化管閉塞と診断がついたら、消化管閉塞の原因と血流障害の有無を評価します。消化管の閉塞は食道や胃よりも小腸や大腸に生じる頻度が高いため、本稿では腸閉塞症について解説します。

閉塞原因の診断

- 腸閉塞症の原因は大きく分けて、消化管壁外の要因、消化管壁の要因、消化管内腔の要因に分類できます（表1）。

表1 腸閉塞症の原因	
壁外要因	・癒着、外ヘルニア、内ヘルニア、捻転、子宮内膜症 ・血腫、動脈瘤、腫瘍、膿瘍
壁要因	・炎症性病変（クローン病、結核、好酸球性腸炎、憩室炎） ・腫瘍性病変（腺癌、GIST、悪性リンパ腫、転移性腫瘍） ・血管性病変（放射線性腸炎、虚血） ・血腫（外傷、血液凝固異常） ・腸重積 ・捻転
内腔要因	・胆石、胃石、食物、異物、宿便

井上明星ほか：腸閉塞症の画像診断. レジデントノート 2015；17：1118 より改変

大腸閉塞症

- 腸閉塞症のうち80％が小腸閉塞症、20％が大腸閉塞症です。大腸に拡張があり、閉塞機転がなければイレウス、閉塞機転があれば大腸閉塞症を考えるのでしたよね。ピンとこない人は第3章（3.2）を読み返してください。
- 大腸閉塞症の主な原因は大腸癌、捻転、憩室炎とされています。捻転は、後腹膜に固定されていない盲腸、横行結腸およびS状結腸に生じますが、最も多いのはS状結腸軸捻転です。

大腸癌による大腸閉塞症（図1）

- 大腸閉塞症の原因の約70％を占めます。CTでは、拡張した大腸の肛門側に壁肥厚や腫瘤を認めます。バウヒン弁を越えて小腸が拡張する場合としない場合があります。急激な大腸拡張により大腸穿孔をきたしますので、速やかな減圧が必要となります。

S状結腸軸捻転（図2）

- 大腸閉塞症の原因の約10％を占めます。長期臥床、慢性便秘、抗コリン薬、低カリウム血症、S状結腸過長症が誘因と言われています。
- 腹部単純X線写真では coffee bean sign や omega loop sign が認められます。
- CTではS状結腸の拡張に加えて、whirl sign（S状結腸間膜内の動静脈が渦巻き状になる）や隣接する2ヵ所の beak sign（腸管狭窄部が鳥のくちばしのように見える）が認められます。腸管壊死がなければ、内視鏡的整復が選択されますが、腸管壊死がある場合や内視鏡的整復不成功例では手術の適応となります。

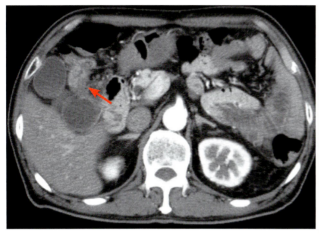
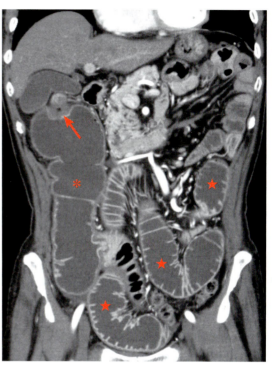

図1 大腸癌による大腸閉塞症

70代男性、腹痛。上行結腸に造影効果を伴う壁肥厚（↑）を認める。この病変よりも口側の大腸（＊）および小腸（★）に拡張を認め、大腸癌による大腸閉塞症が考えられる。

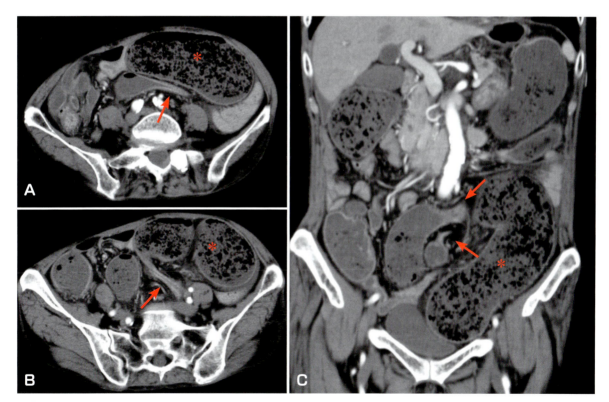

図2 S状結腸軸捻転

70代男性、腹部膨満。S状結腸は便塊を含み著明に拡張している（＊）。拡張したS状結腸の口側（A）、肛門側（B）にはbeak sign（↑）を認め、S状結腸にclosed loopが形成されていると考えられる（C）。腸管壊死はなく、内視鏡を用いた整復が行われた。

小腸閉塞症

- イレウスと大腸閉塞症でないことを確認したら、小腸閉塞症を考えます。
- 小腸閉塞症の原因の 80% は癒着、10% はヘルニアです。癒着による小腸閉塞症は、腹部手術歴のある患者に発症しますので、手術歴の聴取が重要です。
- まずは体幹部の辺縁を観察して外ヘルニアの有無を確認し、次に腹腔内での閉塞部位を探します。代表的な疾患の CT 画像を見ていきましょう。

鼠径ヘルニア（図3）

- 最も頻度の高い外ヘルニアであり、外鼠径窩をヘルニア門とする**外鼠径ヘルニア**（間接鼠径ヘルニア）と内鼠径窩をヘルニア門とする**内鼠径ヘルニア**（直接鼠径ヘルニア）に分類されます。
- CT では、ヘルニア門が下腹壁動脈よりも外側にあれば外鼠径ヘルニア、内側にあれば内鼠径ヘルニアと鑑別できます。

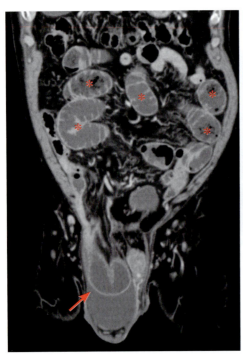
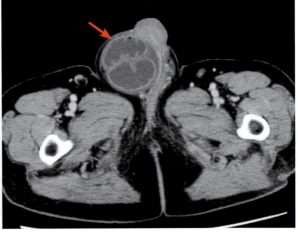

図3　右外鼠径ヘルニア

70代男性、腹痛。右鼠径部から陰嚢内に小腸が脱出している（↑）。陰嚢内には液貯留を認める。拡張した小腸内に液体が貯留している（＊）。外鼠径ヘルニアの診断でヘルニア修復術が行われた。

大腿ヘルニア（図4）

- 高齢女性に好発し、大腿輪、大腿管から伏在裂孔を経て小腸が脱出する疾患です。CT では、大腿静脈や大伏在静脈に沿って脱出する小腸がみられます。原則として手術が推奨されているので、鼠径ヘルニアとの鑑別が大切です。

図4　右大腿ヘルニア

80代女性。右鼠径部に脱出した小腸を認める（↑）。脱出した小腸は右大腿静脈を少し圧迫している。口側の小腸は大腿ヘルニアにより閉塞しているため緊満感を伴い拡張している（*）。

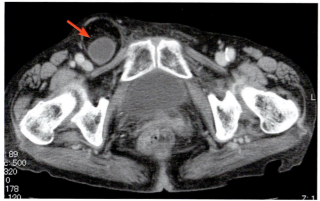
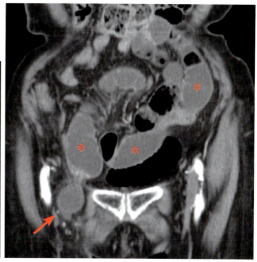

血流障害の評価

- 腸閉塞には血流障害を伴わない **open loop型の腸閉塞** と血流障害を伴う **絞扼性腸閉塞** があり、血流障害の有無を評価することは治療方針を決定する上で重要です。
- Open loop型の腸閉塞では、胃管やイレウス管による減圧により改善することもありますので、消化管減圧を選択することが一般的です。しかしながら、改善しない、あるいは再発を繰り返す場合には待機手術が選択されます。
- 絞扼性腸閉塞は、腸管虚血から壊死に陥るため、消化管穿孔や敗血症をきたし、多臓器不全に至る致死的な病態です。そのため、緊急手術にて閉塞を解除し、血流を再開させる、または壊死腸管を切除する必要があります。
- 血流障害の成り立ちを理解するために腸管の血管支配について復習しましょう。腸管は、腸間膜内を腸管と並走する辺縁動脈から分岐する直血管から血流を受けています（図5）。
- 腸管が1ヵ所で狭窄した **open loop obstruction** では、両側の辺縁動脈から血流を受けることができます。ところが、2ヵ所の腸管が1点で狭窄した **closed loop obstruction** では、狭窄部の間の腸管は血流が遮断されます。ほとんどの絞扼性腸閉塞ではclosed loopを形成しています。

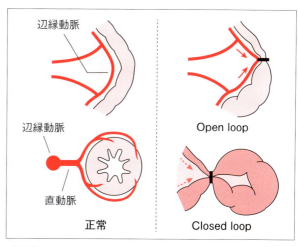

図5　腸管の血流支配

井上明星ほか：腸閉塞症の画像診断．レジデントノート2015；17：1123より改変

- CTでclosed loopを見つけるには、怪しい腸管を丹念に追跡することに尽きます。拡張腸管の両端が近くで狭窄していればclosed loop obstructionと診断します。腸管の追跡には少し経験が必要ですので、診断がついた症例の画像でトレーニングしてみるとよいでしょう（図6）。

図6　術後癒着による絞扼性腸閉塞症

40代女性、腹痛。直腸癌に対する開腹手術の既往あり。腸間膜の浮腫（＊）を伴う拡張した小腸を認める。この拡張腸管を尾側（0）から頭側方向（4）に追跡していくと、互いに近接して虚脱している（5）。拡張腸管の両端が1点で閉塞していることから、closed loopと考えられる。緊急手術が行われ、腸管虚血がみられた。

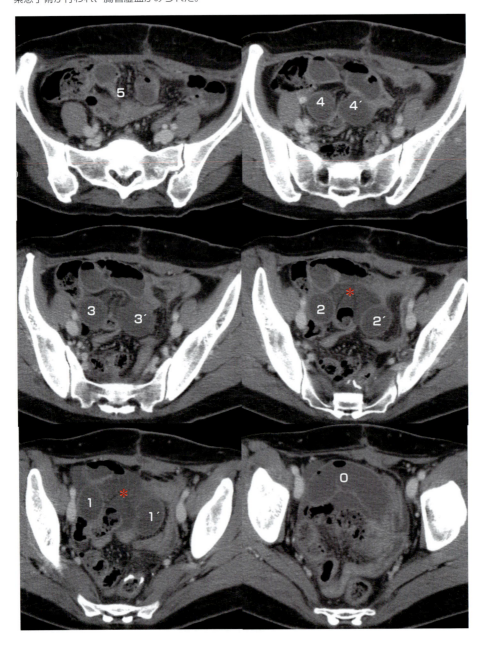

- Closed loop を形成したからといって、すぐに血流障害が生じるわけではありません。初期段階では腸間膜の血管圧迫がほとんどないため、単なる腸管拡張として認められます。拡張腸管内に腸液が貯留してくると腸間膜の圧迫が強くなり、まず低圧系の静脈血流が遮断され、還流障害が生じます。CTでは、うっ滞した静脈の拡張、腸管壁肥厚、腸間膜浮腫、腹水がみられます。
- さらに圧迫が強くなると、動脈血流も遮断され、CTでは腸管の造影効果が減弱あるいは消失します。このまま血流障害が続くと、腸管は壊死してしまい、出血性壊死となった腸管壁が高濃度を呈し、時に穿孔をきたします（図7）。

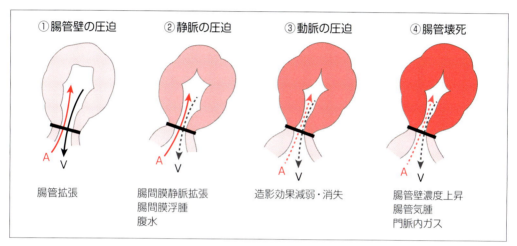

図7 血流障害の起こり方
①発症初期は腸管壁の圧迫のみで血流障害はない。②はじめに静脈うっ滞による変化が生じる。
③さらに動脈も圧迫されると、④出血性壊死に陥る。
井上明星ほか：腸閉塞症の画像診断．レジデントノート 2015；17：1124 より改変

初心者が陥りやすいピットフォール

- 本項の冒頭で、消化管閉塞症のCT検査では血流障害を評価するために、単純CTと2相の造影CT（動脈相、静脈相）が必要だと言いました。たくさん撮影すれば、患者さんの被曝量が増えるし、読影する画像も増えてしまいます。なぜ、腸閉塞症の診断ではこれだけの検査が必要なのでしょうか。それは以下のようなピットフォールがあるからです。

- 造影CTの方が情報量が多いと思われがちですが、単純CTを省略すると思わぬピットフォールにはまってしまいます。絞扼性腸閉塞で出血性壊死をきたすと、血液成分のため腸管壁が高濃度を示します（図8）。このとき造影CTのみでは、出血性壊死と正常の造影効果との鑑別ができなくなってしまいます。逆に、単純CTで腸管壁の高濃度を認めた場合は出血性壊死が考えられます。

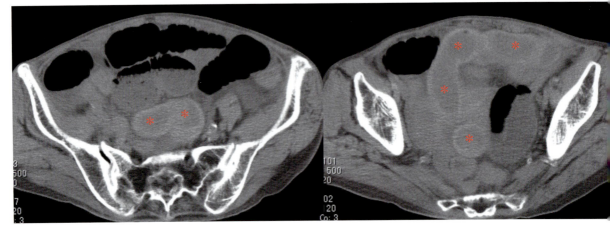

図8　絞扼性小腸閉塞症

80代女性。3日前から嘔気と腹痛を自覚していた。単純CTで骨盤内の小腸壁（＊）は他の小腸壁と比べて高濃度であり、出血性壊死が考えられる。緊急手術が行われ、壊死腸管が確認された。このような症例で造影CTのみ読影すると、出血性壊死に陥った小腸が分かりにくい。

- 造影CTの静脈相で造影されていても、血流障害がないとは限りません。完全に血管が絞扼されていない場合、動脈相では他の腸管よりも血流が遅れているけれども、平衡相では他の腸管と同じように造影されることがあります（図9）。このため動脈相と静脈相の2相を撮影すべきなのです。

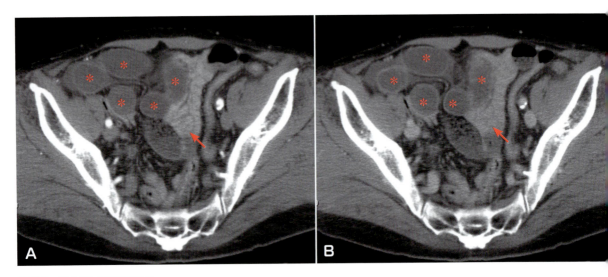

図9　絞扼性小腸閉塞症

60代男性、右下腹部痛にて受診。動脈相（A）で正常腸管（↑）と比べて造影効果の低下した拡張腸管（＊）を認める。静脈相（B）では正常腸管（↑）と拡張腸管（＊）の造影効果の差が動脈相ほど明瞭ではない。緊急手術が行われ、大網と小腸間膜の癒着により形成されたリングに小腸が陥入していることが確認された。動脈血流が完全に遮断されていない場合、静脈相のみでは造影効果を評価し難いことがある。

◆ 単純CTで出血性壊死を示唆する高濃度もなく、造影CTで造影効果が保たれているからといって、安心できません。拡張腸管を丹念に追跡してclosed loopを形成していないか確認しましょう。Closed loop obstructionは、CTを撮影した段階で血流障害が無くても、腸液により腸管拡張が増悪すれば、血流障害をきたしうる危険な状態です（図10）。Closed loopを認めた際には外科医にコンサルトしましょう。

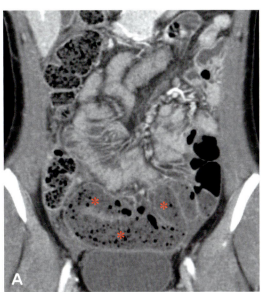 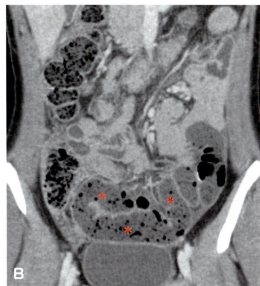

図10 絞扼性小腸閉塞症

10代女性、下腹部痛。単純CTで骨盤内にclosed loopを認め、腸管血流評価のために造影CTが撮影された。動脈相（A）、静脈相（B）ともにclosed loop（＊）を形成する腸管壁の造影効果は保たれている。血流が保たれているので保存的治療が可能なように思えるが、closed loop内の減圧は難しく、いずれは腸液貯留による腸管拡張により血流障害が生じると予想される。造影CTが撮影された段階では血流が保たれており、閉塞解除により腸管温存が可能と考えられた。手術が行われ、子宮と小腸の間の索状物が原因でclosed loopを形成していたことが確認された。

第4章 救急・当直での画像診断の進め方

4.3 胃十二指腸潰瘍と消化管穿孔

疑わしい症状

- 消化性潰瘍は、非外傷性の急性腹症のうち 0.5 〜 4.0％を占めています。
- 胃十二指腸潰瘍では、上腹部を中心とする腹痛や不快感が認められます。食事で一時的に軽減しますが、食後数時間で再出現することが特徴です。また、出血により吐血、下血、貧血といった症状のほか、時にショックをきたすこともあります。
- 消化管穿孔を伴う場合は、腹膜炎による痛みが突然起こり、持続痛として認められます。また、腹膜・腸間膜の神経に対する過剰な刺激のために、痛みに加えて嘔吐がみられることもあります。
- 痛みに加えて嘔吐・下痢といった症状がみられる場合は、消化性潰瘍のほかにウイルス・細菌による感染性腸炎やアニサキス等による急性胃粘膜病変の可能性も考える必要があります。

必要な検査と典型的な画像所見

- 消化性潰瘍が疑われた場合、重篤な合併症がない限り、上部消化管内視鏡が第一選択となります。
- 画像検査としては、CTが第一選択です。穿孔や消化管壁の肥厚、造影効果の有無といった画像所見が重要ですが、質的評価は困難な場合が多く、内視鏡や生検とあわせて診断することが基本です。
- X線造影検査は、消化性潰瘍やその穿孔に対して有用です。ただし、バリウムの使用は緊急手術困難になる場合があるため、救急・当直における適応は非常に限られています。

急性胃粘膜病変（AGML）

- AGMLは突然の腹痛・消化管出血で発症し、内視鏡検査で急性胃炎所見やびらん・潰瘍などが混在してみられる病態のことを指します。
- 胃前庭部に好発し、感染、NSAIDs・ステロイド、ストレス、アルコールや熱傷が原因となることがあります。
- CTでは病変部の壁肥厚や粘膜下浮腫として認められます。この際、病変が限られた範囲で強く起きると、悪性腫瘍との鑑別が問題となります。粘膜障害が軽い場合には、所見としてはっきりしないこともあります。

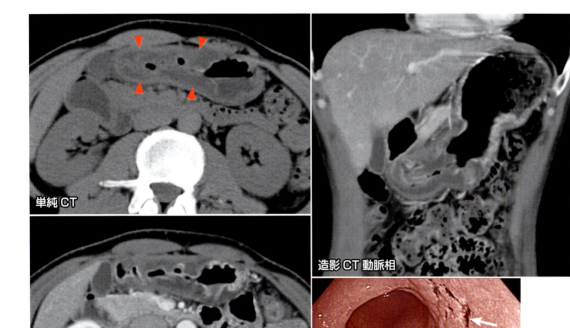

図1 AGML

50代男性、増悪する間欠性の胸痛と嘔吐を主訴に救急搬送された。単純CTでは、胃角部から前庭部にかけて著明な胃壁の肥厚を認める。造影CTでは、造影効果の強い粘膜層は連続性が保たれており、壁肥厚は造影効果の弱い粘膜下層が主であることがわかる。穿孔や出血を疑う所見は認められなかった。翌日、内視鏡検査が行われ、胃体下部に多発するびらんが認められた。生検の結果、悪性所見は認められず、急性胃炎と確定診断された。患者は普段から市販の鎮痛薬を頓用していたという。

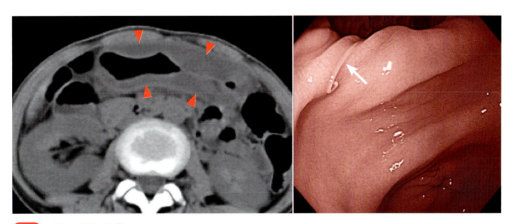

図2 アニサキス症

40代女性、突然の腹痛を主訴に救急搬送された。
CTでは胃全体に著明な胃壁の浮腫性肥厚を認める。強い腹部症状のため緊急入院となり、翌日の内視鏡でアニサキスが確認された。

胃潰瘍

- 内視鏡で粘膜欠損が 3 mm 未満のものをびらん、3〜5 mm を超えるものを潰瘍とするのが一般的です。深い潰瘍では胃粘膜の穿孔を引き起こします（**胃穿孔**）。この場合、腸管内ガスが穿孔部から腹腔内へ流出し**腹腔内 free air** が認められることがあり、消化管穿孔時の非常に重要な所見です。
- 腹腔内 free air は立位胸部 X 線で横隔膜下に指摘できることがありますが、感度は 30 〜

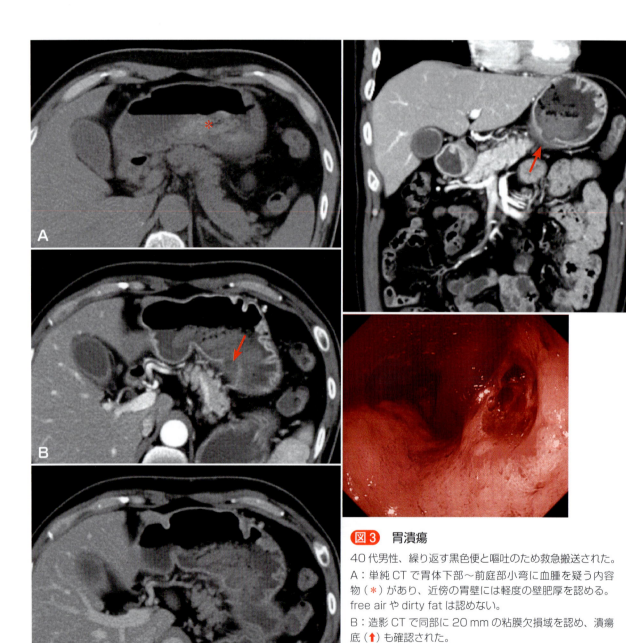

図3　胃潰瘍

40代男性、繰り返す黒色便と嘔吐のため救急搬送された。
A：単純 CT で胃体下部〜前庭部小弯に血腫を疑う内容物（＊）があり、近傍の胃壁には軽度の壁肥厚を認める。free air や dirty fat は認めない。
B：造影 CT で同部に 20 mm の粘膜欠損域を認め、潰瘍底（↑）も確認された。
同日の内視鏡検査で小弯部後壁に出血を伴う胃潰瘍（A1）を認め、焼灼止血された。

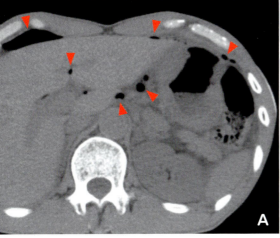
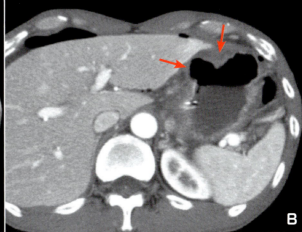

図4　胃穿孔

50代男性、突然発症の腹痛のため来院。胃潰瘍の既往あり。
A：単純CTで肝表面や肝門部にfree air（▲）を多数認める。
B：造影CT動脈相で胃体部小弯に著明な壁肥厚があり、粘膜層の造影効果が乏しい領域（↑）を認める。穿孔を伴う胃潰瘍に加えて、上腹部にはリンパ節腫大も散見されたため、悪性腫瘍も鑑別に挙げられた。
同日に内視鏡検査が行われ、胃体部に深い潰瘍が認められた。生検で悪性所見は認められず、穿孔を伴う胃潰瘍と診断された。なお、患者は頭痛に対し市販の鎮痛薬を頓用していた。

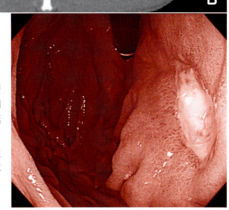

70％にとどまります。その点CTは、1〜2mLと少量のairでも検出することが可能で、感度は80〜100％です。

- また、腹腔内free airは原則として消化管穿孔部の近傍に分布するため、穿孔部位を推測する手がかりとなります。胃穿孔での腹腔内free airは比較的大量で、胃や肝臓の周囲に出現するとされています。腹腔内free airの見つけ方など詳しくは第3章（3.6）を参照してください。

- 臨床所見が重症で、消化管穿孔が疑われる場合にはCTが必須です。CT所見としては、病変部の限局的な腸管壁肥厚、壁の断裂像、脂肪織濃度上昇（dirty fat sign）があります。壁の断裂は造影で明確になることが多いです（図3）。

十二指腸潰瘍

- 十二指腸は腸管壁が薄く、酸に弱いため、最も潰瘍の頻度の高い部位です。胃潰瘍に比べ若年者に多く、なかでも球部前壁が好発部位となっています。

- 潰瘍性大腸炎やクローン病の十二指腸病変として、潰瘍が発症することもあります。内視鏡的乳頭切開術（EST）による医原性穿孔もしばしば認められるので、疑わしい場合はCTにて確認しましょう。

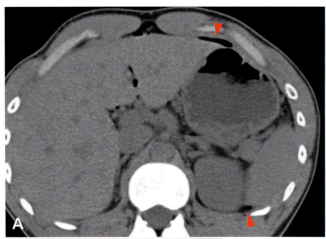
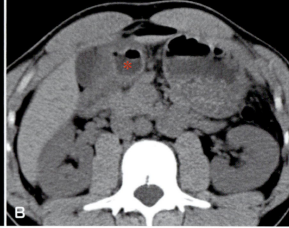
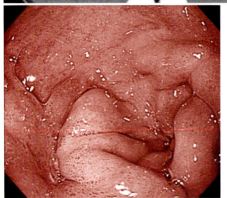

図5 十二指腸潰瘍穿孔

20代男性、増悪する心窩部痛で救急搬送された。
A：単純CTで肝表面や脾臓の周囲にfree air（▲）を認める。
B：造影CTでは十二指腸球部（＊）に限局する壁肥厚と、周辺部の脂肪織濃度上昇（dirty fat）を認めたが、腸管や粘膜の断裂は認められなかった。
十二指腸潰瘍穿孔と診断され、保存的加療となった。2週間後の内視鏡検査で十二指腸潰瘍（A2）が確認された。

- CTでは限局する壁肥厚や脂肪織濃度上昇（dirty fat sign）、穿孔を伴う場合には腹腔内free airを認めることがあります。十二指腸は後腹膜臓器なので、腸管外ガスは後腹膜に出現することがあります。

小腸穿孔

- 消化管潰瘍のうち小腸潰瘍はまれな病態で、感染症や炎症性腸疾患、悪性腫瘍、異物から続発性に穿孔に至ることがほとんどです。
- 小腸穿孔による腹腔内free airは微量で、腸間膜や前方腹膜に認められることが多いとされています。
- 小腸は腹部鈍的外傷による消化管傷害の好発部位です。なかでも、シートベルトによる圧迫・挫滅が遠因となります。この場合も腹腔内free airは微量であり、数時間後に初めてfree airが確認されることがあるので、重症度の高い損傷の場合は必ず経過観察することが大切です。

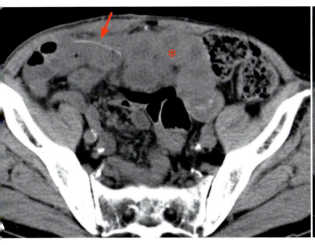
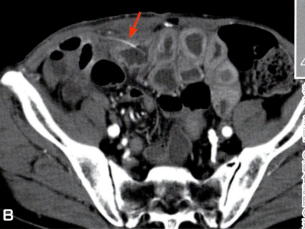

図6 魚骨による小腸穿孔

80代男性、4～5日前から続く腹痛で来院。

A：単純 CT。小腸の一部に全周性の均一な壁肥厚が認められ（＊）、右下腹部に線状の高吸収構造（↑）が認められる。

B：造影 CT では線状の高吸収構造が小腸壁を貫いていることが確認でき、同部に少量の液貯留と脂肪織濃度上昇を認めた。free air は認められなかったが、魚骨の穿孔と腹膜炎の波及と考えられた。緊急手術となり、空腸壁に突き刺さっていた魚骨と周辺部の膿瘍形成が確認された。

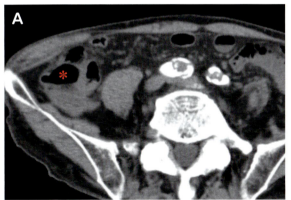

図7 虫垂炎穿孔

70代男性、心窩部から右下腹部へ移動する痛みで来院。炎症反応は軽度高値。

A：単純 CT で虫垂の近傍に free air（＊）を認める。一見すると腸管内 air のように見えるが、連続する構造は存在せず、腸管ではないことがわかる。

B：造影するとより明確で、虫垂の一部で腸管壁の連続性が途絶し、膿瘍を疑う液貯留も認められる。臨床症状は改善傾向で炎症所見も軽度であったため保存的に加療を行い、3週間後に軽快退院となった。

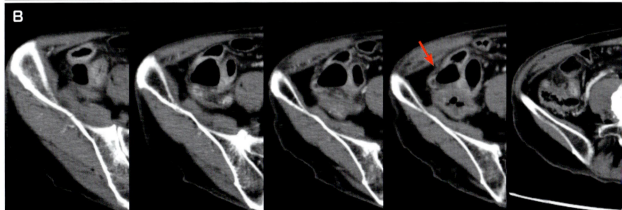

大腸穿孔

- 大腸穿孔は憩室炎、絞扼性腸閉塞、悪性腫瘍などの大腸病変が原因となりますが、そのほかに下部消化管内視鏡による**医原性穿孔**や、大腸で固くなった硬便による**宿便性穿孔**があります。糞便による腹膜炎が生じると致死率が高いです。
- 穿孔部位が大きい場合には腸管内の便塊が腸管外へ飛び出し、**dirty mass sign** を呈します。一見すると腸管内の便と見分けがつきにくいこともありますが、前後の連続性や腸管壁が無いところが鑑別点となります。
- 後腹膜に固定されている上行結腸・下行結腸・直腸の穿孔では、遊離ガスは後腹膜に生じます。それ以外の部分では、腹腔内遊離ガスが生じます。S状結腸穿孔で腸間膜穿孔をきたした場合は、遊離ガスが少ないことがあります。
- 腸閉塞や内視鏡関連による穿孔ではガスが大量にみられるのに対し、憩室炎や悪性腫瘍ではガスが少ないとされています。
- 宿便性穿孔は高齢者のS状結腸〜直腸で起こりやすく、硬便により腸管壁が圧迫され、壊死・潰瘍を引き起こし穿孔に至るとされています。便秘症のため大腸に便塊が詰まっており、腹腔内 free air の検索や dirty mass sign などの所見を拾いにくいことがあります。単純CTでは鑑別が困難で、造影CTで確認することが重要です。

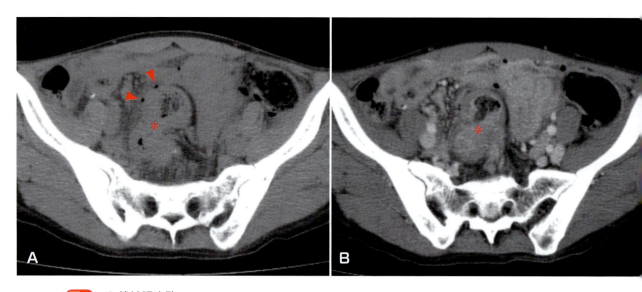

図8 S状結腸穿孔
50代女性、背部痛と腹痛で来院した。
A：単純CTでは結腸全体に便塊が貯留し、S状結腸周辺に少量の free air（▲）を認めた。
B：造影CTではS状結腸（＊）に全周性の壁肥厚と狭窄が認められ、リンパ節腫大や肺・肝臓に多発する小結節も認められた。緊急手術でS状結腸癌による穿孔が確認された。

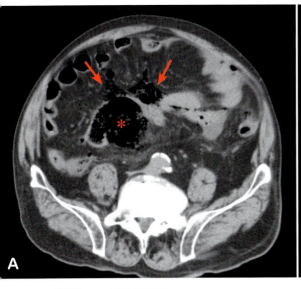
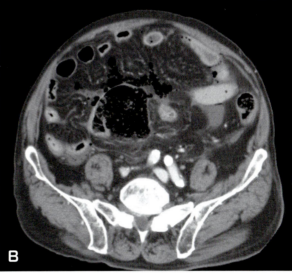

図9　S状結腸破裂

70代男性、突然発症の腹痛で来院した。日頃から便秘気味。
単純CTで腹腔内にfree airが散見される。S状結腸（＊）の壁は一部断裂しており、同部から腹腔内へ便塊が飛び出しdirty mass sign（↑）を呈している。周辺の脂肪織に濃度上昇（dirty fat）を認め、腹膜炎の合併も疑われた。緊急手術が行われたが、汎発性化膿性腹膜炎をきたし不幸な転帰をとった。

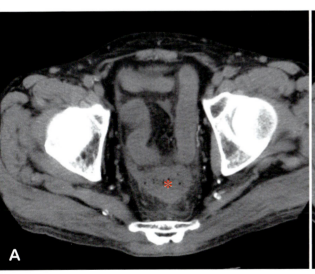
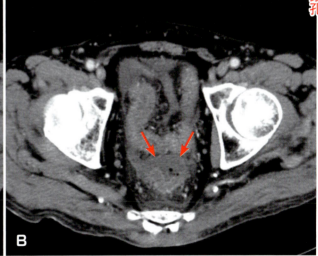

図10　直腸穿孔

70代男性、精神科に入院中に下血と貧血が進行、腹壁も固く急性腹症が疑われた。
A：単純CTで直腸（＊）壁の肥厚と周辺の脂肪織濃度上昇（dirty fat）、液体貯留が認められる。直腸内の便塊が骨盤底に露出しdirty mass signを呈している。
B：造影CTでは直腸壁の断裂（↑）が明確になり、直腸穿孔と診断された。緊急手術が行われ、軽快退院となった。悪性所見は認められなかった。

典型所見がない場合の考え方

- 穿孔や壁肥厚や断裂がはっきりしない場合は、細かいスライス画像で多方向から確認することが重要です。矢状断や冠状断の再構成を作成し、疑わしい腸管が輪切りとなる方向から確認しましょう。
- 炎症や潰瘍性病変では限局性の壁肥厚や局所性の造影効果などを認める場合もありますが、軽症では所見がないことが多く、症状や経過から内視鏡の施行を考える必要があります。
- 腸管の輪切り断面の再構成で、全周性で均一に壁肥厚している場合には、むしろ腸炎などによる腸管浮腫や蠕動運動を見ている可能性を考えます。
- **壁肥厚部と蠕動との鑑別に困る場合**は、撮影時期が違うCTを比べましょう。わざわざ再撮影しなくても、造影CTでは、造影検査の準備時間（ルート確保、インジェクターの設定など）や動脈相から平衡相までの待ち時間（数十秒から数分）にも消化管蠕動は起こっています。なので、単純⇔造影CTの比較や、動脈相⇔平衡相の比較において改善していれば蠕動の可能性が高くなります（図11）。
- 穿孔部位がはっきりしない場合でも腹腔内free airを認めれば、専門医へのコンサルトが必要です。

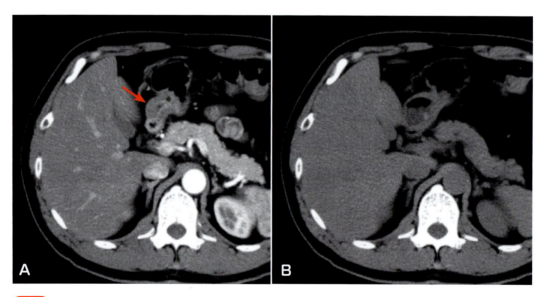

図11　造影の最中に蠕動が見えている例

50代男性、下血を主訴に来院、虚血性腸炎が疑われた。
造影CT動脈相（A）で胃の幽門部に壁の肥厚（↑）を認めるが、6分前に撮像されている
単純CT（B）では壁肥厚は認められず、蠕動運動による壁の一時的な肥厚と考えられた。

次のステップ

- 消化性潰瘍で出血を伴う場合には、上部消化管内視鏡で焼灼やクリッピングによる止血を行う必要があります。
- 消化管穿孔は放置すると腹膜炎から敗血症をきたし、死に至ることもある重篤な状態です。疑った場合は消化器内科・外科へのコンサルトが必要になりますが、①発症12時間以内、②腹部所見が軽度、③全身状態が良好、といった場合には保存的に治療を行う場合もあります。
- ときに潰瘍形成を伴う胃癌が原因となって胃穿孔をきたすことがあります。頻度は低いとされていますが（3%）、内視鏡や生検による診断が必要です。リンパ節腫大や転移といった画像所見についても確認しましょう。

初心者が陥りやすいピットフォール

- 腹腔内遊離ガスは、すぐ指摘できるほど大量に出現するとは限りません。少量の空気の確認には、広い window/level で観察することが大切です。
- 通常のスライス厚では指摘するのが困難な場合もあるので、1 mm 厚の thin slice 画像で確認することが重要です。
- 遊離ガスは常に重力の反対方向＝腹側に存在しているわけではありません。free air が少量の場合や、腹部手術歴があって癒着がある場合には、腸間膜に引っかかった状態で認められることもあります。
- 通常は消化管穿孔の所見ですが、腹腔内手術後1週間程度は残存していることが多いので、手術後早期には総合的に判断する必要があります。
- 外傷性腸管損傷においては、受傷直後で所見がない場合でも、数時間後に free air が出現する場合があり経過観察が大切です。
- 壁肥厚と蠕動との鑑別には、単純・造影 CT の比較や、動脈相・平衡相の比較で、恒常性がなければ偽病変の可能性が高いです。

第4章 救急・当直での画像診断の進め方

4.4 消化管の炎症性病変
（憩室炎・虫垂炎・炎症性腸疾患）

疑わしい症状

- **急性虫垂炎**では反跳痛を伴う右下腹部痛、筋性防御などの症状が典型的ですが、早期には心窩部痛で発症することも多いです。
- **憩室炎**は腹痛や下痢、嘔気などの非特異的な症状で発症します。腹痛の部位は下腹部中央や左右の下腹部に生じることが多いですが、日本人では70％が上行結腸に生じるといわれており、しばしば急性虫垂炎との鑑別に苦慮することがあります。
- **潰瘍性大腸炎**と**クローン病**の患者総数は2014年度の時点で16万人を超えており、患者数は増加傾向であることから、救急外来でも遭遇することは珍しくありません。
- 炎症性腸疾患の主症状は粘血便、下痢、腹痛などですが、病変の範囲と重症度によって症状の種類とその範囲は変わります。軽症例では、肉眼的血便を伴わない下痢便や、有形便に粘血便が付着する程度の場合もあります。重症化すれば腹痛と水様性血性下痢となり、発熱、食欲不振、体重減少、貧血などの全身症状も加わります。軽症例は外来での経過観察が可能ですが、重症例は入院加療が必要となる場合があります。
- 炎症性腸疾患を疑った場合には、感染性腸炎などの除外のために放射線照射歴、抗菌薬服用歴、海外渡航歴、家族内発症の有無などを聴取することを忘れてはいけません。

必要な検査と典型的な画像所見

- 消化管の炎症性病変の中では虫垂炎が最も多くみられ、また緊急手術になり得る可能性もあるため、早急に診断する必要があります。
- 急性虫垂炎、憩室炎の診断には、血液検査や画像検査が有用です。しかし、それのみで診断するのではなく、問診、病歴、臨床症状、臨床所見と合わせて総合的に診断することが重要です。
- 急性虫垂炎と憩室炎では、超音波検査が第一選択になります。CT検査は超音波検査に比べて診断感度は高いですが、被曝を考慮する必要があります。

急性虫垂炎

- 急性虫垂炎の画像診断をするためには、虫垂を見つけることと、その虫垂に炎症があるかを診断することがポイントになります。
- 虫垂は盲腸下端に付着しており、末端は盲腸の腹側や背側などいろいろな方向に向いています（図1）。また、上行結腸の後腹膜への付着は個体差が大きく、典型的な右下腹部

図1 虫垂の位置

図2 回盲部の位置

から骨盤内の正中近くに存在する場合もあり、回盲部そして盲腸の位置にはかなりのバリエーションがあります（図2）。まずは上行結腸を探し、次に回盲弁、そして虫垂の位置を確認してください。

- 急性虫垂炎を疑うCT所見としては、①6mm以上の虫垂腫大、②周囲脂肪織の毛羽立ち、③2mm以上の虫垂壁肥厚、④造影CTで虫垂壁の増強効果、の4つが重要です。
- 急性虫垂炎の診断の手助けとなる副所見としては、虫垂結石（図3）、腸間膜リンパ節腫大、傍結腸溝の液体貯留などです。これらの副所見は、急性虫垂炎以外でもみられることがあるため、注意が必要です。

正常虫垂の同定法

上行結腸を同定
- 上行結腸は後腹膜に固定
- 腸管の中で背側
- 内部は泡状、小腸のように液体はない
- 最後は横行結腸からの連続性

▼

回盲弁を探す
- 回腸末端が上行結腸に合流する部分が回盲弁

▼

虫垂を確認
- 回盲部から尾側が盲腸
- 2〜20cmの盲端となる管状構造

図3 急性虫垂炎

虫垂は腫大（径8mm）し、周囲脂肪織の毛羽立ちがみられる。虫垂基部に結石があり、結石による閉塞が急性虫垂炎の原因となった。

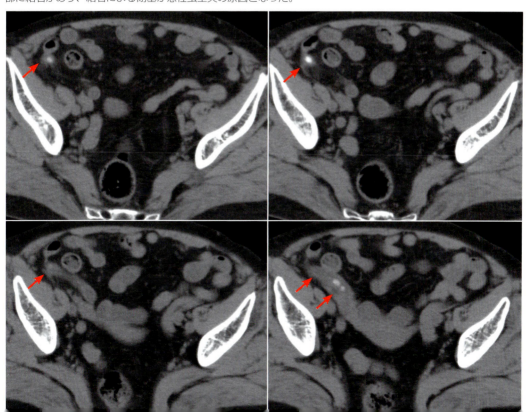

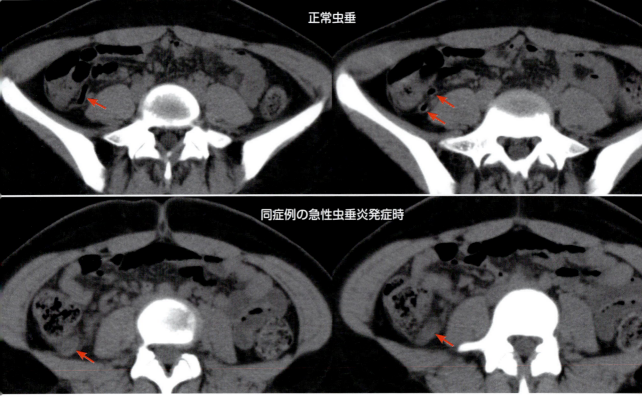

図4 以前の画像で正常虫垂が確認され、後日虫垂炎が発症した症例

正常虫垂は非常に小さく、CTでは見つけることがしばしば困難である。
上段は発症前に偶然撮影されていた画像で、虫垂の内腔には空気像が確認される。
同じ症例の急性虫垂炎発症時の画像では、虫垂が腫大しており、周囲の脂肪織の毛羽立ちがみられる。内腔の空気像は消失している。

憩室炎

- 結腸憩室は腸管壁の一部が嚢状に突出したものであり、腸管の周囲に嚢状の結節のように見られます（図5）。内部にはガスや高吸収物質（糞便など）を認めます。
- 憩室炎のCT所見として、①大腸壁肥厚、②周囲脂肪織の毛羽立ち（濃度上昇）、③大腸憩室の存在、の3つが重要です。

炎症性腸疾患

- 潰瘍性大腸炎とクローン病の画像所見は非特異的な所見であり、それだけで診断することはできません。潰瘍性大腸炎の活動期のCT所見としては、直腸から口側結腸への連続性の腸管壁肥厚・層状化、造影CTでの増強効果亢進、周囲の腸間膜血管の拡張がみられることがあります（図6）。クローン病でも同様の所見が、小腸から大腸まであらゆる部位にみられることがあります。
- 当直時の画像検査においては、潰瘍性大腸炎では**中毒性巨大結腸症**（図7）や腸管穿孔、クローン病では**腹腔内膿瘍**（図8）の合併を見逃さないことが重要です。中毒性巨大結腸

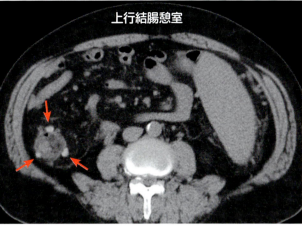
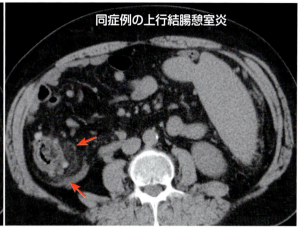

図5 上行結腸憩室と憩室炎

結腸憩室は腸管壁の一部が嚢状に突出したもので、腸管の周囲に結節のように見える。憩室が存在し、結腸壁の肥厚、周囲の脂肪織の毛羽立ちがあれば、憩室炎と診断できる。

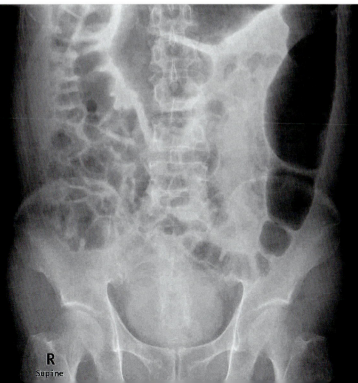

図6 潰瘍性大腸炎

直腸からS状結腸にかけて全周性の壁肥厚、周囲の腸間膜脂肪織濃度の上昇を認める。ウイルス性大腸炎や虚血性腸炎でも似たような画像を呈することがあり、この所見だけで診断することはできない。

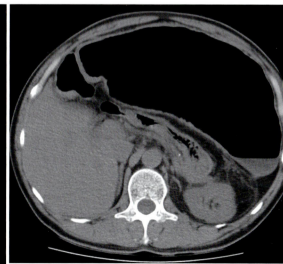

図7 中毒性巨大結腸症

腹部単純X線写真では横行結腸・下行結腸のガス像が目立つ。単純CTでは横行結腸の著明な拡張（最大径12cm）が見られる。

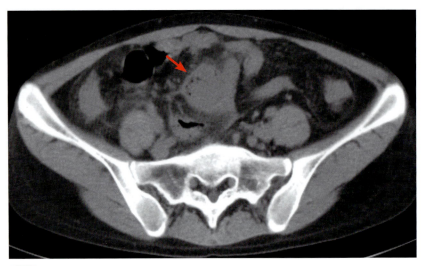

図8 クローン病に合併した膿瘍

腹腔内正中に腫瘤を認める。一見すると周囲脂肪織の濃度上昇を伴った腸管のようにも見えるが、腸管とは連続しておらず、腹腔内膿瘍と診断できる。

症は、潰瘍性大腸炎などの強い炎症による蠕動障害のために急速な腸管拡張が生じ、ときに穿孔に至る重篤な状態です。

典型所見がない場合の考え方

- 超音波検査で急性虫垂炎や憩室炎が除外できないと思った場合には、速やかにCT検査を施行するのがよいと考えます。超音波検査は被曝がなく、繰り返し施行できるなどの利点がありますが、施行者の力量に依存するため、手技に習熟していないと診断できないことがあります。
- 体脂肪の少ない症例や小児では、単純CTのみでは急性虫垂炎の診断は困難な場合があります。その際には被曝やヨード造影剤のリスクを考慮しつつ、造影CTを行うと診断感度は高くなります。
- 小児の急性虫垂炎では典型所見がない場合があります。また、小児の腹部所見を正確に得ることは難しい場合があります。12歳以下の急性虫垂炎のうち28〜57%は最初の診断で見逃されているとの報告もあり、注意が必要です。小児では腸間膜リンパ節炎が急性虫垂炎と間違いやすいことも、診断を困難にする要因となります。

次のステップ

- 急性虫垂炎は緊急手術になり得る場合があるため、必ず消化器外科医へのコンサルトを行いましょう。
- 憩室炎は腸管安静、抗菌薬投与などの保存的治療が中心となりますが、腸管穿孔や膿瘍

形成を合併する場合があるため、入院での経過観察が必要となります。腸管穿孔や膿瘍形成を合併した場合には、緊急手術が必要となることがあります。
- 炎症性腸疾患は、軽症例では帰宅も可能ですが、後日に専門医受診が必要なことを伝えましょう。重症例では入院治療が必要となりますので、必ず消化器内科医へのコンサルトを行いましょう。

初心者が陥りやすいピットフォール

- 腫大した虫垂は、見慣れていないと小腸と見間違うことがあります。盲腸末端を確認し、虫垂の付着部から虫垂の盲端まで連続性を確認することが大切です。
- CT検査は近年5 mmスライスの画像が作成されることが多いです。しかし、5 mmスライスでは虫垂を見つけることがしばしば困難であるため、薄いスライス（1 mmスライスなど）を作成するとわかりやすくなります。また、水平断のみで診断が困難な場合には、冠状断や矢状断を作成しましょう。
- 腹腔内膿瘍は、拡張した腸管に見えることがあります。必ず腸管との連続性の有無を確認しましょう。

4.5 急性膵炎

疑わしい症状

- 急性膵炎の多くは、上腹部痛や嘔吐、発熱、頻脈といった症状で来院されます。胸膝位で痛みが軽減することが多く、患者さんは背中を丸めた状態で来られることが多いです。
- 炎症の原因は膵酵素の活性化による膵の自己消化であり、血中または尿中膵酵素の上昇が診断基準の1つに挙げられています。
- 急性膵炎の原因として、アルコール性、胆石性、ERCP・外科手術といった医原性、薬剤性、高脂血症、腫瘍性病変などが挙げられます。特にアルコール性と胆石性で半数以上を占め、男性ではアルコール性膵炎、女性では胆石性膵炎の頻度が高いです。重症膵炎では死亡率が10%前後と高く、救急の場では特に見逃さないことが重要です。

必要な検査と典型的な画像所見

- 血液・尿検査を行い、次に超音波検査、CT検査を行います。血液検査ではリパーゼ、アミラーゼのほかに、重症度判定のために動脈血ガス、base excess、BUN、LDH、血小板、Ca、CRPを測定します。
- CTは急性膵炎の画像診断の中で特に重要な検査です。膵炎の診断だけでなく、重症度判定や仮性動脈瘤など合併症の評価のためにも、腎機能に問題がなければ積極的に造影ダイナミックCTを施行しましょう。
- 画像所見上、急性膵炎は軽症型（間質性浮腫性膵炎）と重症型（壊死性膵炎）に大別されます。急性膵炎ではまず膵腫大や周囲脂肪織濃度の上昇、液体貯留を認めます。重症になれば、造影CTで膵に造影不良域（壊死部だけでなく一時的な虚血部も含む）を認めます（図1～図4）。
- 急性膵炎ガイドラインでは、臨床症状や血液検査から判定する予後因子と、造影CT gradeの評価を独立して重症度判定を行い、予後因子が3点以上、または造影CT grade 2以上の場合を重症としています。
- 造影CT gradeは、臨床症状や血液検査から判定する予後因子とは独立した重症度判定基準です。これら2つの重症度判定の組み合わせは予後予測に重要で、来院時のみならず繰り返し評価することが重要です。

造影CT grade

膵造影不良域 \ 膵外進展度	前腎傍腔	結腸間膜根部	腎下極以遠
<1/3	Grade 1	Grade 1	Grade 2
1/3～1/2	Grade 2	Grade 2	Grade 3
1/2<	Grade 2	Grade 3	Grade 3

☐ Grade 1　■ Grade 2　■ Grade 3

造影 CT grade

- 以下の各項目の点数の合計が、1 点以下は grade 1、2 点は grade 2、3 点以上は grade 3 となります。

1. 炎症の膵外進展度

- 膵炎は**前腎傍腔**に沿って進展します。前腎傍腔は腹膜、腎筋膜前葉、外側円錐筋膜に囲まれる後腹膜腔の1つで、膵や十二指腸、上行・下行結腸を含んでいます。
- 膵外進展度をみるには、結腸間膜および腎下極の位置が重要になります。①膵周囲の前腎傍腔のみに炎症が限局している場合は0点、②結腸間膜根部に炎症が及んでいる場合は1点、③腎下極以遠は2点とします。
- 腸間膜の位置は血管走行などで把握し、結腸間膜根部への炎症の波及に関しては腹腔動脈や上腸間膜動脈を追って、周囲の炎症性変化の有無を評価しましょう。腎下極以遠への炎症の波及は冠状断で評価するとわかりやすいです。

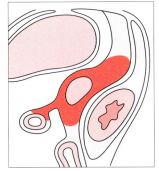
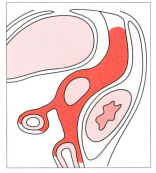

2. 膵の造影不良域

- 上腸間膜静脈左端より右側を膵頭部とし、膵体部と膵尾部は残りの真ん中で分けて3区分します。造影不良域が、①各区域に限局、または膵の周辺のみの場合は0点、②2つの区域にかかる場合は1点、③2つの区域全体を占める、またはそれ以上の場合は2点とします。

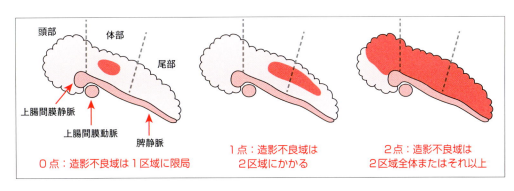

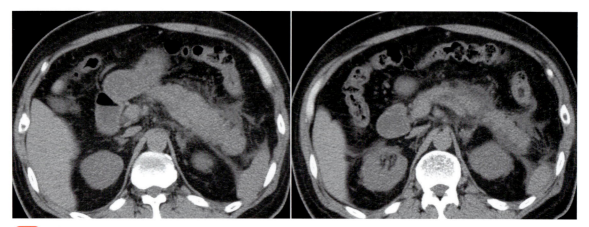

図1 単純CTで見た急性膵炎

50代男性、大酒家。膵は腫大しており、膵周囲には脂肪織濃度の上昇や液貯留を認める。アルコール性急性膵炎と診断された。

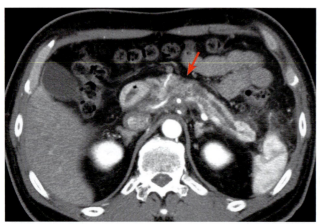

図2 膵癌に伴う閉塞性膵炎

50代男性。膵体部に造影不良域（↑）を認め、上流の主膵管は拡張している。

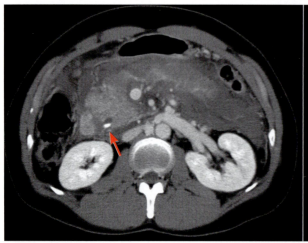
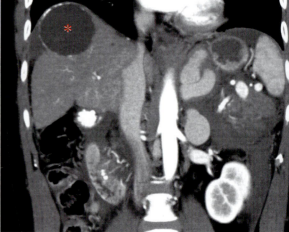

図3 造影CTで見た胆石性膵炎

40代男性。膵体尾部に造影不良域があり、腎下極以遠に液貯留を認める。主膵管開口部に胆石（↑）を認める。腎下極以遠の炎症波及は冠状断でわかりやすい。＊は肝嚢胞。肝硬変が既往にあり、門脈側副路が発達している。

膵外進展度 膵造影不良域	前腎傍腔	結腸間膜根部	腎下極以遠
<1/3			
1/3〜1/2			
1/2<			●

□ Grade 1　■ Grade 2　■ Grade 3

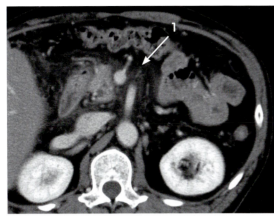

図4　アルコール性膵炎

50代男性。造影不良域の見られない間質性浮腫性膵炎。(1) 横行結腸間膜、(2) 上行結腸間膜、(3) 小腸間膜根部に炎症の波及を認める。

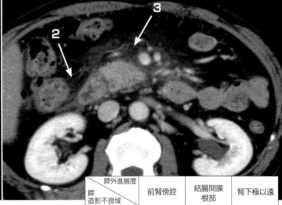

膵外進展度 膵造影不良域	前腎傍腔	結腸間膜根部	腎下極以遠
<1/3		●	
1/3〜1/2			
1/2<			

☐ Grade 1　■ Grade 2　☐ Grade 3

次のステップ

- 今後の治療方針に大きく影響するため、膵炎の成因の検索をしましょう。特に**胆石性膵炎**では緊急 ERCP の適応に関わってきますので、胆石の有無や膵管・胆管拡張などを忘れずに評価します（図3）。
- 膵癌などの腫瘍性病変も急性膵炎の原因となります（図2）。単純 CT では膵癌を指摘することが困難であることが多く、造影 CT での評価を行いましょう。
- 合併症の評価も重要です。主な合併症として仮性動脈瘤、仮性囊胞、膿瘍形成、麻痺性イレウス、腸管壊死・穿孔、門脈血栓などがあります。特に**仮性動脈瘤**（図5）は破裂すると大量出血により生命に危険が及びます。注意深く動脈の走行を追いましょう。
- 急性膵炎では肺水腫など多臓器に影響が及ぶので、腹部臓器以外にもしっかり眼を向けましょう。

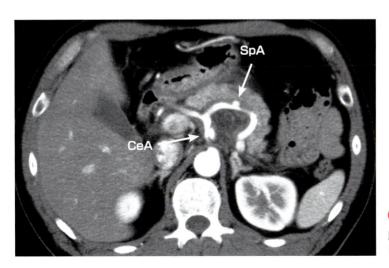

図5　膵炎後の仮性動脈瘤

腹腔動脈（CeA）と脾動脈（SpA）に仮性動脈瘤を認める。

典型所見がない場合の考え方

- 軽症の膵炎では画像所見がない症例も多いです。そのようなときは他疾患を除外した上で、画像のみに頼らず臨床所見を参考にしましょう。急性膵炎の診断では画像所見は必須ではなく、他疾患を除外すれば腹痛の症状および膵酵素の上昇で診断できます。
- 時間経過とともに画像上、急性膵炎の所見が顕在化することもあるので、急性膵炎を強く疑った場合にはフォローの画像検査も忘れずに行いましょう。
- まれに膵臓とは別の部位に発生した異所性膵からの膵炎をきたすことがあります(ectopic pancreatitis)。この際の診断は容易ではありません。

初心者が陥りやすいピットフォール

- 超音波検査では膵腫大や膵周囲の炎症性変化を捉えることができますが、術者の技術や経験により診断能が左右されたり、重症例では体動や腸管内のうっ滞したガス像などで膵臓の描出が困難だったりします。エコーに固執しすぎず、血液検査（腎機能や膵酵素の結果）が出るまでに、他疾患の除外を兼ねて腹部臓器を一通り観察する程度にしておきましょう。
- 膵炎をCT診断する上で、炎症性変化を示唆する周囲の脂肪織の濃度上昇を捉えることが重要となります。一般的な腹部条件（ウィンドウレベル40、ウィンドウ幅350）では脂肪織の変化を捉えられないことがあり、条件を変えることで捉えやすくなることがあります（図6）。ウィンドウレベル10、ウィンドウ幅300〜500くらいをおすすめしますが、数値にこだわるよりは、空気と脂肪を視覚的に区別できる条件で判断することが大切です。

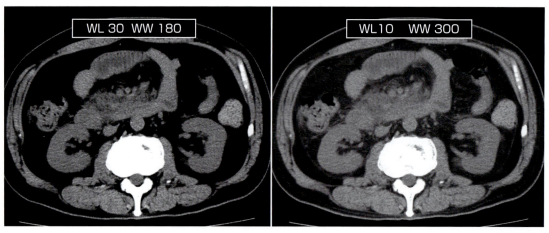

図6 CT値のウィンドウ設定による見え方の違い
60代男性、Grade1の膵炎。左の条件でははっきりしないが、右の条件では膵周囲の脂肪織濃度上昇が容易に理解できる。

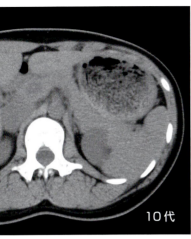 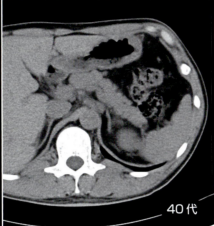 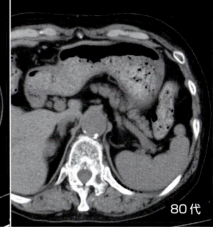

図7 正常膵の加齢変化　加齢とともに膵の分葉構造が目立つようになる。

- 膵臓は加齢により萎縮し、辺縁は分葉構造を呈するようになります（図7）。また膵実質に脂肪が沈着することもあります。膵腫大や膵実質の分葉構造の消失などの所見は、年齢を考慮した上で評価することが重要です。

4.6 膵腫瘍

疑わしい症状

- 膵の腫瘍性病変には、最も予後不良な癌に分類される膵管癌から、炎症性に生じる良性の仮性嚢胞まで存在し、鑑別診断の幅は非常に広いです。症状も多彩で、全くの無症状から劇症急性膵炎と同時に出現したり、内分泌腫瘍ではホルモン症状も出現します。
- 充実性乏血性腫瘍の代表として通常型膵癌（図1・図2）があります。膵癌の大部分は膵管上皮から発生した浸潤性膵管癌で、治療が最も困難な癌の1つです。腹痛や腰背部痛、黄疸、糖尿病の増悪、体重減少などの症状を呈することがありますが、高度進行癌になるまで無症状のことも多いです。
- 充実性多血性腫瘍としては、膵内分泌腫瘍（図3）、腺房細胞癌（膵外分泌腫瘍）が重要です。膵内分泌腫瘍は、ホルモン過剰症の有無で症候性と非症候性に分類され、前者では低血糖（insulinoma）、難治性胃十二指腸潰瘍（gastrinoma）などの症状を呈します。また、腎細胞癌や甲状腺癌、悪性黒色腫などの多血性腫瘍の膵転移（図4）もあります。
- 膵嚢胞性疾患の大半は、膵炎後や外傷により生じた仮性嚢胞が占めます。そのほか悪性リスクのある膵嚢胞性腫瘍として、IPMN（intraductal papillary mucinous neoplasm, 膵管内乳頭粘液性腫瘍）やMCN（mucinous cystic neoplasm, 粘液性嚢胞腫瘍）、SCN（serous cystic neoplasm, 漿液性嚢胞腫瘍）、嚢胞変性したSPN（solid pseudopapillary neoplasm, 若年女性に好発する比較的稀な低悪性度腫瘍）が鑑別に挙がります。これらは悪性度に差があり、経過観察も含めて画像診断が非常に重要です。

膵充実性腫瘤	膵嚢胞性病変
乏血性腫瘍 ● 膵癌 多血性腫瘍 ● 膵内分泌腫瘍 ● 腺房細胞癌 ● 膵転移（腎癌、乳癌、悪性黒色腫など） ● SPN ● 漿液性嚢胞腫瘍 microcystic type, solid variant 炎症性 ● 腫瘤形成性膵炎 ● 膵膿瘍 その他 ● 動静脈奇形、脾動脈瘤 ● 膵内副脾	仮性／真性嚢胞 嚢胞性腫瘍 ● SCN ● MCN ● IPMN ● 膵内副脾に発生したリンパ上皮嚢胞・類表皮嚢胞 ● リンパ管腫 ● 血管腫 壊死性腫瘍 ● SPN ● 膵内分泌腫瘍 ● 膵癌 ● 肉腫 ● 転移

必要な検査と典型的な画像所見

- 膵腫瘍による膵管・胆管閉塞の可能性があります。血液検査では、膵炎合併を除外するためにアミラーゼやリパーゼなどの膵酵素、黄疸を評価するためにビリルビンやγ-GTP、ALPなどの胆道系酵素を追加しましょう。通常型膵癌の腫瘍マーカーはCA19-9が用いられます。
- 超音波検査では主膵管の拡張や嚢胞などが間接所見として重要ですが、検出率は高くなく、膵癌の検出や病期診断のためには造影CTが有用です。
- 膵腫瘍性病変は画像所見からは、大きく充実性腫瘍と嚢胞性腫瘍に分けられます。両者は造影前のCTでは低濃度の病変として見えることが多く、造影、特にdynamic CTでの評価が重要です。充実性腫瘍はdynamic CTでさらに乏血性と多血性に分けられます。
- 通常型膵癌は充実性乏血性腫瘍であり、造影dynamic CTでは豊富な線維性間質を反映してゆっくりと造影されます（遷延性の造影パターンと呼びます）。膵頭部・体部の通常型膵癌では、末梢の主膵管拡張や膵実質の萎縮がみられることもあります。
- 充実性多血性腫瘍は、造影dynamic CTで豊富な動脈血流を反映して、動脈相や膵実質相など早期に腫瘍の濃染を認めます。非症候性内分泌腫瘍や腺房細胞癌、充実型の

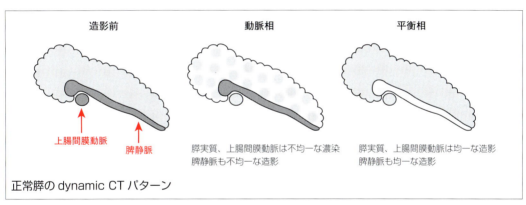

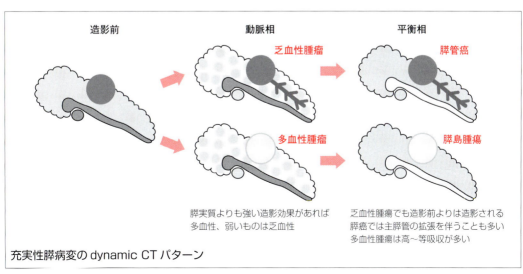

SCN、膵内副脾や多血性腫瘍の膵転移などと鑑別困難な例も少なくありませんが、頻度はかなり低いです。

- 感染や出血を合併した仮性囊胞以外に、数時間単位で治療を急ぐような緊急性の高い膵嚢胞性疾患はほぼありません。ただし悪性度の違いから、画像診断ではIPMN、MCN、SCN、SPNの鑑別が重要になります。SCNでは悪性化は非常にまれですが、IPMN（主膵管型、混合型＞分枝型）、MCN、SPNでは悪性化の可能性があります。また膵癌も囊胞変性をきたすことがあります。

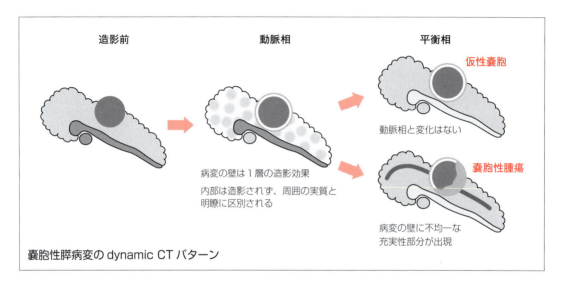

囊胞性膵病変のdynamic CTパターン

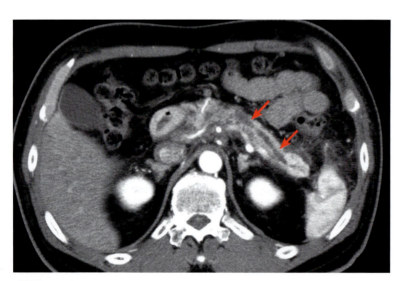

図1 膵癌に伴う閉塞性膵炎
50代男性。膵体部に造影不良域を認め、上流の主膵管は拡張している（↓）。

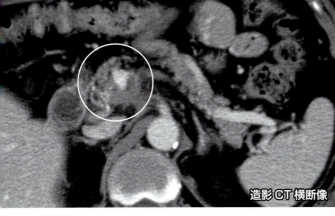
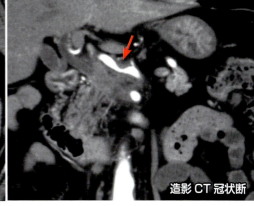

造影CT 横断像 　　造影CT 冠状断

図2 膵頭部癌

50代男性。膵頭部に門脈を取り囲む造影効果の乏しい腫瘤を認める（○）。
腫瘍は総肝動脈を取り囲み、浸潤している（↓）。

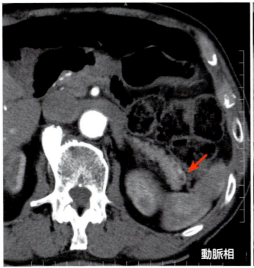
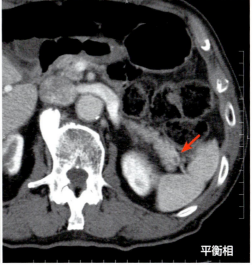

動脈相　　　　　　　　　　　　　　　平衡相

図3 膵内分泌腫瘍

80代男性。膵尾部に内部に囊胞を伴った膵実質よりも濃染される腫瘤を認める（↓）。

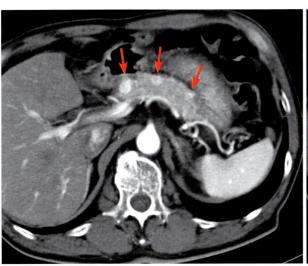
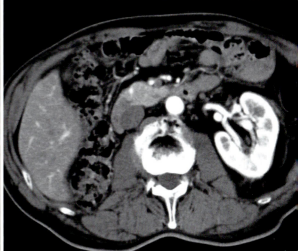

図4 腎細胞癌・多発膵転移

60代男性。造影CT動脈相。膵体部に3ヵ所、多血性腫瘍を認める（↓）。右腎は摘出されている。

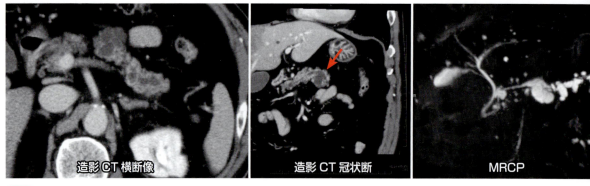

図5　混合型IPMN

70代男性。膵体尾部に多房性嚢胞性病変を認める。嚢胞状に拡張した分枝と主膵管は連続している（↓）。病理でintraductal papillary mucinous adenomaと診断された。

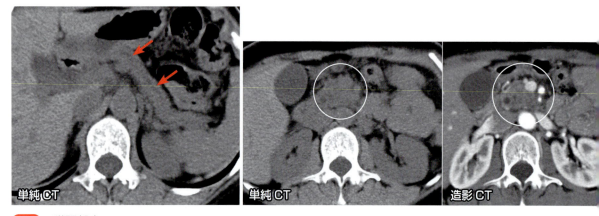

図6　膵頭部癌

60代男性。単純CTでは膵体尾部の主膵管の拡張を認める（↓）。
膵頭部には単純CTでははっきりしないが、造影CTで乏血性腫瘍を認める（○）。

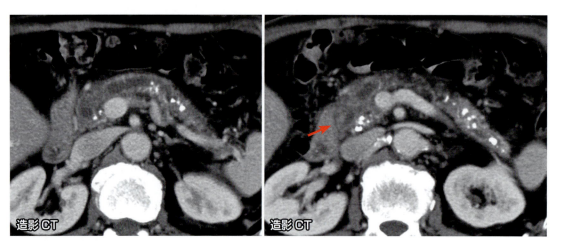

図7　腫瘤形成性膵炎

60代男性。主膵管の拡張を認め、膵にはびまん性に石灰化を認める。膵頭部には乏血性腫瘍を認める（↑）。経時的変化は乏しかったが、悪性の否定ができなかったため膵頭十二指腸切除術を施行。病理で悪性所見は認めず、腫瘤形成性膵炎と診断された。

次のステップ

- 膵癌を強く疑う画像所見を認めた場合、胆管や十二指腸、動静脈、門脈といった周囲組織への**局所進展**や、肝転移など**遠隔転移**の有無を評価します。
- 膵嚢胞性疾患は、造影 CT や造影 MRI により単房性・多房性といった嚢胞の形態や膵管の交通の有無、石灰化や造影パターンなどで鑑別を行います（図 5）。いずれの膵嚢胞性疾患も嚢胞の大きさや不整な嚢胞壁・壁在結節の有無、主膵管の拡張などを評価することが、悪性度を推定する上で重要になります。より悪性を疑う所見が得られれば、短期間の経過観察や生検、外科的切除を考慮しましょう。

典型所見がない場合の考え方

- 単純 CT では上流の主膵管拡張や膵実質の萎縮が認められない場合、膵癌の病変を見落とすことが少なくありません。臨床上、強く膵癌を疑うのであれば、造影 dynamic CT での評価を行いましょう（図 6）。

初心者が陥りやすいピットフォール

- 膵癌と鑑別を要する疾患として IgG4 関連自己免疫性膵炎や、腫瘤形成性膵炎（図 7）があります。これらは腫瘍との鑑別が問題となる慢性膵炎であり、専門家へのコンサルトが必要となる場合が多いです。
- 中高年の急性膵炎では、癌が原因の閉塞性膵炎があるので、画像的に悪性腫瘍を完全に除外できるまで経過観察することは重要です。

第4章 救急・当直での画像診断の進め方

4.7 脾病変

疑わしい症状

- 日常診療でよく見る脾疾患として**脾腫**が挙げられます。脾腫の鑑別には表のように多くの疾患が挙がりますが、肝疾患（肝硬変など）、血液疾患（悪性リンパ腫など）、感染症（AIDSや伝染性単核球症など）が原因の8割を占めます。

脾腫の鑑別

肝疾患	肝硬変など
血液疾患	悪性リンパ腫、慢性骨髄性白血病など
感染	AIDS、伝染性単核球症、マラリアなど
うっ血	心不全など
原発性脾疾患	良性腫瘍が多く、悪性はまれ
その他	代謝性疾患（Gaucher病など）、炎症性疾患（SLEなど）、脾静脈血栓症、転移性腫瘍

- 脾の下極が骨盤内まで進展したり、腹部正中を越えて右季肋部まで進展するような巨大脾腫（図1）をきたす疾患は限られており、血液疾患（CML、骨髄線維症、真性多血症、βサラセミアなど一部の溶血性貧血）や感染症（リーシュマニア、マラリア、AIDS with *Mycobacterium avium* complex）、代謝疾患（Gaucher病）などでみられます。
- 脾腫、特に伝染性単核球症では非外傷性脾破裂を起こすこともあり、注意が必要です。
- 脾の腫瘤性病変は珍しいですが、良性のものとしては血管腫、リンパ管腫や脾嚢胞が比較的よくみられ、そのほか膿瘍や過誤腫、炎症性偽腫瘍があります。
- 脾臓原発の悪性腫瘍はまれで、ほとんどが他臓器悪性腫瘍からの転移です。脾臓原発の悪性腫瘍としては、白脾髄由来の代表である悪性リンパ腫（続発性のものは多いが脾臓原発はまれ）と、赤脾髄由来の代表である血管肉腫を覚えておけば良いでしょう。

必要な検査と典型的な画像所見

- 脾に特異的な血液検査はありませんが、脾腫をはじめとして脾病変は原疾患による二次的な変化が原因であることが多いため、原疾患の精査を行います。肝硬変であれば肝炎ウイルス抗原・抗体検査や肝逸脱酵素、ビリルビン、アルブミンなど、悪性リンパ腫で

あれば sIL-2R や LDH などを測定します。

- 脾腫は、簡易的には CT 検査で脾の長軸が 10cm より大きい場合に脾腫と診断します（感度 81%、特異度 90%）。ただし、年齢や体型によってかなり変異があり、特に若年者では正常でも大きいことがあるので、症状を合わせての評価が大切です。
- 腹部エコー、CT、MRI のいずれの検査でも脾病変は評価できますが、MRI で以前は肝腫瘍の評価に用いられた SPIO（Super-paramagnetic Iron Oxide）は脾臓の網内系の評価ができることだけは覚えておいてください。
- 脾に腫瘤性病変を認めた場合には、囊胞性なのか充実性なのか、単発なのか多発なのか、石灰化や増大傾向の有無を中心に鑑別を絞ります。

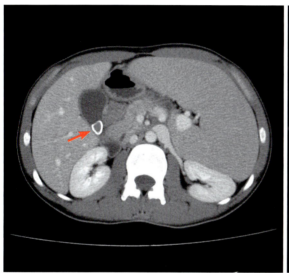
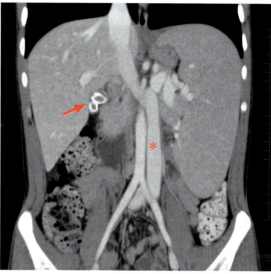

図1　遺伝性球状赤血球症に伴う巨大脾腫
20 代男性。脾臓は腹部正中を超え、左腎や結腸は圧排されている。胆嚢内には胆石（混成石）を 2 つ認める（↑）。左下大静脈（＊）。

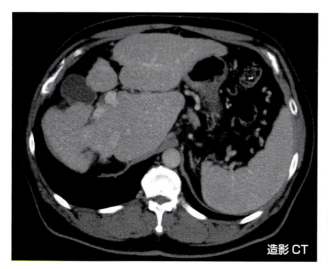

図2　肝硬変に伴う脾腫
60 代男性、HBV(−) HCV(−)。肝は辺縁が鈍化し、萎縮している。

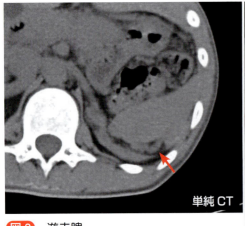
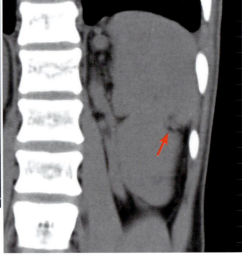

図3 遊走脾

10代男性。脾門部の脈管が外背側から出ている（↑）。後日、体位を変えてMRIを撮像し、脾が移動していることを確認した。

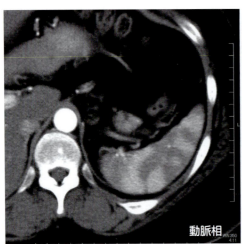
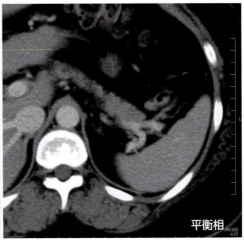

図4 脾の造影パターン

動脈相では脾はまだらに濃染しているが、平衡相では均一に濃染している。

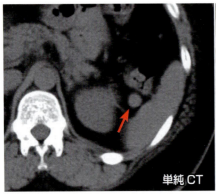
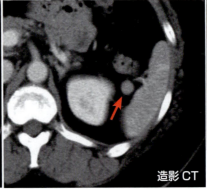
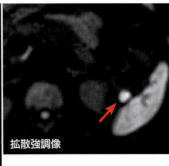

図5 副脾

造影CTでは脾と同様の造影パターンを示し、拡散強調像でも脾と同様の信号を認める。

次のステップ

- 脾腫を認めた場合は、その原因を画像から検索しましょう。肝辺縁の鈍化や萎縮、門脈側副路の発達を認めれば肝硬変（図2）を疑ったり、リンパ節腫大が目立つようであれば悪性リンパ腫を疑ったりと、脾腫に至った経緯を推理しましょう。
- 脾の腫瘤性病変は珍しく、特に若年者で無症候性に発見された場合は良性腫瘍のことが多いです。
- 中高年以上で、画像所見から悪性が疑われる場合は、脾転移をまず疑って全身検索を行いましょう。原発巣は肺癌、乳癌、悪性リンパ腫の頻度が高いです。脾原発の悪性腫瘍は血管肉腫等、非常にまれな組織が多いです。

典型所見がない場合の考え方

- 脾は、胃脾間膜、脾腎間膜、横隔結腸間膜により後腹膜に固定されています。これらの間膜の形成不全や癒合不全により脾に過度の可動性が生じると、遊走脾（wandering spleen）と呼ばれる状態を呈します（図3）。遊走脾では画像検査のたびに異なる位置に脾が存在します。無症状のこともありますが、脾腫を合併することが多く、まれに脾捻転を起こすことがあるので注意が必要です。
- 交感神経系の賦活化や脾血流の増減で、脾のサイズは容易に変化します。外傷時には、脾は縮小している可能性もあるので注意が必要です。脾損傷では、受傷直後は無症状でも、受傷後48時間以上経ってから脾臓破裂（delayed splenic rupture）が生じることもあります。

初心者が陥りやすいピットフォール

- 脾の造影CTでは赤脾髄の存在により、動脈相で不均一な造影パターンを呈します（図4）。誤って脾梗塞やその他の病変と診断しないようにしましょう。充実性病変は、均一な濃染となる平衡相の画像を確認して存在診断をしましょう。
- 外傷性の損傷では、造影前のCTでは所見が不明確なことが多いです。少量の出血が脾周囲にあっても不明瞭なことが多いので、腹水の有無にも注意しながら、疑わしい場合には必ず造影CTを施行することが大切です。遅延性に損傷が明瞭となってくることも多いので、経過観察が重要です。
- 副脾は10〜30%に認められる先天性の正常変異で、胎生期に融合できなかった脾原基から発生する正常脾組織です（図5）。またsplenosisは、外傷や脾摘術などで切り離された脾組織が別組織に生着し、発育したものです。いずれも時に腫大リンパ節や播種結節などと鑑別を要することがありますが、脾と同様の造影効果やMRI信号、SPIOの取り込みが診断の一助となります。

4.8 腹部大動脈瘤

疑わしい症状

- 大動脈瘤とは「大動脈の一部の壁が、全周性または局所性に（径）拡大または突出した状態」です。大動脈壁が局所的に拡張して瘤を形成する場合、または直径が正常型の1.5倍（胸部で45mm、腹部で30mm）を超えて紡錘状に拡大した場合に「瘤」とします。
- **表1**に示すように、瘤壁の形態、存在部位、原因、瘤の形態によって様々な分類があります。このうち**真性動脈瘤**とは仮性動脈瘤と明確に区別するために用いられる用語で、瘤壁は本来の動脈壁から構成されます。**仮性動脈瘤**とは、通常の大動脈の壁構造を有さない瘤で、外傷性・感染性動脈瘤が多くを占めます。

表1 大動脈瘤の分類

瘤壁	真性、仮性、解離性
存在部位	胸部、胸腹部、腹部
原因	動脈硬化性、外傷性、炎症性、感染性、先天性
形態	紡錘状、嚢状

- 大動脈瘤は従来、動脈硬化性変化が主な原因とされていましたが、昨今では大動脈壁全層の変性、すなわちリンパ球やマクロファージの遊走、プロテアーゼによる中膜や外膜のエラスチンやコラーゲン融解、平滑筋の消失、血管新生を病理学的特徴とする病態と考えられています。リスクファクターとして、加齢、男性、喫煙、肥満、家族歴、心血管系疾患の既往が挙げられます。
- 大動脈瘤は破裂しない限り症状に乏しく、疫学的調査の報告は少ないですが、10万人あたりの年間発症数は3人前後といわれています。
- 真性大動脈瘤の多くは無症候性ですが、腹部大動脈瘤では腹部膨満感、便秘、非特異的な腰痛などがみられることがあります。また、他覚的に腹部の拍動性腫瘤により発見されることもあります。
- 大動脈瘤破裂は致死的な病態で、死亡率は85～90％、病院到着症例でも40～70％と高率です。大動脈瘤破裂の症状としては疼痛、出血性ショックに伴う症状が挙げられます。

必要な検査

- 米国では65～75歳の喫煙歴を有する男性全例にスクリーニングを、同年齢の非喫煙者男性に選択的なスクリーニングを推奨していますが、女性や非喫煙者にも大動脈瘤関連死が多くみられることから、その対象については議論があります。
- 健診の腹部超音波検査、腹部拍動性腫瘤の触知、他疾患精査などを契機として発見されることが多く、CT検査で精査し、サイズや性状により治療適応・治療法を判断します。

- 真性大動脈瘤ではサイズが大きくなるほど壁張力が増加し、破裂するリスクが高くなる（表2）ため、一般的に4.5cm以上の症例で治療を考慮します。
- 仮性動脈瘤や嚢状動脈瘤ではサイズに関係なく治療適応があります。また、感染性大動脈瘤や炎症性大動脈瘤では治療方針が大きく異なるため、その鑑別は重要です。大動脈瘤の診断や治療方針決定において画像診断、特にCT検査は重要な役割を果たします。

表2 腹部大動脈瘤の推定年間破裂率

最大短径（cm）	破裂率（％/年）
＜4	0
4～5	0.5～5
5～6	3～15
6～7	10～20
7～8	20～40
＞8	30～50

Brewster DC, Cronenwett JL, Hallett JW Jr, et al. J Vasc Surg 2003 ; 37 : 1106-17

典型的な画像所見

CTにおける大動脈瘤径の計測方法

- 大動脈瘤のサイズは治療方針の決定や破裂率を推測する上で重要であり、高い正確性と再現性が求められます。大動脈瘤は高齢者に多い疾患で、しばしば血管の蛇行を伴いCTの水平断像では血管径を過大評価する可能性があります。そのため大動脈瘤のサイズ評価では最大短径を用いることが原則となっています（図1）。
- なお、この方法においても評価者によってわずかな誤差が生じますので、読影レポートに計測箇所を添付して客観性の向上に努める必要があります。

どのようなCT撮像が必要か

- 単純CTは壁の石灰化の程度、大動脈瘤の切迫破裂を疑わせる壁在血栓内高濃度域の評価などに有用です。造影CTを撮像する際には造影剤濃度、投与速度、撮像タイミングを調整し、対象臓器に最適なプロトコールで撮像することが重要です。

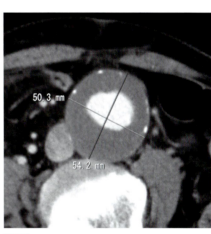

図1 大動脈瘤径の計測方法

大動脈瘤のサイズ評価は最大短径を用いる。レポートには最大短径および最大短径に直交する直径を記載する（例では50.3×54.2mm）。

- 大動脈瘤の評価では単純CT、造影CT動脈相（CT angiography ; CTA）が必須で、手術に際して静脈評価が必要であるため静脈相を追加します。MDCTの発展により薄いスライスで撮像することが可能となり、任意多断面再構成（Multi planar reconstruction ; MPR）画像、Volume rendering（VR）画像（図2）といった3次元再構成画像を作成することで、より詳細な評価が可能です。

典型的な画像所見とレポート

- 大動脈瘤の画像評価においては瘤の存在診断のほか、サイズ・形状と範囲、大動脈瘤と主要分枝との位置関係（腎動脈下腹部大動脈瘤、総腸骨動脈瘤、内・外腸骨動脈瘤など）、大動脈瘤壁の石灰化や瘤壁の状況を評価します。

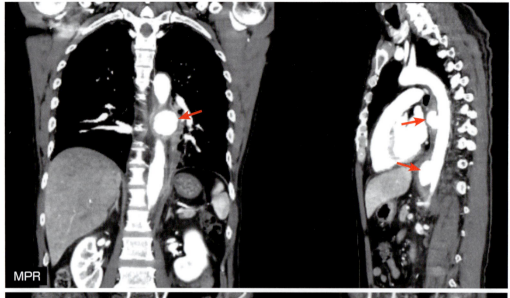
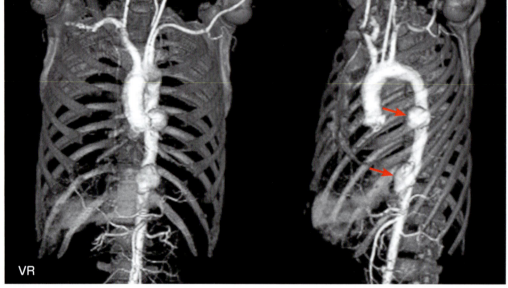

図2 MPR像・VR像の有用性

MPR像は大動脈および大動脈瘤の形態、病変から主要な分枝までの距離を評価するのに有用。VR画像は任意の角度における病変および大血管の評価が可能で、手術計画の際に有用。正面像よりも左前斜位の方が、病変と左鎖骨下動脈など主要分枝との位置関係が把握しやすい。

- また、経時的な増大傾向の有無は治療適応に関わる重要な所見ですので、過去のCT検査画像との比較が重要です。

MRI検査

- 大動脈瘤の精査においてCTは最も標準的な検査法ですが、MRIの有用性も多く報告されています。大動脈瘤術前精査において造影MRA（MR angiography）はCTAを代用することが可能という報告や、最近では単純MRAでもCTAを代用することができるという報告もあり、高齢者、特に腎機能低下例においてMRIは有用と考えます。

次のステップ

破裂性大動脈瘤

- 大動脈瘤破裂はきわめて死亡率の高い病態です。破裂性大動脈瘤においてもCT検査は有用であるものの、検査室までの移動や検査時間、造影剤注入による刺激などリスクが伴います。血行動態不安定な症例ではCTを施行せず、開腹による大動脈遮断や大動脈内バルーン閉塞を行い、速やかに緊急手術（人工血管置換や大動脈ステントグラフト内挿術）に移行する必要があります。
- 破裂性大動脈瘤においてCTの対象となる症例の多くは、後腹膜腔へ破裂後、血腫により一時的に止血し血行動態が安定している症例です。このような症例ではステントグラフト内挿術が施行されることもあり、術前計画にCTは必須です。
- 典型的な画像所見は大動脈瘤と周囲（主に後腹膜）の血腫で（図3）、活動性出血を示す造影剤の血管外漏出像が見られることもあります。<u>単純CTにおいて新鮮な血腫は高濃度を呈すため、単純CTは血腫の評価に有用です。</u>

図3 破裂性大動脈瘤

70代男性。CTでは大動脈左側から左後腹膜腔に高濃度域（＊）を呈する血腫を認める。最大短径89 mmの腎動脈下腹部大動脈瘤で、破裂性大動脈瘤の所見である。大動脈造影で活動性出血を認めず、緊急ステントグラフト内挿術を施行した。

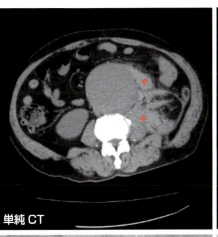

単純CT

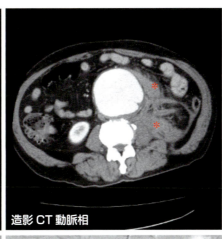

造影CT動脈相

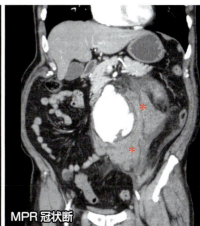

MPR冠状断

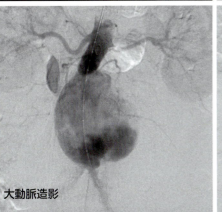

大動脈造影

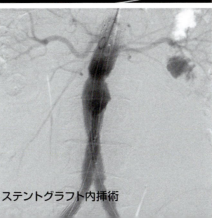

ステントグラフト内挿術

- なお、破裂症例に対するステントグラフト内挿術については議論があり、人工血管置換術に比較して周術期死亡率、入院期間が改善したという報告がある一方、患者の血行動態による調整後のメタアナリシスでは30日後死亡率に有意差はなかったという報告もあります。大動脈瘤・大動脈解離診療ガイドラインでは、破裂症例でも血行動態が安定している場合や切迫破裂の場合には、解剖学的適応があれば考慮してもよいとしています。

感染性大動脈瘤

- 感染性大動脈瘤の全大動脈瘤に占める割合は0.5～1.3％で、起炎菌としてはグラム陽性球菌（主にブドウ球菌）あるいはグラム陰性桿菌（主にサルモネラ）が多いと報告されています。死亡率は23.5～37％で、通常の大動脈瘤に対して高率です。感染徴候を呈する症例における大動脈瘤では、常に感染性大動脈瘤を考慮する必要があります。多くの真性大動脈瘤は腎動脈下に生じますが、<u>感染性大動脈瘤は胸部や腎動脈上に生じることが多い</u>とされています。
- 特徴的な画像所見は、嚢状・分葉状の形態、大動脈周囲の炎症所見（大動脈壁肥厚や脂

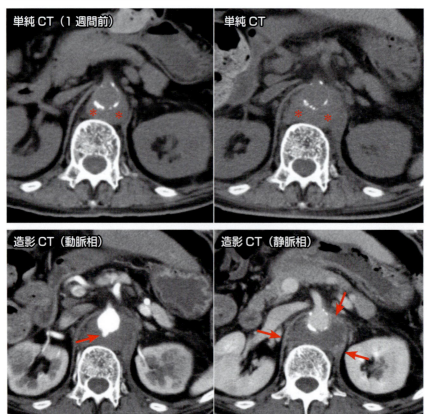

図4　感染性大動脈瘤

70代男性。単純CTでは、大動脈背側から横隔膜脚部にかけて分葉状の軟部濃度域（＊）を認める。筋に比較して淡い高濃度を呈し、1週間前と比較して明らかな増大を認める。
造影CTでは、動脈相にて軟部濃度域に造影剤の突出像（↑）を認め、静脈相では軟部濃度域辺縁に造影増強効果を認める。

肪織濃度上昇）、膿瘍、腫瘤形成で、そのほか大動脈周囲のガス像や椎体の破壊像、短期間における大動脈瘤径増大と形態変化などが挙げられます（図4）。このような画像所見をみたら、必ず鑑別する必要があります。

初心者が陥りやすいピットフォール

切迫破裂について

- 切迫破裂の診断においてCTは重要な役割を担い、この段階で正しく診断することができれば破裂死を防ぐことができます。切迫破裂を示唆する画像所見として、次のようなものがあります。

① **瘤径増大**：最も基本的な切迫破裂のサインです。腹部大動脈瘤の症例で腹痛を訴える場合には、必ず過去画像と比較して増大傾向がないか確認する必要があります。

② **血栓・石灰化**：非破裂動脈瘤は一般的に破裂動脈瘤よりも厚い壁在血栓を認め、動脈瘤のサイズ増大に伴い血栓／内腔比は減少します。全周性の厚い壁在血栓は破裂リスクが低いことを示しますが、経過中に内腔拡大を認めた場合は壁在血栓の溶解が示唆され、破裂リスクが高いことを示します。また、全周性に動脈壁の石灰化が見られる症例で、経過中にその連続性が途絶した場合にも破裂リスクが高い（もしくは破裂後である）ことを示します。

③ **Hyperattenuating crescent sign**：単純CTで大動脈瘤の壁在血栓内に見られる三日月形の高吸収域は急性期・切迫破裂を疑う所見で、切迫破裂に対する感度77%、特異度93%、陽性的中率53%と報告されています。この所見は、大動脈瘤壁もしくは壁在血栓の解離とそれによる周囲への血腫貯留を示します。破裂の最も早期に出現する所見とされており、常に注意する必要があります（図5）。

図5 切迫破裂

70代男性。腹痛発症時の単純CTで、大動脈瘤内左側に三日月形の高吸収域（hyperattenuating crescent sign）を認める。5日前の画像ではこの所見はみられない。

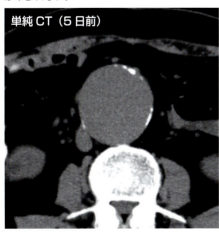
単純CT（5日前）

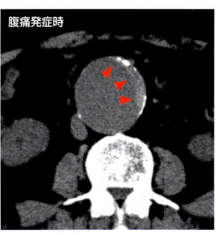
腹痛発症時

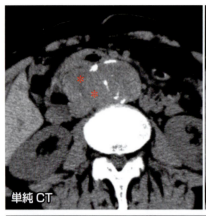
単純CT

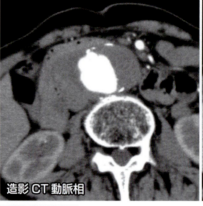
造影CT 動脈相

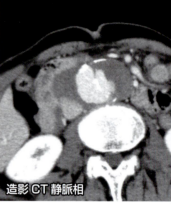
造影CT 静脈相

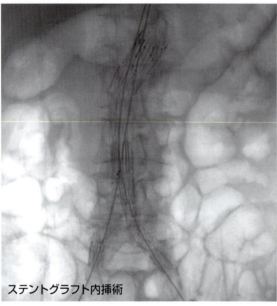
ステントグラフト内挿術

図6 腹部大動脈瘤 Contained rupture
70代男性。単純CTで大動脈右側に突出する嚢状の軟部濃度（*）を認める。内部に高吸収域を認め、新鮮な血栓を疑う所見である。大動脈壁の石灰化には断裂がみられる。後腹膜・腹腔内血腫や造影剤の血管外漏出像はみられない。Contained ruptureに対して緊急ステントグラフト内挿術を施行した。

Contained rupture について

- Contained rupture（Sealed rupture）とは「大動脈壁は破綻しているが、その周囲に存在する臓器や血腫によって破裂部分が覆われ自由腔への破裂には至っていない状態」を指します。仮性動脈瘤の状態で活動性出血はないため血行動態は安定していますが、再破裂する可能性が高いため手術適応となります。

- 切迫破裂とcontained ruptureはいずれも（準）緊急手術を要する病態ですが、その定義は異なります。混同しやすいため注意が必要です。

- Contained ruptureのCT所見は基本的に嚢状瘤で、通常の動脈硬化性の瘤と比較して瘤壁が薄く不明瞭で、凹凸不整が目立ちます。石灰化の断裂像など大動脈壁の断裂を認めれば診断は確定的です（図6）。また、動脈瘤周囲に血腫や軟部組織陰影を認める場合もあります。Contained ruptureで見られる有名なサインとして **draped sign**（大動脈瘤後壁が破綻し、椎体に沿って血腫が拡大する）があります。

4.9 大動脈解離

疑わしい症状

- 大動脈解離とは「大動脈壁が中膜のレベルで2層に剥離し、動脈走行に沿ってある長さを持ち二腔になった状態」で、大動脈壁内に血流もしくは血腫が存在する動的な病態です。通常1〜数個の裂口（tear）を認めますが、裂口が不明で真腔と偽腔の交通がみられない例も存在します。前者を**偽腔開存型**、後者を**偽腔閉塞型**と呼びます。

- 画像診断の進歩により、大動脈中膜が血腫により剥離しているがtearがみられない壁内血腫（intramural hematoma；IMH）が指摘されるようになりました。IMHは欧米でよく使用される用語ですが、本来は病理学的診断に基づくものであり、本邦では使用されていません。IMHと偽腔閉塞型大動脈解離の鑑別が困難な症例もしばしば経験します。

- 大動脈解離の臨床病型は、①解離の範囲、②偽腔の血流状態、③病期の3つの視点から分類します。解離の範囲は、Stanford分類とDeBakey分類があります。

- **Stanford分類**は、入口部（内膜亀裂）の位置に関わらず、解離が上行大動脈に及んでいるか否かでA型（60〜70％）とB型（30〜40％）に分類します。A型解離は冠動脈狭窄や心タンポナーデのリスクが高く、緊急手術を要する重篤な病態で、死亡率は無治療で58％、手術例でも26％と高率です。B型解離は、臓器虚血や大動脈径拡大・破裂などの合併症がない限り、鎮痛や血圧コントロールといった内科的加療が中心となり、死亡率はA型に比べて低率です。

- **DeBakey分類**は、解離の範囲と入口部の位置によりⅠ型、Ⅱ型、Ⅲ型（a, b）に分類します。

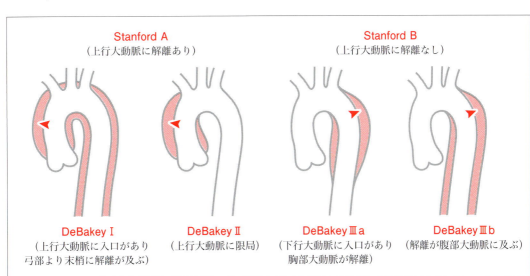

- 偽腔の血流状態による分類では、偽腔開存型、後述するULP (ulcer-like projection) 型、偽腔閉塞型に分けます。病期については、発症2週間以内を急性期、2週間以降を慢性期に分類します。
- 発症のピークは男女ともに70代で、冬場に多く夏場に少ないとされています。また、活動時間帯、特に6〜12時に多いと報告されています。大動脈解離の発生頻度は一般に考えられているより多く、突然死に占める割合は急性心筋梗塞に次いで2番目であり、クモ膜下出血よりも多いとされています。病院前死亡が多いため不確かですが、10万人当たり3〜6人の発生頻度といわれます。
- 激しい胸背部痛や移動する胸痛が典型的な症状ですが、約20%の症例で失神を初発症状とします。そのほか罹患血管とその状態（拡張・破裂・狭窄）により様々な症状を呈し、腹部に関連する症状としては動脈狭窄・閉塞による腹痛、腸管虚血、腎不全、腹腔内出血などが挙げられます。他覚的所見としては、四肢の血圧差や心雑音（上行大動脈解離例の40〜50%で大動脈弁逆流）、心不全徴候などがみられます。

必要な検査と典型的な画像所見

- 大動脈解離を疑う症状がみられた場合は、採血や心電図、胸部単純X線写真、経胸壁心臓・腹部超音波検査を行います。心電図では、大動脈解離が上行大動脈に進展し、冠動脈を狭窄・閉塞した場合に、虚血性変化を反映した所見が得られます。胸部単純X線写真における特徴的所見とその有所見率は、縦隔拡大61.1%、石灰化偏位14.1%、心陰影異常25.8%との報告があります。
- 経胸壁心臓超音波検査の大動脈解離に対する感度は59〜83%、特異度は63〜93%と報告されています。特に上行大動脈解離に対しては78〜100%と感度良好ですが、下行大動脈解離に対する感度は31〜55%と低い傾向にあります。また、検査者の技量に依存する部分が大きいというデメリットもあります。
- 超音波検査により大動脈解離を疑う場合や、その否定が困難な場合にはCT検査（単純CT、造影CT）が必要です。大動脈解離における画像診断の重要な役割は、その診断のみならず病型分類や合併症診断（心タンポナーデ、破裂、臓器、四肢虚血など）を行うことです。

画像診断のポイント

1. 解離の範囲、特に上行大動脈解離の有無

- 解離範囲の同定においては、MDCTによる薄いスライス画像やMPR像、VR像が有用です。上行大動脈に解離が及ぶか否かは、治療方針・予後に大きな影響を及ぼすため正確な診断が必要です。解離発症直後のflapが急速に動き診断が難しい場合には、心電図同期撮像が有用です。
- **心電図同期撮像法**：上行大動脈には拍動によるアーチファクトがしばしば生じます。こ

の問題を解決するためには、心臓CT撮像で用いられる心電図同期撮像法が非常に有効です。しかし、心電図同期撮像法は被曝の増加、撮像時間の延長などの欠点があり、救急診療での適用は必ずしも容易ではありません。

2. 偽腔の血流状態の評価（図1）

- 急性期血栓は単純CTで高吸収を呈することから、新旧の血栓を鑑別することができます。また、器質化血栓は造影CTで造影増強効果はみられませんが、十分な器質化が得られていない血栓は、平衡相で血栓内に造影増強効果を認めることがあります。このような症例では偽腔閉塞型から偽腔開存型やULP型に移行することがあり、注意が必要です。

造影CT 横断像　　　　MPR 冠状断

図1 大動脈解離の分類

偽腔開存型
上行大動脈および下行大動脈に大動脈解離を認め、偽腔内に造影増強効果を認める（＊）。心嚢内に液貯留を認め、心嚢内血腫が示唆される。

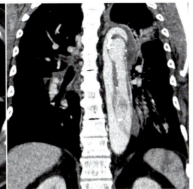

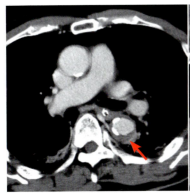
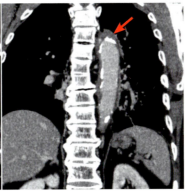

偽腔閉塞型
下行大動脈に大動脈解離を認めるが、偽腔内に造影増強効果を認めない（↑）。

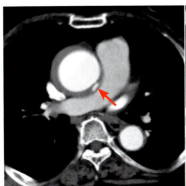
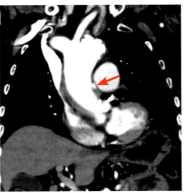

ULP型
上行大動脈に大動脈解離を認める。偽腔に造影増強効果を認めないが、上行大動脈起始部に真腔から偽腔に突出する造影増強効果域（ULP）を認める（↑）。

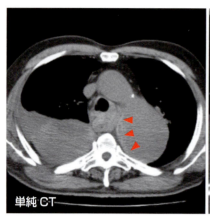 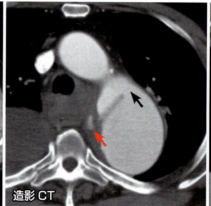 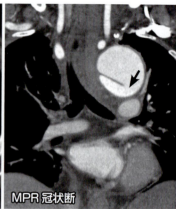

図2 解離性大動脈瘤、縦隔・胸腔穿破

60代男性。単純CTで下行大動脈の拡張と辺縁にhyperdense crescent signを認める（▲）。縦隔および右胸腔に不均一高濃度の液貯留を認め、縦隔および右胸腔血腫を示唆する。造影CTでは、遠位弓部～下行大動脈に解離を認め、Stanford B型大動脈解離である。大きなtear（major entry）が明瞭に描出されている（↑）。なお、内側部にULPを認める（↑）。

- ULP型とは、血管造影や造影CTにおける偽腔への小突出所見のことで、種々の病態（tear、分枝の断裂部位、動脈硬化性潰瘍部位など）を含みます。一般にULP型解離と称する場合、「内膜が欠損してtear（ulcer-like projection）を有するが、偽腔に血流を確認できない大動脈解離」を指し、偽腔開存型に準じて対応します。

3. 内膜裂口の有無とその位置（図2）

- MDCTの薄いスライスやMPR像を用いて内膜裂口の同定が可能です。entry、re-entryを評価する際には偽腔内血流が重要であり、動脈相から静脈相における造影剤の広がりに注目します。手術（人工血管置換やステントグラフト内挿術）の際にentry、re-entryの位置が重要になりますので詳細に評価します。最近では4D-CTと呼ばれる時間軸を持つ撮像方法が登場し、大動脈解離の血流評価に有用といわれています。

4. 大動脈主要分枝の評価

- 主要分枝（冠動脈、弓部3分枝、腹腔動脈、上腸間膜動脈、腎動脈、総腸骨動脈）が真腔と偽腔のいずれから起始するか、分枝に解離が及んでいるか、狭窄や閉塞による臓器灌流障害がないか、薄いスライス画像を用いて評価します。

5. 大動脈弁への解離波及の有無

- 大動脈弁への解離波及については通常のMDCTでは判別困難であり、心電図同期MDCTが必要です。

6. 切迫破裂、心タンポナーデ

- CTでは心嚢液が比較的多量に貯留しない限り、心タンポナーデの診断は困難です。単純

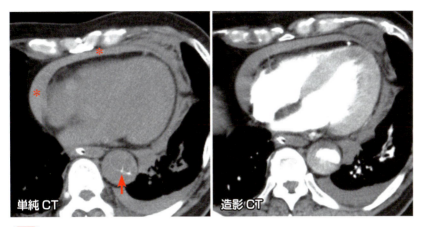

図3 心嚢液貯留

単純CTで心嚢内に淡く高濃度の液貯留を認める（＊）。CT値は46HUと高く、血腫を示唆する値である。下行大動脈には偏位した石灰化（dislocated calcification）を認め（↑）、解離を疑う所見である。
造影CTでは、ウィンドウレベル・幅の設定により、血性心嚢液であっても視覚的に低濃度を呈することがあるので、ウィンドウ条件を工夫して読影する必要がある。

CTでは新鮮な血腫は高吸収値を呈しますが、心嚢液については出血量が多くない限り高吸収値を呈さないことも多く、注意が必要です（図3）。

次のステップ

- 大動脈解離における下肢対麻痺の精査や、大動脈疾患に対する人工血管置換・血管内治療の術前精査では **Adamkiewicz動脈** の同定を行います（図4）。Adamkiewicz動脈は、

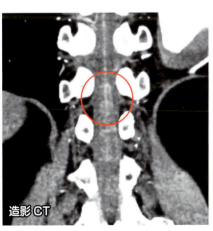
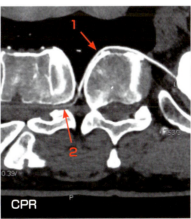
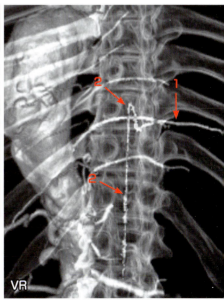

図4 Adamkiewicz動脈の同定

造影CT冠状断でAdamkiewicz動脈に特徴的なヘアピンカーブが描出された。Curved planar reformation（CPR）画像やVR像で、肋間動脈（1）からAdamkiewicz動脈（2）への連続性が確認できる。

本邦の剖検例では第8肋間動脈から第1腰動脈の間で分岐（91%）し、左側分岐が多い（72%）とされています。
- Adamkiewicz動脈は前脊髄動脈と合流する際に特徴的なヘアピンターンを呈するため、CTやMRIではこの所見を目印とします。横断像のみでは同定は難しく、薄いスライス画像やMPR像、MIP像を用いて同定します。前根髄質静脈も同様にヘアピンターンを呈するため、確実に同定するためにはCPR（curved planar reformation）法を用いて親動脈との連続性を確認する必要があります。16列以上のマルチスライスCTを用いた場合のAdamkiewicz動脈の診断能は、「ヘアピンターン」の描出を根拠とすると80～83%、連続性の証明を根拠とすると50～60%と報告されています。
- 偽腔開存型大動脈解離ではAdamkiewicz動脈を分岐する肋間（腰）動脈が偽腔から分岐する場合がありますが、この場合、偽腔内の血流が遅延するため造影CTでの同定は困難です。このような症例では高空間分解能法によるMRAが有用とされています。

初心者が陥りやすいピットフォール

- CTでは様々なアーチファクトにより診断が困難となることがあります。たとえば、静脈周囲のアーチファクト（beam hardeningアーチファクト、高濃度造影剤を含有する上大静脈の拍動によるモーションアーチファクト）や、上行大動脈拍動によるモーションアーチファクトは偽陽性の原因となります。MDCTの発展により空間および時間分解能は飛躍的に向上していますが、これらのアーチファクトは現在でもしばしば問題になります。
- 上行大動脈拍動によるモーションアーチファクトは心電図同期撮像により改善しますが、救急診療の現場では必ずしも施行できないため、常にアーチファクトに留意して読影する必要があります。また、著しい心機能低下例では大動脈の十分な造影増強効果が得られず、偽陰性の原因となります。

第4章 救急・当直での画像診断の進め方

4.10 上腸間膜動脈解離・閉塞、腹部内臓動脈瘤

疑わしい症状

- 動脈の解離や閉塞、出血は、大動脈以外にも様々なレベルの動脈で生じます。腹部大動脈からの出血は急激な血圧低下さらにはショックを生じますが、本項で扱う末梢血管で同じことが起きても、最初は軽い腹痛から時間をかけて貧血、ショックといった経過をたどることが多く、画像診断により早期に診断することが大切です。
- 解離や閉塞、瘤の破裂による出血は、発生する血管のレベルによって症状は変化します。

上腸間膜動脈解離

- 突然の腹痛で発症することが多いですが、無症状のこともあります。腹痛は食後に起こることが多いです。多くの症例が保存的に治療されますが、偽腔の拡大による真腔の閉塞、瘤化した偽腔の破裂、虚血により腸管壊死に至ることもあり、診断は迅速に行わなければなりません。
- 大動脈解離を伴わない孤立性上腸間膜動脈解離は比較的まれですが、腸管への血流障害により急性腹症を惹起することもあり、急性腹症の際に注意すべきです。
- 危険因子として高血圧、喫煙、動脈硬化症、線維筋性異形成などがあり、原因不明のこともあります。病態に応じて、経過観察や抗凝固療法、降圧療法、血管内治療、開腹手術などが選択されます。
- 上腸間膜動脈以外に、腹腔動脈、下腸間膜動脈、腎動脈その他の末梢動脈にも同様の解離が起こりえますので、注意が必要です。

上腸間膜動脈閉塞

- 急性の動脈閉塞では腹痛は必発であり、通常、臍周囲の激しい痛みです。心・血管疾患の既往がある高齢男性に多いです。
- 慢性の閉塞では、食事により誘発される腹痛、体重減少、便通異常がみられます。40〜60歳の女性にやや多いようです。
- 急性の動脈閉塞で腸管虚血を伴っている場合は、開腹して血栓除去術や血行再建術を行い、壊死腸管を切除します。腸管虚血の無い早期に診断が付いた場合は、血栓溶解療法などの適応がありますので、腹部血管造影を行います。

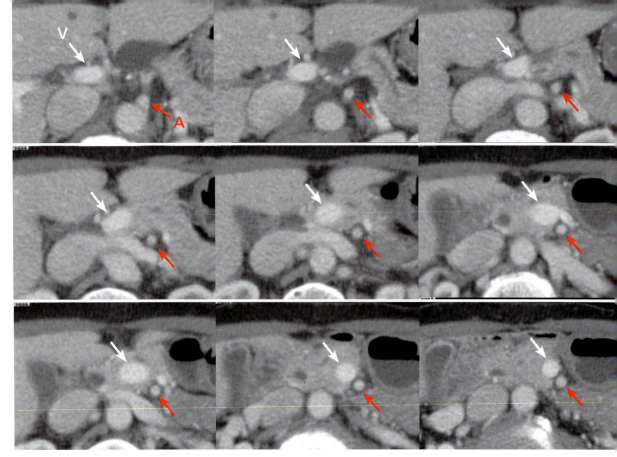

図1 上腸間膜動脈の位置
上腸間膜動脈（A）、上腸間膜静脈と門脈（V）。正常では静脈は動脈より太いことに注意。

腹部内臓動脈瘤

- 動脈瘤の発生頻度は脾動脈が最も多く、次いで肝動脈、腹腔動脈、上腸間膜動脈、胃動脈の順です。動脈瘤の病因は、真性動脈瘤では動脈硬化、分節性動脈中膜融解（segmental arterial mediolysis：SAM）、線維筋性異形成（fibromuscular dysplasia：FMD）などです。仮性動脈瘤では炎症、外傷、手術後などです。
- 一般的には無症状ですが、破裂すると貧血や腹痛が生じ、放置するとショック症状に至ることもあります。仮性動脈瘤は膵炎に伴うことが多いので、本章4.5節を参照してください。

必要な検査と典型所見

- 第一選択としては腹部超音波検査ですが、腸間膜動脈の描出や詳細な評価には高度の技術を要します（術者の技術によらず、見づらいことも多いです）。
- 有用性の高いのは腹部CT検査で、可能な限り造影施行します。高齢者の場合、腎機能が低下していることが多いので注意が必要です。

上腸間膜動脈解離と血栓症

- 本症の診断で最も問題となるのは、上腸間膜動脈の解剖学的な位置です。第2章（20ページ）でその位置を示していますが、上腸間膜動脈は径が小さいので、初心者は見落としやすいのです。
- また、腹痛全体の中では頻度が低いために、注意が向きにくいこともあります。症状から疑わしい場合は、上腸間膜動脈を正確に同定することが重要です。通常の再構成では見にくいので、上腸間膜動脈周囲を狙っての拡大（図1）や、多方向での再構成が有用です。
- 一旦、上腸間膜動脈が同定できれば、病態自体は大きな動脈の解離や血栓形成と同様ですので、動脈の連続性を追いながら、内腔を確認していきます。急に造影剤が途絶して低吸収の構造が現れた場合が血栓、血管内腔に1層の膜様構造（flap）を認めれば解離です（図2）。

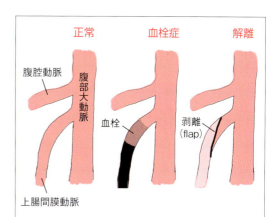

図2 矢状断で見た上腸間膜動脈分岐部

腹部大動脈からの第1分岐が腹腔動脈で、その下から上腸間膜動脈が分岐する。この分岐には変異があり、共通幹が存在することもある。血栓症では末梢は直ちに血流が消失する。解離では剥離（flap）が上腸間膜動脈内に存在し、末梢の血流は低下する。

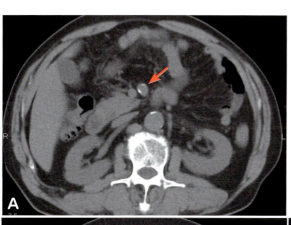

図3 上腸間膜動脈解離

70代男性。数日前に急な腹痛があり、その後も食後に腹痛が続くため来院。胃潰瘍を疑われ内視鏡を行うも、軽度の萎縮性胃炎のみであった。

A：単純CT。動脈の内膜は石灰化しており、静脈との鑑別は容易である。石灰化の連続が途絶える所見は、解離を疑う。解離のため上腸間膜動脈（↑）は静脈より太くなっている。

B：造影CT動脈相。上腸間膜動脈内部に隔壁が確認できる。真腔・偽腔ともに造影されており、血栓形成は認めない。この時点では上腸間膜静脈（⇧）には血流が戻っていない。

C：造影CT実質相。上腸間膜動・静脈ともに造影されている。腸管の造影効果も保たれ、腸管虚血は認めない。

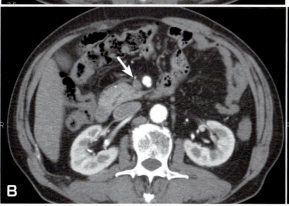
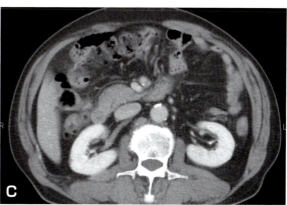

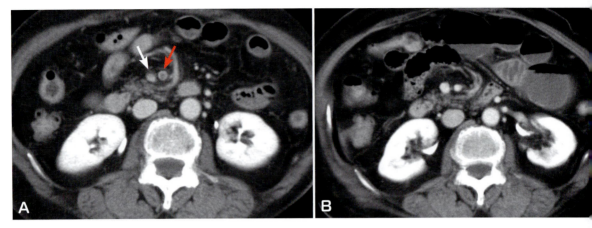

図4 上腸間膜動脈閉塞

70代男性。経験したことがない急な腹痛のため来院。直ちに造影CTを行い、上腸間膜動脈分岐後3cmで血管内に低濃度域を認め、以下、末梢側3cmにわたって内腔は閉塞していた。

A：上腸間膜動脈内に血栓があり、血管内腔は造影不良である。腸管動脈血減少に伴い、上腸間膜静脈はやや虚脱している (smaller SMV sign) が、腸管虚血は生じていない。

B：経動脈性血栓溶解術の翌日。動脈血栓は消失し、上腸間膜静脈径も回復している。

- 上腸間膜動・静脈は横断像では並んでいるので径の比較が容易であり、通常は静脈が動脈よりかなり太いです。ところが、上腸間膜動脈血栓症のように動脈血流が落ちた場合には、静脈が細くなることがあり (smaller SMV sign)、腸管虚血のサインの1つとされています (図4)。

内臓動脈瘤と腹腔内出血

- 末梢レベルの動脈瘤でも、dynamic CTで血管の連続性を丹念に追いながら見ることにより診断は可能ですが、未破裂の動脈瘤は無症状なので通常は画像診断は行われず、偶然発見されます (図5)。

図5 偶然発見された脾動脈瘤

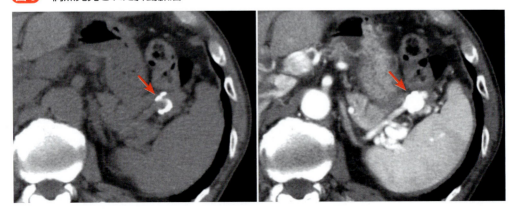

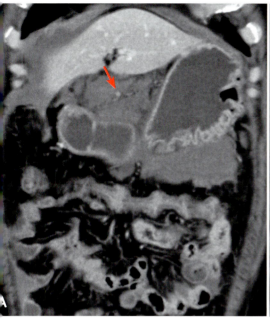
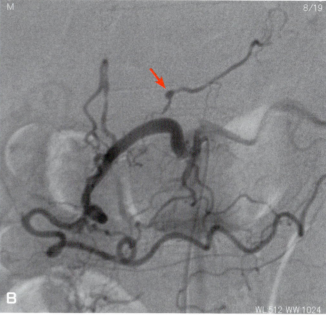

図6 胃動脈瘤破裂、腹腔内出血

50代男性。腹痛・貧血で来院。造影CTで動脈瘤破裂による腹腔内血腫と診断され、直ちに血管造影を行った。
A：造影CT冠状断。胃周囲に血腫形成を認め、腹腔内出血、腹水貯留がみられた。
小網側の血腫内には、動脈瘤を示唆する点状造影域（↑）を認める。
B：胃十二指腸動脈造影。右胃動脈は蛇行・狭窄し、動脈瘤（↑）を認める。

- 偶然発見されるこの領域の動脈瘤としては脾動脈瘤がありますが、概ね2 cm未満は経過観察でよいとされます。ただし、妊娠中は破裂の可能性が高いことから、治療の適応は症例ごとに専門家に相談してください。
- 急性腹症として重要なのは、小動脈瘤が破綻し血腫を作っている場合に迅速に診断することです（図6）。症状や経過から少しでも動脈瘤破裂が疑われる場合は、迷わずdynamic CTを施行して、瘤や出血点の正確な位置を診断することが重要です。

典型所見がない場合の考え方

- 腸間膜動脈解離や閉塞は多くの場合、腸管虚血を伴い、強い腹痛があります。ただ、解離を認めるものの真腔・偽腔ともに造影され、腸管虚血のない症例や、動脈は閉塞しているものの血管径の腫脹がなく、腸管虚血を伴わないケースもあります。また、腸管虚血があるにもかかわらず、症状のない症例も見かけます。
- いずれにしても腸管虚血の有無の判断が、次なるステップ（経過観察か手術の判断）の分岐点となるので、最も重要です。腸管虚血の診断は、必ず単純・造影CTを比較して腸管壁の造影効果を評価します。特に出血壊死を生じた腸壁は、単純CTで高濃度であり、造影効果を判定する際に苦慮することがありますので、注意しましょう。

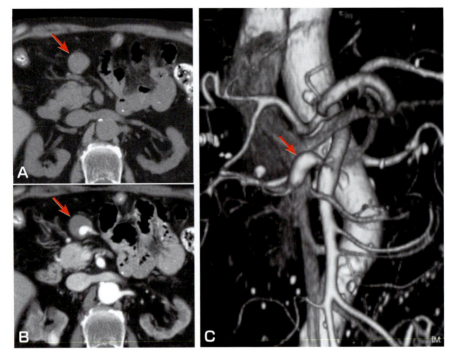

図7 中結腸動脈瘤切迫破裂
A：単純CT。膵頭部前方に腫瘤性病変があり、以前の画像に比べ増大していた。
B：造影CT動脈相。腫瘤様に見えた内部には強く造影される部分が存在し、動脈瘤の切迫破裂と診断された。
C：再構成像。中結腸動脈レベルの動脈瘤が確認できる。

- 末梢レベルの動脈瘤破裂による出血では、血腫が消化管壁と同様の濃度になって、虚脱した腸管や、腫瘍性あるいは炎症性病変の鑑別が困難な場合があります（図7）。症状から動脈瘤の可能性が少しでもあれば、dynamic CT で出血点を同定することが重要です。

次のステップ

- **上腸間膜動脈解離**は保存的治療が基本なので、CTでの経過観察を行います。図3の症例は、偽腔・真腔ともに血流が良好で、症状も軽度であったため、抗凝固療法で保存的に加療し、定期的に超音波検査で経過観察を行っています。
- **上腸間膜動脈閉塞**は腸管虚血が広範囲に生じると致死的であり、カテーテル治療や手術の適応をできるだけ早く、数時間以内に決定する必要があります。相談する専門医がいない施設では、早急に専門施設への搬送も考慮します。図4の症例は腸管虚血を伴っていなかったので、直ちに腹部血管造影を行い、上腸間膜動脈内にウロキナーゼを動注、血栓溶解療法を施行しました。翌日のCTでは血栓溶解しています。
- **内臓動脈瘤破裂・腹腔内出血**は自然止血例もありますが、基本的にはカテーテル治療や手術の適応を考慮し、専門医に相談すべきです。図6の症例は、血管造影で右胃動脈領域に動脈瘤形成を認めましたが、血管の蛇行が強く、動脈瘤の近傍までカテーテルを挿

入できませんでした。開腹手術となり、組織学的に分節性動脈中膜融解（SAM）と診断されました。

初心者が陥りやすいピットフォール

- **上腸間膜動脈解離**：解離腔は、血流の違いにより、造影早期では造影されないことがあります。動脈相・平衡相など2相撮影することにより、血栓化の有無を確認しましょう。後腹膜線維症が偽腔様に見える場合もありますが、低濃度部分の造影効果や分布に注意すれば鑑別可能です（図8）。
- **上腸間膜動脈閉塞**：高齢者では動脈硬化性変化のために、血管壁の石灰化と造影腔の見極めが難しいことがあります。CT画像の階調を調節しながら読影します。また、高濃度血栓で充満している上腸間膜動脈は、造影されているように見えることがあります。単純・造影CTを比較検討しながら読影しましょう。
- **上腸間膜静脈血栓症**：動脈だけでなく、静脈にも血栓が生じます。血管の連続性を確認し、動静脈の確認を怠らないでください（図9）。上腸間膜動・静脈は、通常は右に太い静脈、左に細い動脈がありますが、小腸が異常に拡張して腸間膜が回転した場合には、左右が逆転したように見える場合もあります。

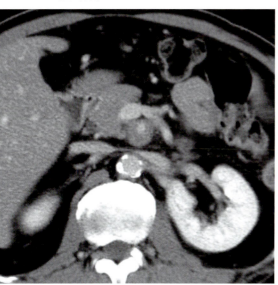

図8　後腹膜線維症
上腸間膜動脈周囲に軟部腫瘤陰影があり、若干造影されている。手術で後腹膜線維症と診断された。

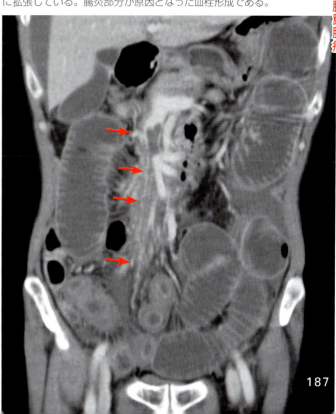

図9　静脈内血栓
右下腹部から連続性に、上腸間膜静脈内に血栓を認める。右下腹部回腸は感染性腸炎により肥厚し、近位部腸管は麻痺性に拡張している。腸炎部分が原因となった血栓形成である。

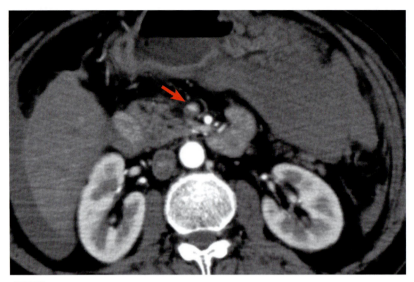

図10 静脈内血栓と見誤りやすい所見

上腸間膜静脈内に造影されない部分があるが、血栓ではなく、造影剤の静脈還流時間差による層流である。動脈相の画像で、時に見られる。

- 動脈相では、静脈内血栓と見誤る層流に注意しましょう。門脈系は、脾静脈と上腸間膜静脈の2方向から血流があり、動脈血の還流が必ずしも一定ではありません。そのため撮影タイミングによっては、血管内に非造影域が生じ、血栓のように見えることがあります（図10）。
- **腹部内臓動脈瘤**：脳動脈瘤と同様、破裂・未破裂でその扱いは異なります。破裂の際は、止血目的で、その施設で一番早くかつ確実な方法（血管内塞栓術あるいは手術）を選択します。未破裂の場合は専門医と相談の上、保存的治療、血管内治療、手術の適応を検討してください。

第4章　救急・当直での画像診断の進め方

4.11 腎梗塞・急性腎感染症

腎梗塞

疑わしい症状

- 腎梗塞は、腎動脈本幹や分枝の閉塞により腎組織が壊死に至った状態です。
- 原因としては、心房細動や心弁膜症、感染性心内膜炎に起因する心原性塞栓が多く、動脈硬化症や血管炎、外傷、手術、カテーテル検査なども原因になります。
- 急性の腹痛や背部痛、悪心、嘔吐、発熱などを呈します。疾患自体の頻度が少なく、特異的な症状がないため、他の急性腹症との鑑別が困難なことが多いです。特に、片側性の背部痛の場合には尿管結石などと誤診されることがあります。

必要な検査と典型的な画像所見

- 血液検査では LDH、AST といった逸脱酵素の上昇がみられます。
- グレースケール超音波や単純 CT では異常を検出することは困難で、ドプラ超音波や造影 CT で血流を評価する必要があります。
- 造影 CT では、梗塞部位が楔状や広い範囲の造影欠損域として描出されます。また、約半数の症例で、腎被膜や直下の皮質に沿って cortical rim sign と呼ばれる帯状の造影効果がみられ（図1）、特異性の高い所見です。この所見は、腎被膜動脈や腰動脈、副腎動脈、

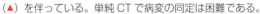

図1　腎梗塞
造影 CT で右腎腹側部に造影欠損域がみられ、cortical rim sign（▲）を伴っている。単純 CT で病変の同定は困難である。

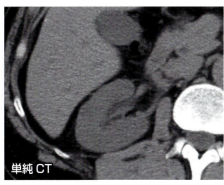
単純 CT

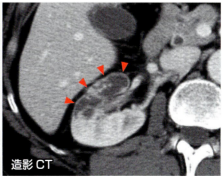
造影 CT

卵巣・精巣動脈、外腸骨動脈などからの側副血行路により皮質の血流が保たれていることを表しています。腎梗塞以外に、腎静脈血栓症や急性尿細管壊死、腎膿瘍でも cortical rim sign を呈することがあります。

典型所見がない場合の考え方

- Cortical rim sign がみられない場合、造影 CT で楔状の造影不良域を呈する他の腎病変との鑑別が必要です。急性腎盂腎炎、腎細胞癌や転移性腎腫瘍、悪性リンパ腫のような腫瘍性病変、IgG4 関連腎症などがあります（図2）。症状や既往歴、血液・尿検査、他臓器病変などから鑑別します。

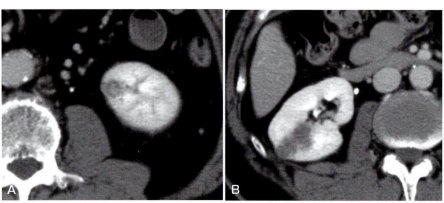

図2 楔状の造影不良を呈する腎病変
A：腎細胞癌　　B：転移性腎腫瘍（原発巣は胃癌）

次のステップ

- 造影 CT では対側の腎梗塞や脾梗塞、上腸間膜動脈血栓など、他部位の血栓塞栓症がないかを詳細に評価します。
- 治療は鎮痛薬投与などの対症療法が基本となります。
- 心電図や心臓超音波での心房細動や心弁膜症、心房内血栓の評価など、基礎疾患の検索も行います。心原性塞栓が原因の場合には、抗血栓療法を行います。

初心者が陥りやすいピットフォール

- 腎梗塞は非特異的な症状で発症し、頻度が少ないため、鑑別疾患として想起されずに尿路結石などと誤診されることがあります。また、グレースケール超音波や単純 CT では異常を検出するのは困難です。
- 尿路結石がないにも関わらず疼痛が激しい、心原性塞栓の原因となる心疾患がある、などの状況では、積極的に腎梗塞を疑って造影 CT を施行することが大切です。

急性腎感染症

疑わしい症状

- **急性腎盂腎炎**は急性細菌性腎炎の一病型で、下部尿路からの上行感染が多く、血行感染のこともあります。前者では主に大腸菌などのグラム陰性桿菌、後者ではブドウ球菌やレンサ球菌が起因菌となります。尿路結石や腫瘍、前立腺肥大などによる尿路閉塞や膀胱尿管逆流、糖尿病、免疫能低下、妊娠などが罹患しやすい要因です。
- 発熱、悪寒、側腹部痛や背部痛、悪心、嘔吐といった症状を呈し、他の急性腹症との鑑別を要します。頻尿や排尿障害などの下部尿路症状を伴うこともあります。
- 通常は抗菌薬で治癒しますが、治療が遅れたり免疫能低下があったりすると、腎膿瘍・腎周囲膿瘍や、尿路閉塞を伴う場合には膿腎症に移行することがあります。**腎膿瘍**は腎実質内に膿が貯留したもので、腎外へ進展したものを**腎周囲膿瘍**といいます。**膿腎症**は水腎症で拡張した腎盂・腎杯に感染をきたし、尿路に膿が貯留した状態です。
- **気腫性腎盂腎炎**は急性腎盂腎炎の特殊型で、進行が早く早期から敗血症に移行し、致死率が15〜20％と高い疾患です。糖尿病を高率に合併し、通常は大腸菌や肺炎桿菌などの通性嫌気性菌の感染により生じます。腎実質内でのブドウ糖濃度の上昇と炎症による虚血のため嫌気性解糖が行われ、二酸化炭素が生成され気腫が生じます。

必要な検査と典型的な画像所見

- 急性腎盂腎炎は通常、症状や尿検査、血液検査で診断でき、抗菌薬により速やかに治癒するため、画像検査は必要ありません。治療効果が不良な場合や、腎盂腎炎を繰り返す場合、尿路結石などの泌尿器疾患や泌尿器手術歴がある場合に、画像検査の適応となります。画像検査としては、短時間で尿路全体を把握できるCTが最も有用です。
- 急性腎盂腎炎では、単純CTで腎周囲脂肪織の索状の濃度上昇がみられ、非特異的ですが鋭敏な所見です。軽度の腎腫大がみられることもあります。造影CTでは楔状や線状の造影不良域が単発あるいは多発してみられます（図3）。

図3　急性腎盂腎炎

右腎に楔状や線状の造影不良域（↑）が散見され、腎周囲脂肪織の索状の濃度上昇（▲）もみられる。

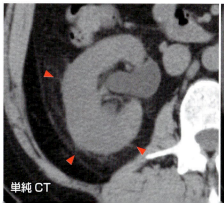
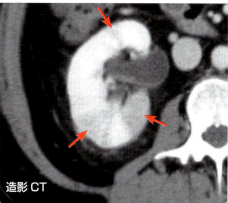

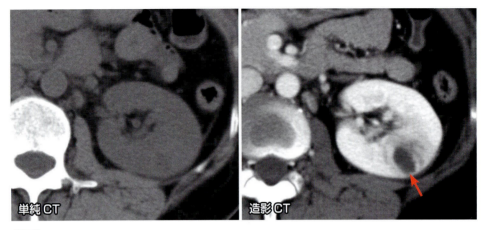

図4 腎膿瘍

左腎背側部に造影不良域と造影効果を示さない囊胞（↑）が存在し、急性腎盂腎炎と腎膿瘍の所見である。単純CTでは、膿瘍は腎実質よりやや低吸収を示すものの、判別は難しい。

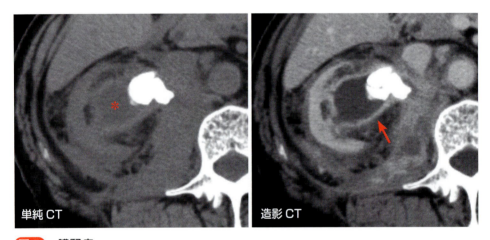

図5 膿腎症

右腎盂から尿管移行部の粗大な結石により尿路閉塞、水腎症をきたしている。拡張した腎杯（＊）のCT値は27HUと通常の水腎症より高く、腎杯壁の肥厚（↑）がみられ、膿腎症の所見である。炎症は腎周囲に広く波及し、右大腰筋にも進展している。

- 腎膿瘍・腎周囲膿瘍は、<u>厚い壁を有し造影効果を示さない低吸収域</u>として描出されます（図4）。膿腎症では、拡張した腎盂・腎杯のCT値が15〜30HU程度と通常の水腎症に比べて高く、腎盂・尿管壁の肥厚がみられます（図5）。貯留した膿は、超音波検査では内部エコーを伴った液体貯留として描出されます。
- 気腫性腎盂腎炎は腎盂・腎杯や腎実質、腎周囲腔にガスを同定することで診断されます（図6）。液体貯留や膿瘍、既存構造の破壊を伴うこともあります。

典型所見がない場合の考え方

- 急性腎盂腎炎では、造影 CT で造影不良域が腫瘤状の形態を呈することがあります。画像上は腫瘍性病変との鑑別が必要となりますが、臨床所見と合わせて診断可能です。
- 膿瘍は早期には被膜が不完全で、周囲の腎実質が炎症により造影不良となるため、明瞭に描出されないことがあります。初回検査時に膿瘍がなくても、治療効果が不良で膿瘍が疑われる場合には再検査が必要です。

次のステップ

- 尿路結石や腫瘍などによる尿路閉塞があれば、再燃を繰り返すため、これらの基礎疾患に対する治療が必要です。
- 膿瘍のサイズが大きい場合や抗菌薬で治療効果が不良な場合には、ドレナージの適応となります。
- 気腫性腎盂腎炎は致死率が高いため、早期にドレナージや腎摘除術が必要となる疾患です。CT による重症度分類（表1）と臨床的なリスクファクター（血小板減少、急性腎不全、意識障害、ショック）を評価し、治療法を選択することが提唱されています。

初心者が陥りやすいピットフォール

- 急性腎盂腎炎は、治療が遅れたり免疫能低下があったりすると、重症化することがあります。画像検査を行う際には、臨床所見と合わせて適切な治療が行えるよう、結石や腫瘍などによる尿路閉塞、膿瘍、ガスといった所見を見逃さないことが重要です。

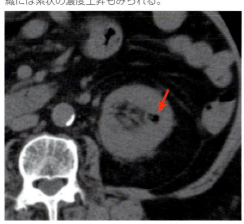

図6 気腫性腎盂腎炎
腎実質に限局するガス（↑）が存在し、腎周囲脂肪織には索状の濃度上昇もみられる。

表1 気腫性腎盂腎炎の CT 分類

class	CT 分類
1	ガスが腎盂・腎杯内に限局
2	ガスが腎実質に限局
3A	ガスや膿瘍が腎周囲腔に拡がる
3B	ガスや膿瘍が前・後腎傍腔に拡がる
4	片腎患者もしくは両腎病変

Huang JJ, et al. Arch Intern Med 2000；160：797-805

第4章 救急・当直での画像診断の進め方

4.12 尿路結石

疑わしい症状

- 尿路結石は生涯罹患率が男性で15.1％、女性で6.8％と頻度の高い疾患です。また、再発率が高く、10年の間に約半数が再発します。尿路結石の96％は上部尿路（腎、尿管）の結石です。
- **腎結石**では無症状、もしくは軽い鈍痛程度のことが多いです。
- **尿管結石**では腎疝痛と呼ばれる突然の激しい側腹部痛や腰背部痛、下腹部や外陰部への放散痛を呈します。悪心、嘔吐などの消化器症状を伴うことも多く、消化器疾患との鑑別が必要です。

必要な検査と典型的な画像所見

- 急性腹症で尿路結石を疑う場合、まずは超音波検査を行います。無侵襲であり、上部尿路の閉塞による水腎症の評価に有用です。
- 単純X線写真での結石の検出感度は44〜77％とされ、高いとはいえません。
- 単純CTでは小さな結石やX線透過性の結石も描出され、感度は94〜100％、特異度は92〜100％と高く、確定診断に用いられます。
- 結石はCTで高吸収に描出され、生理的狭窄部である腎盂尿管移行部、総腸骨動脈交叉部、尿管膀胱移行部で嵌頓しやすく、これらの部位に多く見られます（図1）。

図1 尿路結石の好発部位（単純CT）
A：腎盂尿管移行部　B：総腸骨動脈交叉部　C：尿管膀胱移行部

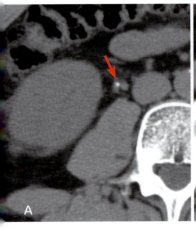
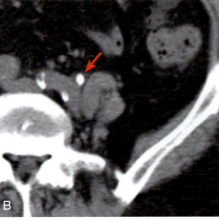
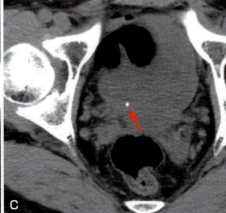

- また、腎盂・腎杯や尿管の拡張、腎周囲脂肪織の濃度上昇、腎腫大などの二次所見が、尿管結石による閉塞例の90〜95%にみられます（図2）。

典型所見がない場合の考え方

- HIV感染症治療薬であるインジナビルは、尿路結石の合併が多いことが知られています。インジナビル結石はCT値が15〜30HUと軟部組織に近く、CTでの検出が困難です。同薬剤による治療中は注意が必要です。
- 二次所見がない場合には、単純CTで下部尿管結石と**静脈石**（静脈壁に形成された血栓が石灰化したものと考えられています）が紛らわしいことがあります。尿管結石では50%程度の症例で、尿管壁の浮腫により結石周囲にリング状の軟部影（tissue rim sign）がみられ、特異度が高い所見です（図3）。静脈石は下部尿管よりも外側、足側にみられることが多いです。
- 尿路結石を疑う症状のある側に二次所見があるにも関わらず、結石が指摘できないことがあります。排石された直後の状態と考えますが、腎盂腎炎や腎静脈血栓症などでも同様の画像所見がみられるので、注意が必要です。
- 尿管結石疑いで施行された単純CTの10〜15%で、胆嚢炎、虫垂炎、大腸憩室炎などの尿路外疾患が診断されます。結石が見つかったとしても、他疾患を除外できることにはなりません。

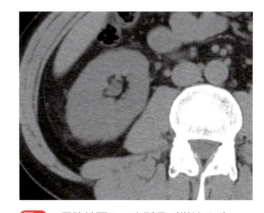

図2 尿路結石の二次所見（単純CT）
右尿管結石（提示していない）に伴い、右腎の腫大と周囲脂肪織濃度上昇、腎盂・腎杯の拡張がみられる。

図3 下部尿管結石と静脈石（単純CT）
A：下部尿管結石。結石の周囲にリング状の軟部影＝tissue rim sign（▲）がみられる。
B：静脈石。尿管よりも足側にみられる。

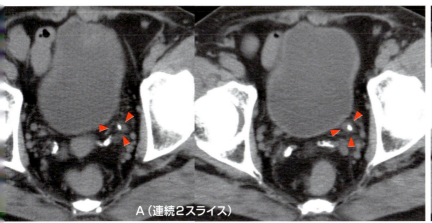
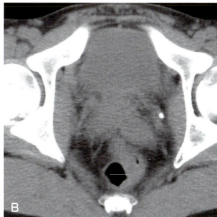

次のステップ

- 10 mm 未満の尿管結石の多くは自然排石が期待できるので、保存的に経過観察します。1ヵ月以内に排石されない場合は、積極的な治療を考慮します。
- 結石の治療には体外衝撃波結石破砕術、経尿道的結石破砕術、経皮的結石破砕術などがあります。一部の結石には、薬物療法による結石溶解療法が適応となります。
- 尿路閉塞に腎盂腎炎や尿溢流（尿が腎周囲腔や尿管周囲など尿路外にあふれた状態）、腎後性腎不全を伴う場合には、緊急の腎瘻造設や尿管ステント留置が必要です。

初心者が陥りやすいピットフォール

- 尿路結石による側腹部痛や嘔気、嘔吐などの消化器症状は、虫垂炎や大腸憩室炎といった消化器疾患でもみられます。また、結石があっても他疾患を除外できることにはなりません。CTでは他疾患の確認も重要です。
- 画像検査では結石の存在診断だけでなく、治療方針決定のため結石の大きさや、腎盂腎炎や尿溢流などの合併症の評価も重要です。

4.13 急性前立腺炎・急性陰囊症

疑わしい症状

- **急性前立腺炎**は成人発症がほとんどで、前立腺生検や尿道カテーテル留置などの下部尿路操作後に発症するものと、これらの既往がなく発症するものがあります。主な起因菌は大腸菌などのグラム陰性桿菌です。
- 排尿痛、頻尿、排尿困難、会陰部不快感、会陰部痛といった局所症状に加え、発熱や全身倦怠感などの全身症状を認めます。直腸診では、圧痛と熱感を伴う腫大した前立腺を触知します。
- 糖尿病や免疫能低下状態、下部尿路操作後では**前立腺膿瘍**を併発することがあり、急性前立腺炎の1〜2％程度でみられます。
- 陰囊の急性疼痛、腫脹、発赤などを呈するものを**急性陰囊症**と呼びます。疾患としては精巣捻転症、付属小体捻転症、精巣上体炎が多く、その他に外傷や鼠径ヘルニア、精巣炎などがあります。
- **精巣捻転症**は、精索を軸として精巣上体と精巣が捻転し血流障害を生じる疾患で、新生児期と思春期に好発します。突然の陰囊の疼痛と腫脹で発症しますが、下腹部痛や鼠径部痛が主訴のことや、悪心・嘔吐を伴うことがあります。過去に一過性の陰囊痛の既往がある場合には、自然解除していたと考えられます。精巣挙筋反射の消失は感度・特異度とも高く、診断に有用です。
- **付属小体捻転症**は、胎生期の遺残物である付属小体（精巣垂、精巣上体垂、精巣傍体、迷管）が捻転したもので、90％が精巣垂、10％が精巣上体垂です。7〜12歳に好発し、症状は一般に精巣捻転症より軽度で、無症状のこともあります。
- **精巣上体炎**は通常、尿道炎や前立腺炎などの尿路感染症からの上行感染によって生じます。性的活動期の35歳以下ではクラミジアや淋菌が起因菌となることが多く、小児や中高年者では大腸菌やプロテウス菌などが起因菌となります。陰囊の疼痛と腫脹に加え、通常は発熱を伴います。糖尿病や免疫能低下状態では重症化し、膿瘍形成や精巣炎を合併することがあります。

必要な検査と典型的な画像所見

- 急性前立腺炎は通常、症状と直腸診、尿検査（**膿尿**、**細菌尿**）で診断されます。抗菌薬への反応性が乏しく膿瘍形成が疑われる場合や、他部位の尿路感染症や骨盤会陰部の感染症と鑑別が難しい場合に、画像検査を行います。
- 急性前立腺炎では、造影CTで造影増強効果を伴う腫大した前立腺を認めます。膿瘍があ

れば、造影されない明瞭な低吸収域として描出されます（図1）。

- 急性陰嚢症では、緊急の外科的処置が必要な精巣捻転症の診断、除外が最も重要です。画像検査では超音波検査が第一選択で、精巣捻転症においては感度64％以上、特異度97％以上と報告されています。精巣・精巣上体の血流やサイズ、出血壊死を評価します。異常所見の把握には健側との比較が重要です。
- 精巣捻転症では、ドプラ超音波で精巣の血流低下、欠損を認めます（図2）。出血壊死をきたした場合には、精巣実質エコーは不均一になります。また、捻転している精索も描出されます。
- 付属小体捻転症では、捻転を直接検出するのは困難です。付属小体は精巣近傍に腫大した小結節として描出されます。
- 精巣上体炎では精巣上体の腫大と血流増加を認めます（図3）。尿検査（膿尿、細菌尿）や血液検査（白血球数とCRPの上昇）も参考となります。

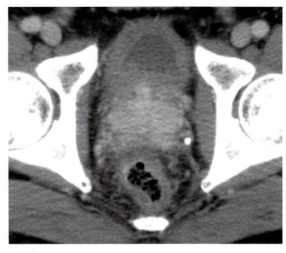

図1　急性前立腺炎

前立腺は腫大し、全体が強く造影されている。炎症の波及により、周囲脂肪織の濃度上昇や膀胱・直腸の浮腫状の壁肥厚がみられる。

典型所見がない場合の考え方

- 精巣捻転症の急性期で出血壊死をきたしていない場合、超音波では精巣実質エコーは不均一になりません。また、思春期以前は、正常例でも精巣血流の同定は困難なことが多

図2　精巣捻転症
A：カラードプラ超音波短軸像。精巣の血流は右側では保たれ、左側で欠損している。
B：長軸像。捻転した左精索内の血流も欠損している。

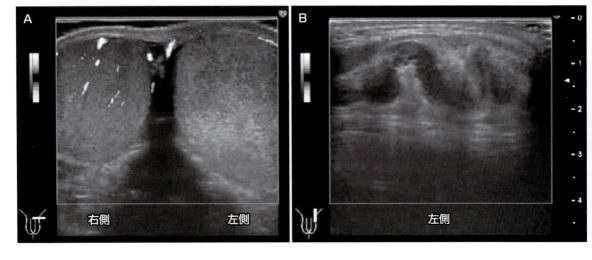

いとされています。

- 急性陰嚢症は臨床所見や超音波で診断可能なことが多いですが、困難な場合には造影MRIも考慮します。特に造影剤をボーラス静注して撮影するダイナミックMRIのサブトラクション像が血流評価に優れています。MRIは出血壊死の評価にも優れています。
- 精巣捻転症で捻転の程度が軽い、もしくは自然解除した場合には、血流低下を認めないこともあり、臨床所見と合わせて慎重に評価します。

次のステップ

- 急性前立腺炎は通常、抗菌薬で治癒しますが、前立腺膿瘍に対しては外科的ドレナージが必要です。また、尿閉をきたした場合には膀胱瘻造設が必要です。
- 精巣捻転症では、治療が遅れると精巣摘除が必要となるため、緊急の外科的処置が必要です。精巣捻転症を否定できない場合は、陰嚢試験切開が行われます。6～12時間以内に捻転が解除できれば、精巣を温存できる可能性が高いとされています。
- 付属小体捻転症では保存的治療を行いますが、疼痛が続く場合は付属小体の摘除を行います。精巣上体炎には抗菌薬治療を行いますが、膿瘍形成を伴う場合は切開排膿も必要となります。

初心者が陥りやすいピットフォール

- 精巣捻転症は思春期男子に好発するので、症状を自ら隠す場合もあり、意外に診断が難しいことは注意してください。精巣捻転症でないことが確認できるまでは鑑別に入れ、臨床所見や超音波で鑑別が困難な場合には、造影MRIも考慮します。

図3 精巣上体炎
カラードプラ超音波長軸像。左精巣上体頭は右と比較して腫大し、血流増加がみられる。

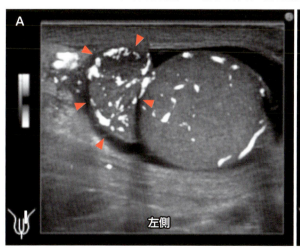
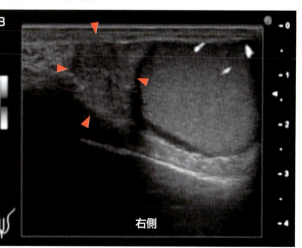

第4章 救急・当直での画像診断の進め方

4.14 胆石・胆嚢炎

疑わしい症状

- **胆石**のみでは無症状のことも多く、健診などで偶然見つかることも多いです。しかし、胆嚢炎にまでならなくとも、胆嚢頸部や胆嚢管に一過性に嵌頓し、胆嚢収縮時に右季肋部・心窩部痛の原因となることがあります（胆石発作）。なお、無症候性または軽症状胆石保有者は年率1〜3％で有症状化すると言われています。
- **胆嚢炎**の典型的な症状は食後の右季肋部・心窩部痛、発熱、悪心・嘔吐であり、血液検査で白血球・CRP上昇や軽度の高ビリルビン血症などを認めます。
- 胆嚢炎の多くは胆石を伴い、無石胆嚢炎は5〜15％程度と言われています。一方、外科手術後の胆嚢炎の90％は無石胆嚢炎とも言われており、肝臓の動脈塞栓術（TAE）後にも発症することがあります。

必要な検査と典型的な画像所見

- 第一選択は超音波検査です。教科書的には、超音波検査で消化管ガスや胆石が充満して

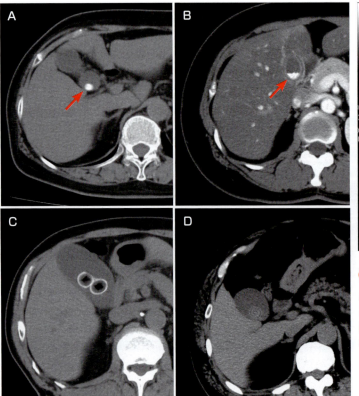
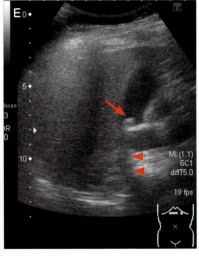

図1 胆石の見え方

A〜D：CTでは高吸収、低吸収、等吸収など様々な濃度の胆石がある。
E：超音波では高輝度結節（↑）として認められ、acoustic shadow（▲）を伴う。

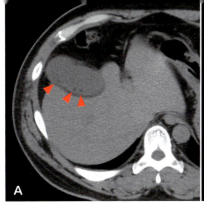
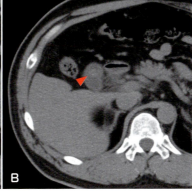

図2 胆石の局在
A：胆嚢体部に低吸収な小結節を3つ認める。
B：胆嚢頚部に淡い高吸収結節を認める。

いるために胆嚢の描出・評価が難しい場合や、合併症の評価のためにCTを施行するとされています。しかし、被曝のリスクの低い中高年では、最初にCTが撮像されることも多いです。

- 胆石は、超音波検査では高輝度結節として描出されます。可動性があり、後方音響陰影（acoustic shadow）を伴うことがポリープとの鑑別点です（図1E）。
- 可動性の評価は、体位変換を行って、壁と病変の位置が変化するかどうかを観察します。胆石は壁とは関係なく、自由に動きますが、ポリープは胆嚢壁から発生するので、体位を変化させると動くことが診断に重要です。
- 超音波検査では、診断精度の高いUS Murphy's sign（プローブによる胆嚢部の圧痛）も確認できます。
- CTでは多くの結石は高吸収結節として描出されますが、胆汁と等吸収の胆石もあります（図1）。
- 過去の画像と比較する場合、以前あった胆石を認めないときは、他の場所に移動した可能性を考えます。胆嚢管へ嵌頓し、胆嚢炎を発症することもあれば（図3）、総胆管に移

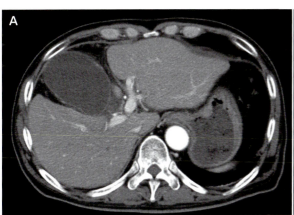
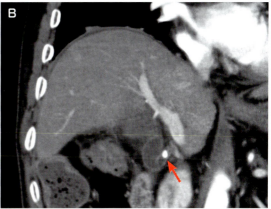
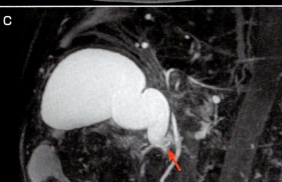

図3 胆嚢管への嵌頓（60代男性）
A：造影CT。胆嚢は腫大している。胆嚢壁肥厚は目立たないが、壁構造がやや不整で造影効果が弱い部分がある。
B：胆嚢管に結石が嵌頓している。
C：MRCPで胆嚢腫大の全景が確認できる。胆嚢頚部に胆石の存在を疑う淡い欠損像（↑）がある。

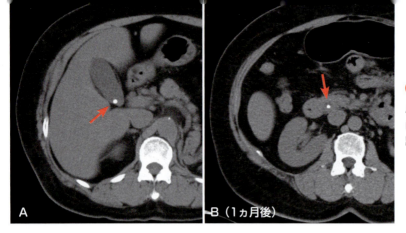

図4 総胆管への嵌頓（60代女性）
A：単純CTで胆嚢内に高吸収結節を認める。
B：1ヵ月後。胆嚢内には以前認めた胆石を認めず、総胆管内に落下していた。

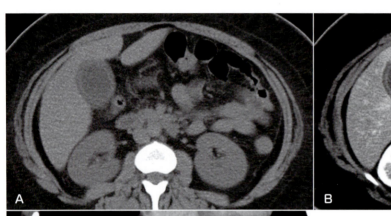

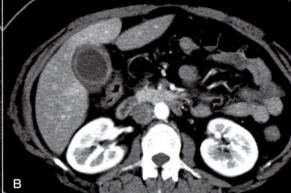

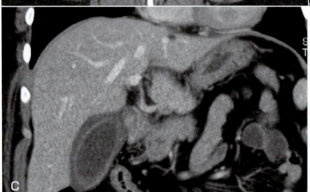

図5 胆嚢炎による胆嚢壁肥厚（40代女性）
A：単純CT。胆嚢壁肥厚を認める。
B：造影CT動脈相。胆嚢壁肥厚を認める。粘膜面は強く造影され、その周囲に浮腫をきたした粘膜下組織と思われる低吸収域を認める。周囲肝実質に淡い早期濃染像を認める。
C：造影CT平衡相。胆嚢壁肥厚を認める。壁の不整や途絶像などは認めない。

動していること（図4）もあります。可動性の確認の可否や描出能の差から、CTよりも超音波検査の方が胆石の診断能に優れます。

・胆嚢炎では、超音波検査・CTともに、胆嚢腫大、胆嚢壁肥厚、胆嚢周囲液貯留を認めます。CTでは周囲脂肪織濃度上昇、胆汁濃度上昇、さらに造影CTでは周囲肝実質に早期濃染などの所見を認めることがあります（図5）。

典型所見がない場合の考え方

・胆嚢腫大、胆嚢壁肥厚、周囲液貯留があれば、胆嚢炎と診断するのは容易です。いずれかしかない場合は他の疾患でもみられる所見です。臨床症状、血液検査と合わせて判断するしかありませんが、決め手に欠ける場合は、経過観察することも大切でしょう。

画像による重症度・合併症の評価

- 主に CT（造影が望ましい）で、周囲への炎症波及の程度を評価します。周囲液体貯留・脂肪織濃度上昇や周囲肝実質の動脈相での濃染が参考になります。
- 胆嚢捻転が原因の場合（図6）や、気腫性胆嚢炎、壊疽性胆嚢炎の場合は中等症以上の胆嚢炎と考えられ、速やかな治療（緊急手術もしくは緊急ドレナージ術）が必要になります。
- **壊疽性胆嚢炎**では、胆嚢壁の造影効果不良、壁の不整・途絶像を認めます（図7）。胆嚢

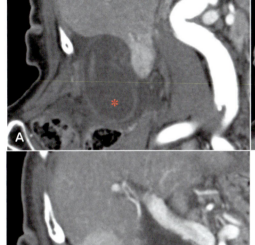

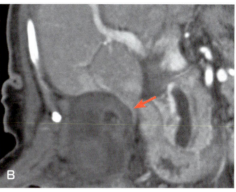

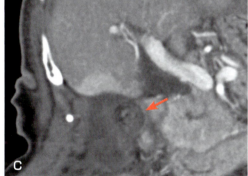

図6　胆嚢捻転による急性胆嚢炎（80代女性）

A：造影 CT で胆嚢は軽度腫大しており、周囲に液貯留を認める。胆嚢底部（＊）や体部が肝臓と接していない。
B・C：胆嚢頚部〜胆嚢管（↑）が渦巻き状に回転している。手術が施行され、遊走胆嚢であった。

図7　壊疽性胆嚢炎（80代男性）

造影 CT で胆嚢腫大と壁構造の不整、菲薄化を認める。壁構造が不明瞭な部分（▲）があり、壊死を疑う。なお、近傍にある嚢胞性病変（＊）は腎嚢胞である。

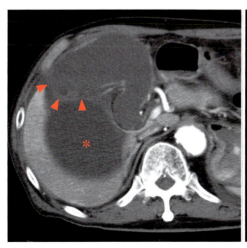

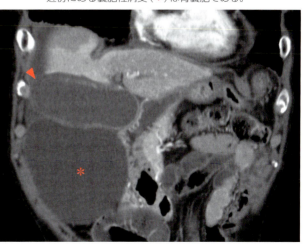

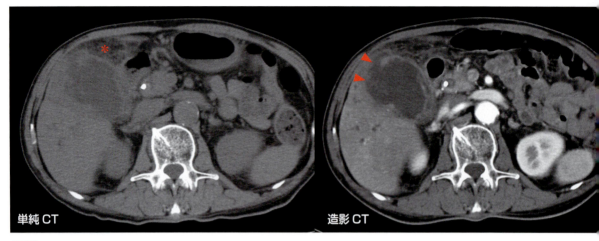

🔴 図8　壊疽性胆嚢炎

70代男性。胆嚢腫大と周囲脂肪織濃度の上昇（＊）を認める。胆嚢壁構造は非常に不整（▲）である。

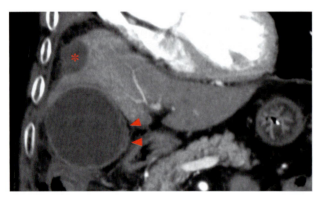

🔴 図9　壊疽性胆嚢炎・肝膿瘍合併

80代男性。造影CTで胆嚢腫大を認め、胆嚢壁に一部不整な部分（▲）がある。また、肝被膜下に囊胞性病変（＊）を認める。
手術施行され、壊疽性胆嚢炎と肝被膜下膿瘍であった。

🔴 図10　壊疽性胆嚢炎・腹膜炎合併

70代男性。単純CTで軽度胆嚢腫大と胆嚢壁肥厚を認める。周囲脂肪織濃度上昇と周囲にやや高吸収な液貯留を認める（▲）。手術施行され、胆汁性腹膜炎を合併していた。

🔴 図11　気腫性胆嚢炎

70代女性。単純CTで胆嚢壁に沿ってairを認める。肝門部にもairを認めるが消化管穿孔はなく、気腫性胆嚢炎由来のairであった。(公立甲賀病院・井本勝治先生のご厚意による)

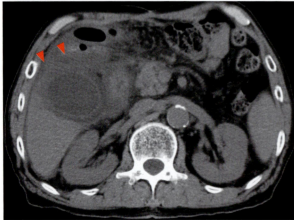

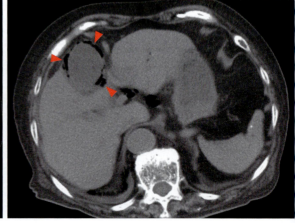

- 壁の壊死がひどいと、胆嚢の構造がよくわからなくなります（図8）。
- 合併症として胆嚢周囲膿瘍や肝膿瘍（図9）、胆汁性腹膜炎（図10）を認めることがあり、これらの所見がある場合も中等症以上の胆嚢炎と考えられます。
- **気腫性胆嚢炎**（図11）では胆嚢壁内にガスを認めます。

次のステップ

- 胆嚢炎がなく、症状が胆石発作のみで軽快している場合は（もちろん腹痛の原因となる他疾患を除外した上で）経過観察でよいでしょう。
- 明らかな胆嚢炎がある場合は、基本的には手術（腹腔鏡下胆嚢摘出術）になります。ただし、炎症が強い場合やすぐに手術ができない場合は経皮経肝胆嚢ドレナージ（PTGBD）を施行し、二期的に手術を行う場合もあります。炎症が軽度の場合は鎮痛剤と抗菌薬で内科的に対処する場合もあります。

初心者が陥りやすいピットフォール

- 胆嚢の大きさ、胆嚢壁の厚さは、食事により変化します。絶食が続いている人の胆嚢は軽度腫大していることがあります。胆嚢腫大の基準として短軸4cm、長軸8cm以上という基準がありますが、食後であるのに腫大していることや緊満感があること（具体的には胆嚢のくびれの消失）が大切です。
- 胆石が内腔を充満した場合や、強すぎる音響陰影を作った場合は、胆嚢の位置自体が不明確になり、超音波で診断困難になることがあります。その場合は、圧痛などと合わせて評価することが大切です。
- 胆嚢壁肥厚は3～4mm以上を有意な肥厚と考えます。しかしながら、胆嚢壁肥厚は非特異的な所見であり、肝硬変やネフローゼ、心不全などのうっ血性の変化でも認めることがあります。超音波検査で壁の層構造を確認することが鑑別点になりますが、慣れていないと難しいかもしれません。
- **胆嚢癌**は様々な臨床症状と画像所見を呈し、炎症性疾患と紛らわしい場合があります。中高年以上の胆嚢病変では必ず悪性腫瘍の可能性を念頭に鑑別診断しましょう。

第4章　救急・当直での画像診断の進め方

4.15 肝腫瘍破裂

疑わしい症状

- 肝腫瘍の既往がある人の急激な腹痛と貧血、ショックバイタルで疑います。
- **原発性肝細胞癌**（hepatocellular carcinoma：HCC）が原因として最も多い腫瘍です。転移性肝腫瘍では破裂はまれですが、肺癌、腎細胞癌、悪性黒色腫では比較的多いとされています。まれに良性腫瘍の破裂もあり、経口避妊薬常用者では肝腺腫の破裂も鑑別にあげる必要があります。
- 中分化以上のHCCでは、3〜15%の頻度で破裂をきたすと言われており、HCCの最も重要な死因の1つです。

必要な検査と典型的な所見

- 第一選択は造影 dynamic CT ですが、症状が非典型的な場合はまず単純 CT のみを撮像されることもあります。
- 単純 CT では<u>血性腹水</u>の有無を確認します。<u>CT 値が高い（白っぽい）腹水があることになります</u>（図1）。実際に CT 値を測ることも重要です。血性では 45〜70 HU 程度になると言われています。正常腹水と fluid-fluid level を形成することもあります。

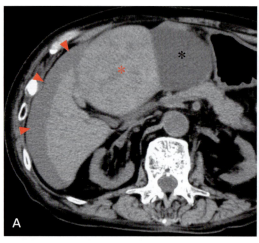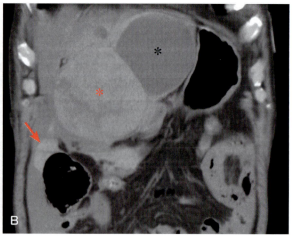

図1　血性腹水を伴う肝腫瘍（80代男性、単純CT）

A：肝外側区に腫瘤性病変を認める（＊）。肝表面には外側区の嚢胞（＊）と比べて高吸収な腹水を認め、血性腹水を疑う（▲）。
B：横断像と同様に腫瘤性病変と血性腹水を認める。血性腹水の中に特に高吸収な部分があり、血腫を疑う（↑）。

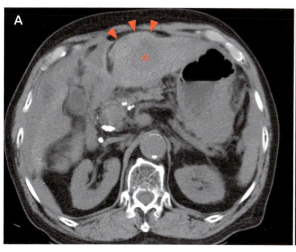
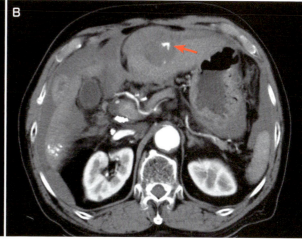

図2 肝表面に血腫を伴う結節性病変(70代男性)

A:単純CT。肝表面に突出する結節性病変(＊)。近傍の肝表面には高吸収な液体貯留があり、血腫と考えられる(▲)。

B:造影CT動脈相。結節表面に造影剤の血管外漏出像を認める(↑)。

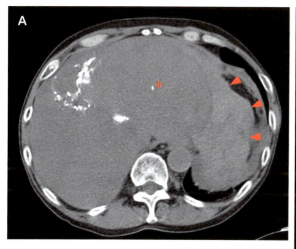
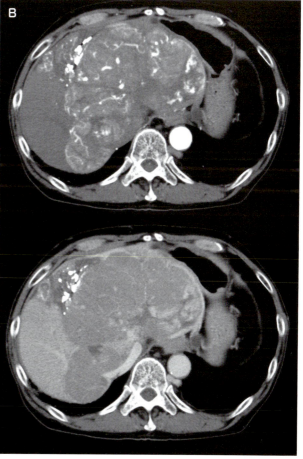

図3 血腫を伴う巨大肝腫瘍(70代男性)

A:単純CT。境界がややわかりにくいが、肝左葉を中心に巨大腫瘤を認める(＊)。一部に肝動脈化学塞栓療法(TACE)後と思われるリピオドール貯留を認める。肝臓の左側に高吸収の塊状構造があり、血腫と考えられる(▲)。

B:2ヵ月前の造影CT(動脈相と平衡相)。肝左葉を中心に肝臓の大部分を占拠する塊状の腫瘤を認める。

- 造影dynamic CTでは造影剤の**血管外漏出**（extravasation）を確認します（図2）。
- 出血の原因となる肝腫瘍は、肝表面に位置し、ある程度の大きさがあることが多いです（図3）。
- 腫瘍内の出血が腹腔内へ出ている場合もあります。通常、HCCや転移性肝腫瘍は単純CTでは低吸収を呈しますが、内部に高吸収域が出現している場合は出血が疑われます（図4）。

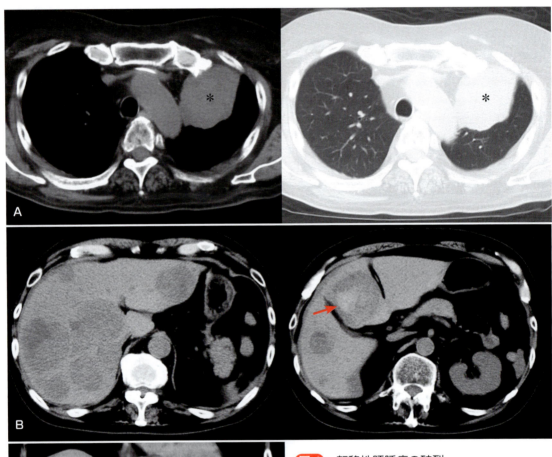

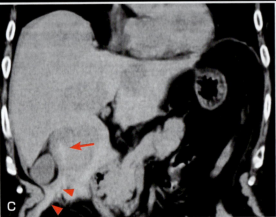

図4　転移性肝腫瘍の破裂

70代男性。肺小細胞癌、多発肝転移。腹痛で受診。
A：左肺上葉に腫瘤性病変（＊）を認め、既知の肺小細胞癌である。
B：肝内には多数の低吸収腫瘤を認め、既知の肝転移である。S4の腫瘤内には高吸収域を認め、出血が疑われる（↑）。
C：S4の腫瘤内の高吸収域は血性腹水（▲）と連続しているように見える。

典型的な所見がない場合の考え方

- 血管外漏出像は 20％程度にしか認められないと言われています。血腫の局在と腫瘍の位置から、ある程度出血源が予想できます。肝表面にある腫瘍が出血の原因として疑われます。

次のステップ

- CT で出血が疑われる場合は血管造影検査を行い、そのまま動脈塞栓術（TAE）を行います。

初心者が陥りやすいピットフォール

- 血腫は、腹水による希釈や時間経過（48 時間以上）のために高吸収を呈さないことがあります。また、造影 CT では血性腹水では低吸収に見えるため、単純 CT も必ず撮像し、比較することが大切です。
- 造影 CT での血管外漏出像は単純 CT、動脈相と平衡相の比較で確認することが大切です。造影 CT の高吸収部分でも、単純 CT で高吸収であれば、それは造影剤による高吸収ではないからです。また、動脈相での血管外漏出像が平衡相でさらに広がっていることは診断をより確実にしますし、動脈相では微細で不明瞭であった血管外漏出像が平衡相ではっきりし、診断できることもあります。

第4章 救急・当直での画像診断の進め方

4.16 肝膿瘍

疑わしい症状

- 上腹部痛と発熱、肝胆道系酵素上昇で疑われますが、これらの症状は非特異的です。
- 消化管疾患から経門脈的に、胆道系疾患から直接波及で感染することが多いとされますが、特発性も少なくありません。
- 糖尿病、肝胆道系疾患、膵臓疾患の存在はリスク因子となります。胆石や閉塞性黄疸、上腹部手術や異物誤飲が原因となる場合もあります。
- 起因菌は *Klebsiella pneumoniae* や *Escherichia coli* などの細菌が80〜90%を占めます。海外渡航歴がある患者や男性同性愛者ではアメーバ性、免疫不全の患者ではカンジダ、アスペルギルス、クリプトコッカスなどのような真菌性も念頭におく必要があります。

必要な検査と典型的な所見

- 造影 dynamic CT が有用です。平衡相のみの造影 CT では、囊胞と間違えてしまう可能性もあるので注意しましょう。
- 単純 CT では、膿瘍は境界不明瞭な囊胞性病変として認められ、内部の CT 値は通常の囊胞よりやや高めのことが多いです（図1）。肝実質と等濃度で、単純 CT では輪郭が不明瞭なこともあります。膿瘍内部に隔壁構造を認めることもあります。まれに、膿瘍内部にガスを認めることがあります。

図1　肝内胆管癌術後（80代男性）
A：単純 CT。肝内に低吸収域を認める。小さいものはややわかりにくい。
B：造影 CT 動脈相。病変の辺縁に造影効果を認める。多発肝膿瘍を疑う。

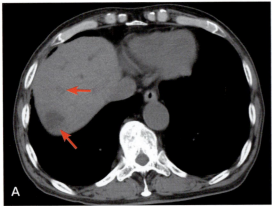
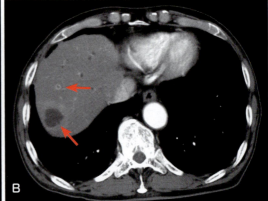

- 造影CTでは、膿瘍腔周囲に濃染域が認められます。特に動脈相ではdouble target signを呈することもあります（図2）。単純と造影後を比べて、囊胞性病変が造影後で小さく見えていたら、おかしいと思いましょう。
- 膿瘍の内容液を評価するには、MRIが有用です。T2強調画像で高信号、T1強調画像で低信号〜等信号、拡散強調像で高信号を呈します（図3）。拡散強調画像ではADC低下を確認することが大切です。拡散制限があるということが膿瘍を疑う所見だからです。
- 内容液の濃度によっては充実性病変のように見える場合もあり、肝転移との鑑別が必要になる症例もあります。
- 単発、多発どちらもあり得ます。肝内胆管に沿って多発する場合もあります。アメーバ性では単発で右葉に発生することが多く、真菌性では多発微小膿瘍であることが多いと言われています。

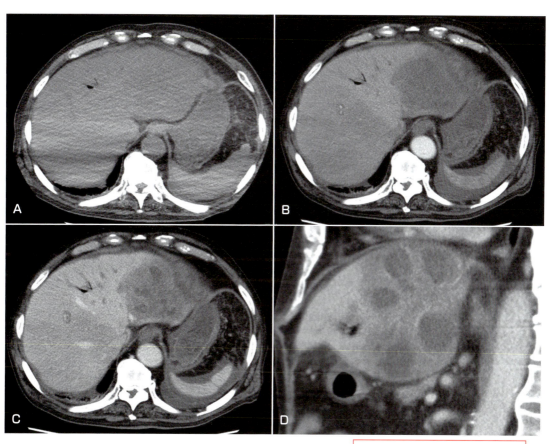

図2　肝膿瘍

80代男性。胆摘の既往あり。基礎疾患に糖尿病。
A：単純CT。左葉が腫大しているようにも見えるが、病変は不明瞭。
B：造影CT動脈相。肝左葉に低吸収病変がはっきり見える。
C・D：造影CT平衡相（横断像・矢状断）。低吸収病変の内部に造影不良域が多発しており、その辺縁には造影効果を認める。
膿瘍が疑われ、外科的にドレナージ術が施行された。

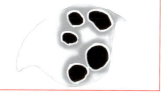

double target sign
低吸収を示す膿瘍腔（黒）と、造影された膿瘍壁（白）。周囲の実質は浮腫のため軽度低吸収（灰色）を示す。

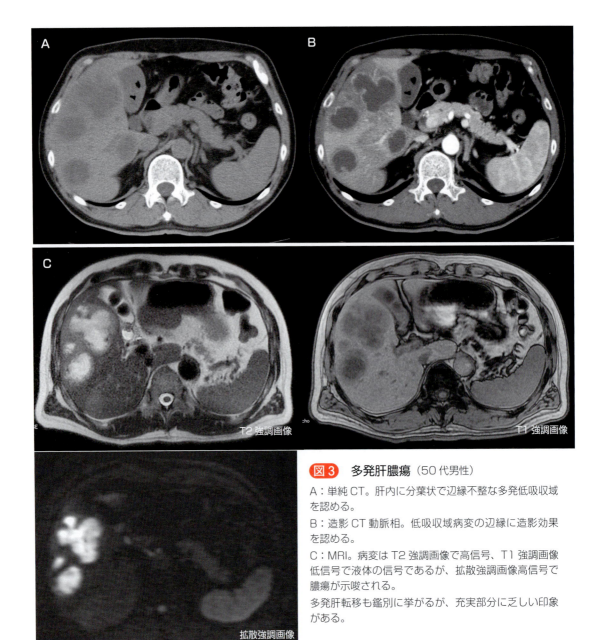

図3 多発肝膿瘍（50代男性）
A：単純CT。肝内に分葉状で辺縁不整な多発低吸収域を認める。
B：造影CT動脈相。低吸収域病変の辺縁に造影効果を認める。
C：MRI。病変はT2強調画像で高信号、T1強調画像低信号で液体の信号であるが、拡散強調画像高信号で膿瘍が示唆される。
多発肝転移も鑑別に挙がるが、充実部分に乏しい印象がある。

典型的な所見がない場合の考え方

- 肝嚢胞や肝転移との鑑別が難しい症例があります。肝嚢胞は変化に乏しいことが多く、また膿瘍の変化は腫瘍よりも早いため、経過を確認することが大切です。未治療または不適切な抗菌薬の治療下では増大・増加しますし、適切な抗菌薬治療が行われれば縮小すると考えられます。

次のステップ

- 治療は画像（CT または US）ガイド下経皮経肝的ドレナージ術と抗菌薬治療です。
- 多発肝膿瘍の場合は外科的ドレナージ術も検討されます。

初心者が陥りやすいピットフォール

- 単純 CT では正常肝実質とほぼ等濃度になることもあり、単純 CT のみでは見逃してしまう可能性があります。ウィンドウ幅やレベルを変えることで、指摘可能になる場合もあります。疑わしいときは積極的に造影にて精査しましょう。
- 他に肝囊胞などの囊胞性病変が多発している場合、同様の病変と勘違いしてしまう恐れがあります。過去の画像と比較して、新たに発生している囊胞性病変がないか比較読影することが大切です（図4）。

図4 膵癌術後（70代女性）
A：1ヵ月前の造影 CT。肝外側区に囊胞が存在する。
B：外側区の囊胞は変化はない。S6 に新たな囊胞性病変が出現している（↑）。辺縁の造影効果は乏しいが、内部に隔壁構造がみられ、膿瘍が疑われる。

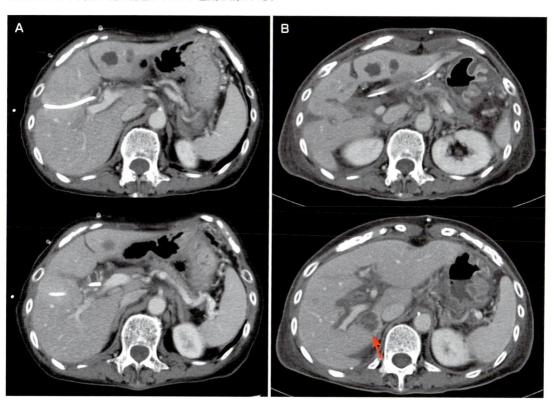

第4章 救急・当直での画像診断の進め方

4.17 婦人科急性腹症

- 急性腹症を呈する疾患の中でも、本項で扱う婦人科疾患は早期診断が非常に重要なものが多くあります。他の多くの疾患に比して若年者が多く、診断の遅れが患者の妊孕性の喪失につながりかねない疾患もあるためです。
- また通常、急性腹症として受診されるために、産婦人科を受診するよりも救急一般外来や内科などを受診されることが多く、そこからいかにして早く正確に疾患を絞っていくかが重要です。
- 「私は妊娠しています」と自ら話してくれない患者さんも多くいます。隠しているわけではなく、まだ妊娠に気づいていないごく初期に発症する疾患が多いことも、その原因の1つです。「女性を見たら妊娠を疑え」という有名な言葉があるように、我々医療者が妊娠の可能性について常に思いを巡らせておく必要があります。
- 画像診断はあくまでも補助的な役割にとどまることもありますが、実際の現場で皆さんの鑑別診断の一助になるよう、そのポイントを述べていきたいと思います。

画像検査の選択

超音波検査

- 本邦では経腟超音波検査はもっぱら産婦人科医が行うことが多いため、ここでは経腹超音波検査について簡単に述べます。超音波検査は施行者の技量により診断能が著しく変わることが問題ではありますが、以下のようなメリットがあります。
  ①被曝がない(たとえ妊娠中でも安全)
  ②プローブで腹部を圧迫することで、痛みの部位や性状をリアルタイムに確認しながら検査が施行できる
  ③動きに強く、体位の制限も少ないため、静止できない患者さんや仰臥位が保てない患者さんにも施行できる
  ④素早く施行でき、かつ費用が安い
- 特に①に関しては、我が国は他の先進国と比べても医療被曝が多いことがしばしば問題になっており、超音波検査の特徴として大変重要です。若年女性の生殖器を扱うことが多い婦人科急性腹症の領域では、被曝の低減のためにも超音波検査をまず実施することを意識しておきましょう。
- 経腹超音波検査のみでは確定診断にまでいかなくても、腹水の有無などをスクリーニングすることは大切ですし、痛みの部位を超音波検査で描出することにより、痛みの原因となっている臓器の特定にも役立ちます。

CT

- CT は、急性腹症の診断において最も有用な画像検査と考えられています。臨床研修病院では 24 時間いつでも撮影できることが一般的になっているため、日々の診療で皆さんも見慣れていることでしょう。しかし、やはり CT による被曝は問題です。特に婦人科急性腹症では、生殖可能年齢の若年女性や妊婦が対象となるため、一層の配慮が必要です。
- また、CT はその情報量の多さとすべてが記録されることから、仮に当直帯で CT 画像の異常所見の見逃しがあると、訴訟のリスクにもなります。撮影した場合には慎重かつ正確な読影が求められます。
- では、実際に妊婦などに対する被曝のリスクはどの程度あるのでしょうか。「産婦人科診療ガイドライン産科編 2014」では、受精後 11 日〜妊娠 10 週の器官形成期では 50 mGy 未満の胎児被曝は胎児奇形の発生率を増加させない、また妊娠 10 週以降では 100 mGy 未満では影響しないと記載されています。また、ICRP（国際放射線防護委員会）の Publication 84 では「妊娠のどの時期であっても 100 mGy 未満の胎児被曝量は妊娠中絶の理由にすべきでない」としています。
- 装置や体格などにもよりますが、1 回の腹部 CT での胎児被曝線量は 8 〜 10 mGy 程度といわれており、複数回撮影しない限り 100 mGy を超えることはまずないと考えられます。よって、妊娠中であっても代替検査やリスク・ベネフィットを十分考慮したうえで、必要に応じて CT 検査を行うことは容認されると考えて良いでしょう。
- 単純 CT と造影 CT では情報量にかなりの違いがあり、正確に診断するために造影 CT を用いなければならない疾患もあります。しかし、造影 CT で使用するヨード造影剤には、アナフィラキシーなど副作用のリスクが常にあり、致死的な副作用が生じることもあることを認識しておく必要があります。
- 妊婦への使用を考える場合、一般的に使われるヨード造影剤は胎盤を通過します。妊婦に多量の造影剤を投与すると児の甲状腺機能低下につながる恐れがあり、生後 1 週間以内の新生児甲状腺機能のチェックが推奨されます。また、ヨード造影剤は乳汁中にも微量に排泄されるため、諸説あるものの、一般的には検査後 24 時間は断乳が望ましいとされています。

MRI

- 他の領域に比べて女性骨盤部の画像診断では、MRI はその分解能から強力な診断ツールとなっています。被曝がないことも、この領域で重要視されてきた大きな理由です。
- 本書の主な読者である医学生や研修医にとっては、女性骨盤臓器の MRI は見慣れておらず、読影が難しいかもしれません。しかし現在、MRI はかなり普及してきており、時間外の急性腹症の診断においても一般的になりつつあります。特に婦人科急性腹症の領域では、MRI の基本的な読影についても簡単にトレーニングを積んでおく必要があります。
- 妊娠中の MRI、特に妊娠初期（15 週まで）の安全性については確立されていないとされてきました。ところが最近になって、妊娠中の MRI 曝露は非曝露妊婦と比較して胎児へ

の影響に有意差はなかったという報告がなされました。このことからも今後、婦人科領域の急性腹症の診断においてMRIの占める役割が大きくなっていく可能性があります。
- MRIでも造影剤を使用することがあります。一般的には**ガドリニウム**（Gd）という成分の造影剤を使用しますが、この薬剤は現在までに胎児への安全性が確認されていません。それどころか、妊娠週数に関わらず胎児死亡や新生児死亡、疾患のリスクを上昇させるという報告もなされています。正常妊娠が疑われている場合、ガドリニウム造影剤の投与は禁忌として扱いましょう。

血性腹水を見逃さないためには

どこに腹水が貯留しやすいか

- 多量の腹水が存在すれば、腹腔内のいたるところに腹水が確認できますが、少量の腹水でも見逃さないためには、腹水が生理的に溜まりやすい場所を知っておく必要があります。有名なのは骨盤底の**ダグラス窩**（男性：膀胱直腸窩、女性：子宮直腸窩）です。この場所は立位でも仰臥位でも一番下になる部位であり、腹水を検索する際、まず確認すべきです。
- ほかには**モリソン窩**、左右の**傍結腸溝**、**肝周囲**、**脾周囲**なども腹水が貯留しやすい箇所です。それぞれの場所がUSやCT（特に横断像）でどのように見えるか、確認しておいてください。

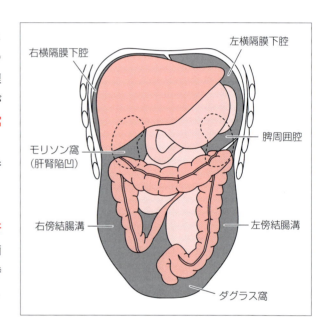

婦人科急性腹症と血性腹水

- **血性腹水**は、致死的な疾患の可能性もあるきわめて重要な異常所見であるにも関わらず、時間外での診療ではしばしば見逃されていることがあります。ここでは、血性腹水を見逃さないために必要な読影法を解説します。
- 血性腹水とは、通常の腹水と異なり、血液成分を多く含む腹水のことを指します。婦人科急性腹症に限った場合、血性腹水を見たときにまず想起すべき疾患は**卵巣出血**と**子宮外妊娠**です。これらの鑑別は妊娠反応の有無でほぼ診断可能であり、血性腹水を見つけることが診断の鍵となります。
- 超音波検査で腹水の貯留しやすい部位を確認し、腹水を認めた場合、次はその性状を把握する必要があります。
- 血性腹水のCT診断で最も大切なことは、必ず単純CTを撮影することです。無駄な被曝

を避けることも大切ですが、時間外診療というシチュエーションでは、正しい診断に早くつなげることが最も重要な責務です。存在する腹水が血性か否かの判断は、基本的には単純CTでの腹水の濃度（CT値）を評価します。膀胱内に尿が溜まっていれば、そのCT値を水濃度として、比較することも有用です。

- ただし、単純CTにも落とし穴が存在します。図1は単純CTでは腹水などどこにもないように見えますが、造影すると肝臓や脾臓周囲に腹水と思われるスペースがはっきり確認できます。
- ダグラス窩に貯留した血性腹水は通常の腹水より高濃度であるために、単純CTでは子宮などの臓器とコントラストが付かず、臓器と一塊となった構造のように見えることがあります（図2）。日頃から臓器のみに注目するのではなく、臓器と臓器の間に介在する脂肪濃度の分布をしっかり見ておくことで、「いつも見えている脂肪が見えない ➡ 血性腹水かもしれない」という考えが浮かぶかもしれません。

図1　卵巣出血（20代女性）

肝臓や脾臓の周囲に血性腹水が存在する。
A：単純CTでは臓器とほぼ等濃度を呈しており、輪郭がはっきりしない。
B：造影CTでは明瞭に液体が確認できる。しかし、造影CTのみでは血性腹水か通常の腹水かは判断しにくい。

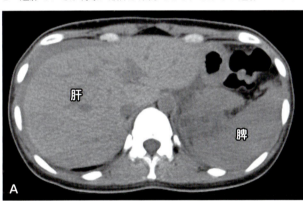
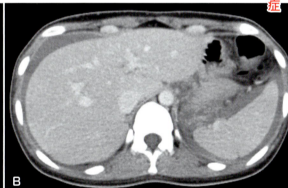

図2　卵巣出血（20代女性、単純CT）

骨盤底に血性腹水が貯留している。
A：S状結腸（▲）の周囲に高濃度域（＊）が認められる。通常、この部分は脂肪濃度を呈する。
B：膀胱の頭側に貯留した血性腹水（＊）。ここも通常は腸間膜の脂肪濃度が認められる部分である。

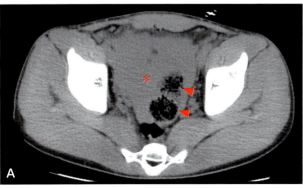
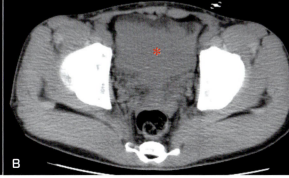

- MRIでは、急性期の血腫はT1強調画像で筋肉と同程度、T2強調画像で低信号を呈します（図3）。ただし、メトヘモグロビンの増加に伴い信号は様々に変化します。また、ベースに反応性腹水が見られることも多いため、純粋な血腫の信号とは異なる場合が多く、一筋縄ではいかない場合もあります。
- 急性腹症を疑う患者のMRI画像で、いわゆる<u>水信号（T1強調画像低信号、T2強調画像高信号）を呈さない腹水が腹腔内に貯留していることを確認すること</u>が、血性腹水診断の近道です。水信号に自信が持てない場合は、CTの場合と同様に膀胱内の尿が水信号を呈していることが多いため、参考にしてもいいでしょう。

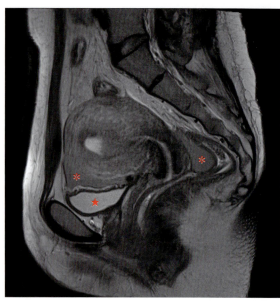

図3 単純MRI（T2強調画像、矢状断）

ダグラス窩および子宮前面（膀胱の頭側）に血性腹水（＊）を認める。T2強調画像でやや高信号を呈しているが、膀胱内の尿（★）と比較すると明らかに信号が低く、通常の腹水とは信号が異なる。

出血源の特定

- 腹腔内に限らず、血管から出た血液は直ちに凝固を始めますが、出血直後の血液は水よりやや濃度が高い程度（血管内の濃度とほぼ同等）で、あまり高濃度を示しません。その後、徐々に凝固が進み、CT値は60 HU前後にまで上昇します。<u>出血部位の近傍には最も濃度の高い血腫が見られることが多く</u>（sentinel clot sign）、単純CTで出血源を同定することに役立ちます（図4）。

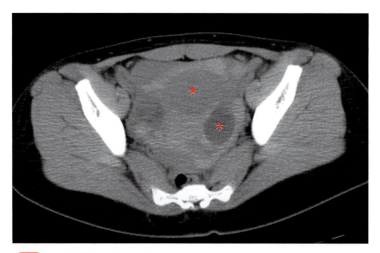

図4 血性腹水のsentinel clot sign

子宮（★）や卵巣を取り囲むように高濃度の腹水が貯留しており、血性腹水と考えられる。腫大した左卵巣（＊）の周囲に最も高い濃度の腹水が認められ、このあたりからの活動性出血が示唆される（sentinel clot sign）。

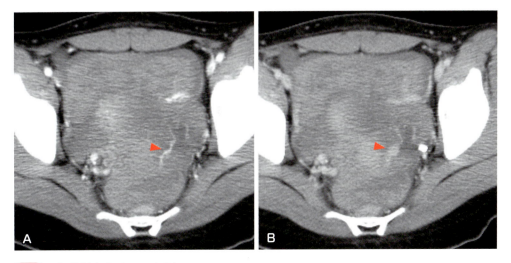

図5 左卵巣出血（30代女性）
造影CT動脈相（A）で高濃度の線状域として認められた造影剤の血管外漏出像（extravasation）が、平衡相（B）ではやや広がり濃度低下している。動脈性（活動性）出血を示唆する所見である。

- 造影剤の使用が許される患者であれば、造影CTを行うことで、出血源の特定につながります。腹部に限らず、活動性出血は造影CT動脈相で造影剤の**血管外漏出像**（extravasation）として認められ、平衡相などで出血点の周囲に漏出した造影剤が経時的に広がるという経過が見られます（図5）。この所見を見つけることが、造影CTの役割です。

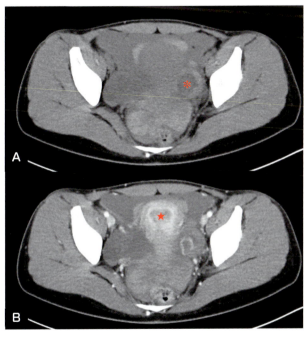
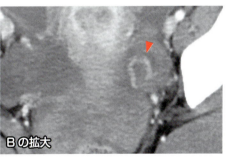

図6 左卵巣出血（20代女性）
A：単純CT。左卵巣（＊）の周囲やダグラス窩、子宮（★）の腹側に高濃度な腹水がみられ、血性腹水と考えられる。
B：造影CT。左卵巣と思われる部分に壁の断裂した黄体嚢胞（▲）が認められる。

卵巣出血

- 卵巣からの出血により腹腔内出血をきたした状態です。出血源によって、**卵胞出血**（排卵期に起こる）と**黄体出血**（黄体期に起こる）に大別されます。特に黄体出血が多く、黄体期には新生血管の発達が盛んで、血管が脆弱であるためと考えられています。
- 原因として性行為に伴うものが多く、そのほか交通事故や暴力などによる外傷、出血素因などがありますが、原因がはっきりしないものも多く経験されます。典型的には性行為後の急激な腹痛で受診するケースが多いのですが、そのことを患者さんが自ら話してくれることはあまりありません。血液検査でも特に目立った異常を認めないケースもあるため、本疾患を疑った場合は積極的に問診して病歴を確認することが大切です。
- かなりの量の動脈性出血がCTで描出されることもありますが、基本的には安静など保存的治療がなされます。
- 単純CTでは、骨盤腔内を中心とした血性腹水が見られ、付属器領域に腫瘤状の構造を認めることが多いです。造影CTでは、活動性出血や、壁が破綻した黄体嚢胞が見られることもあります（図6）。
- MRIでは、T2強調画像で低信号の部分を有する血性腹水の貯留に気づくことが大切です。付属器領域にT2強調画像でやや低信号の不均一な腫瘤を認め、T1強調画像で辺縁部にのみ高信号が見られる場合は、卵巣出血の可能性を考慮します（図7）。

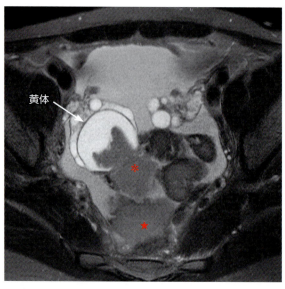

図7 右卵巣出血（30代女性、MRI T2強調画像）
骨盤内には大量の腹水（高信号域）がみられる。右卵巣の黄体の壁が断裂し、やや低信号の構造（出血）が骨盤底に向かって流れ出ている（＊）。流れ出た血液は、重力に従って骨盤内の背側に溜まっている（★）。

異所性妊娠

- 異所性妊娠とは、子宮内膜以外に着床した状態を指します。自然妊娠の1～2％に認められるとされていますが、骨盤内感染症の既往、不妊治療の発達・普及、高齢出産がリスクファクターとなり、近年増加傾向にあります。
- 卵巣出血同様、腹腔内出血をきたす疾患ですが、卵巣出血と違いショックに至り致死的になりえる疾患で、迅速かつ正確な診断

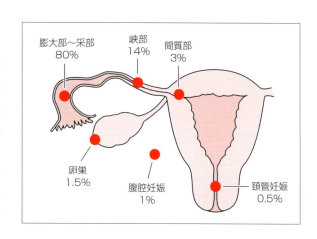

- と治療が必要です。
- 尿中hCG（ヒト絨毛性ゴナドトロピン）を測定する妊娠反応は胎生4週には診断可能とされ、また遅くとも胎生5週には経腟超音波検査で子宮内に胎嚢が100％検出可能とされています（昨今ではさらに早期でも可能と言われている）。よって、<u>妊娠反応陽性（尿中hCG高値）患者が経腟超音波検査で子宮内に胎嚢を認めない場合、異所性妊娠の可能性</u>を考慮します。
- 実際には、腹痛で受診した患者が妊娠反応陽性であった場合、婦人科で行われる経腟超音波検査で子宮内に胎嚢が確認できなければ異所性妊娠と診断されます。したがって、診断においてCTやMRIの役割は小さいのが実情です。胎嚢の存在部位診断においても、超音波装置の発達により卵管内の胎嚢が指摘可能である例が93％にも達するという報告があります。
- では、CTやMRIの役割は何でしょうか。それは、<u>未破裂で胎芽・胎嚢が確認できない症例での胎嚢の存在診断や、活動性出血の有無・程度を確認することです</u>（図8）。
- 異所性妊娠の場合、妊娠継続はできないために、妊婦には禁忌とされるガドリニウム造影剤の使用も認められ、診断にも大きな役割を果たします。ただし、まれに経腟超音波検査で子宮内に胎嚢が確認できなくても実際には正常妊娠であった、もしくは子宮内外に同時妊娠という事例もあることから、念のため子宮内腔に胎嚢が確認できないか、造影前に念入りに画像を確認する必要があります。

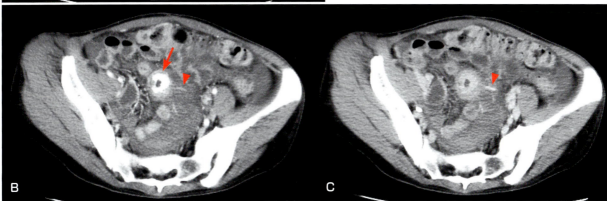

図8　右卵管膨大部妊娠（30代女性）
A：単純CT。骨盤底に大量の血性腹水を認める。
B：造影CT動脈相で骨盤内に強く濃染する構造が見られ、胎嚢と考えられる（↑）。そこから鋭い線状の高濃度域（▲）が認められ、造影剤の血管外漏出像（extravasation）である。
C：血管外漏出像は平衡相ではやや広がり、動脈性（活動性）出血を示唆する。

卵巣茎捻転

- 卵巣茎捻転とは、卵巣あるいは付属器全体が、卵巣提索・固有卵巣索を軸として捻転を起こしたものです。急性腹症の原因としてしばしば遭遇する疾患で、急激な下腹部痛、嘔吐、下痢などの症状で発症し、発症初期には血液検査で大きな異常を呈さないことも多いとされます。

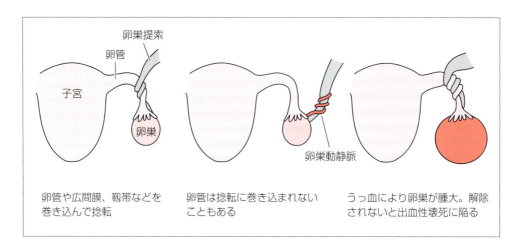

- 成熟奇形腫や機能性卵胞、傍卵巣嚢腫などを伴って捻転することが多く、径6cm以上で捻転のリスクが高いとされています。妊娠中にも起こるため、下腹部痛以外の所見に乏しい場合や不妊治療歴がある場合には鑑別診断の1つに挙がります。
- 小児では支持組織が柔軟であるために、正常卵巣が捻転する例もあります。逆に、内膜症性嚢胞（チョコレート嚢胞）は周囲に癒着を伴うことが多いため、捻転しにくいと考えられています。
- 診断が遅れれば卵巣が出血性梗塞に陥るため、妊孕性温存のためには早期診断、早期治療が大切です。
- 画像所見としては、付属器領域に腫大した卵巣が確認されることが第一です。捻転茎（ぐるんと捻れた部分）を同定し、卵巣動静脈の捻れを同定することが診断の鍵になりますが、CTでははっきりしないことも多いです。薄いスライス厚で読影したり、再構成画像（MPR）を用いると確認できることがあります（図9）。

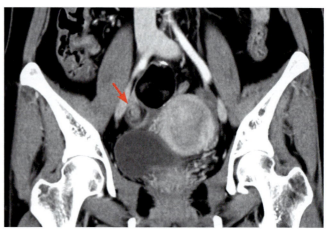

図9 右卵巣腫瘍 茎捻転（成熟奇形腫）

横断像では捻転部分が不明であったが、造影CT再構成画像（冠状断）で血管が渦巻く所見が確認できた。

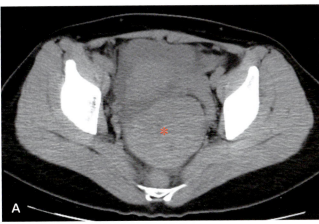
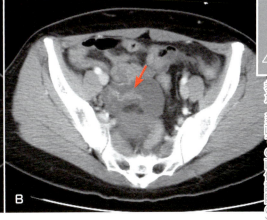

図10 右卵巣腫瘍 茎捻転

A：単純CT。子宮（＊）の背側に5cm大の腫瘤性病変が見られ、全体にやや高濃度を呈する。この腫瘤はすでに出血性梗塞をきたし壊死した卵巣であり、出血性梗塞を伴う際にはしばしばこのように高濃度を呈する。

B：造影CT。腫瘤から骨盤右側に向かう索状構造が確認でき（↑）、渦巻いた右卵巣動静脈であった。骨盤底には腹水も認められる。

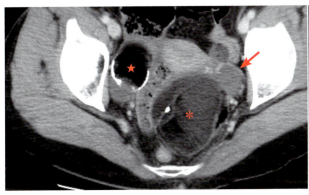
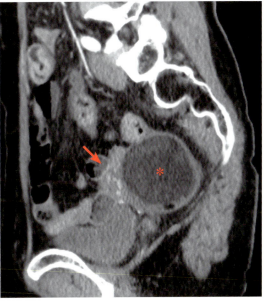

図11 左卵巣腫瘍 茎捻転（成熟奇形腫）

ダグラス窩に脂肪濃度を呈する腫瘤（＊）がみられ、内部に石灰化を認める。左卵巣腫瘍と子宮との間に捻転茎らしき構造（↑）を認め、茎捻転を疑った。
右付属器領域にも脂肪濃度と石灰化を有する腫瘤（★）がみられ、こちらも成熟奇形腫が疑われる。

- 日常的には、CTやMRIで血管の渦巻く所見をはっきり認められないことも多いので、見つからなくても捻転を否定することはできません。
- 間接的所見として、患側への子宮の偏位（捻れた方にひっぱられる）や、単純CTで壁や内部が高濃度を呈する（出血性梗塞を反映）こともあります（図10・図11）。造影効果の欠如が認められることもありますが、先述のように出血性壊死に陥ると高濃度を呈することが多く、CTではわかりにくいこともしばしばあります。
- MRIでは、T2強調画像でmassive ovarian edemaと呼ばれる卵巣実質の浮腫性変化が診断の一助になります（図12・図13）。

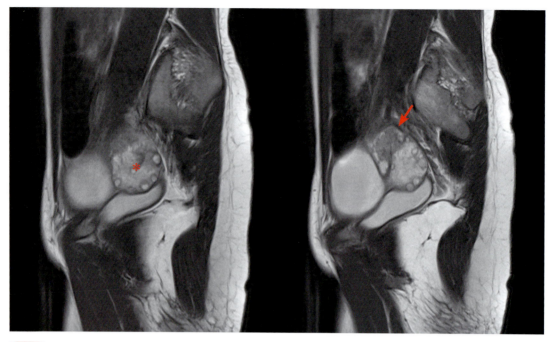

図12 右卵巣 茎捻転（単純MRI・T2強調画像・矢状断）

右卵巣（＊）は間質が高信号を呈し、卵胞は辺縁部に押しのけられているように並んでいる。うっ血による卵巣間質の浮腫を示唆する所見で、massive ovarian edemaと呼ばれる。卵巣の傍らに捻転茎（↑）を同定できる。

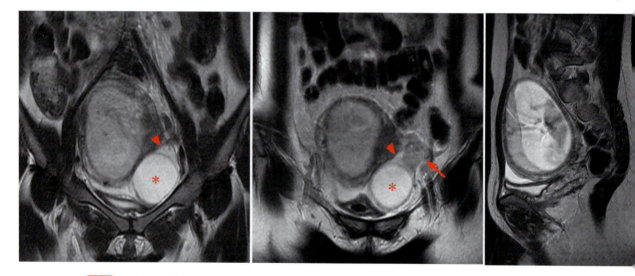

図13 左卵巣 茎捻転（単純MRI・T2強調画像）

妊娠13週で、子宮内には胎児が確認される。左卵巣に囊胞性病変（＊）がみられ、卵巣間質（▲）は高信号を呈している（massive ovarian edema）。子宮と連続する捻転茎が確認できる（↑）。直ちに手術が行われ、左卵巣が540度捻転していたが、解除後、卵巣を温存できた。

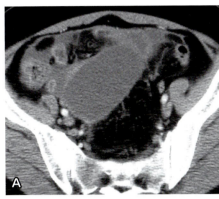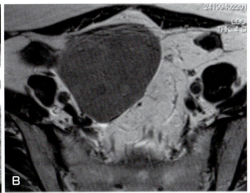

図14 内膜症性嚢胞の破裂
腹痛で救急受診時の造影CT（A）では骨盤内に右側優位の腹水を認め、腫瘤性病変がみられる。この腫瘤を以前に撮影されたMRI（B）と比較すると、緊満感がなく縮小している。破裂を間接的に示唆する所見である。

卵巣腫瘍の破裂

- 卵巣腫瘍は捻転だけではなく、何らかの原因で破裂することで、急性腹症をきたす場合もあります。主に内膜症性嚢胞や成熟奇形腫が原因となり、破裂して嚢胞内容が腹腔内に漏出することで、腹膜炎をきたすことがあります。

- **内膜症性嚢胞（チョコレート嚢胞）**は若年女性にもしばしば認められる疾患で、性交時痛や月経時痛、不妊の原因にもなります。先述したように内膜症性嚢胞は癒着を伴っていることが多いことから、捻転を起こすことはまれです。一方で、強い癒着のために出血・腹水の量は少なく、局所にとどまることが多いため、画像診断で破裂を疑うことは容易ではありません。以前に撮影されたCTやMRIと比較して、嚢胞の緊満感が欠如していた場合、本疾患を疑うことは可能です（図14）。MRIでは漏出した嚢胞内容液が脂肪抑制T1強調画像で高信号を示すことから、直接的な所見として検出できることもあります。

- **成熟奇形腫**も、内膜症性嚢胞の破裂と同様に、嚢胞壁の断裂といった直接的な所見を検出することは容易ではありません。成熟奇形腫は内容物に脂肪成分を認めることが多いため、これが腹腔内に漏出した像（free fat）を同定することで診断に至る場合もあります。また、腫瘍そのものの緊満感の欠如から、本疾患を想起することも可能です。

骨盤内感染症・Fitz-Hugh-Curtis症候群

- 骨盤内感染症（pelvic inflammatory disease；**PID**）は腟からの上行性感染により、子宮頸管、内膜、付属器、骨盤腔内などに感染が起こった病態を指します。多くは性交渉による上行性感染であり、起炎菌としてクラミジア（*Chlamydia trachomatis*）や淋菌（*Neisseria gonorrhoeae*）が半数近くを占めるとされています。

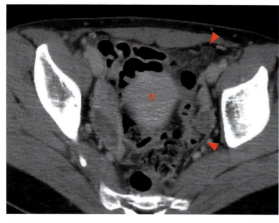 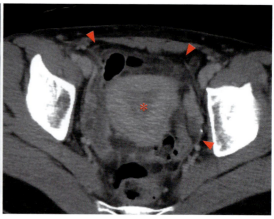

図15 　骨盤内感染症（PID）（造影CT）
骨盤底に脂肪織の濃度上昇がみられ、近接する腹膜はやや肥厚している（▲）。PIDに特異的な所見ではないが、骨盤内の炎症の存在を示唆する。＊は子宮。

- PIDの初期段階ではCTやMRIで検出できないことがほとんどであり、画像によってこれらの疾患を否定することはできません。進行した症例でも、限局的な骨盤内の脂肪織濃度上昇といった軽微な異常所見にとどまり（図15）、画像診断が難しいケースも多いです。症状も虫垂炎との鑑別がしばしば問題となります。
- **Fitz-Hugh-Curtis症候群**は主にクラミジア感染による肝周囲炎・肝被膜炎の呼称であり、クラミジア感染の頻度の高さから推測できるように、しばしば経験される病態です。季肋部痛、心窩部痛などで発症し、下腹部に圧痛を伴い、あたかも急性虫垂炎の典型像のような症状から始まることも多いです。
- 造影CT動脈相で肝被膜から被膜直下の肝実質に濃染像が見られることが特徴です（図16・図17）。付属器領域に膿瘍（卵管卵巣膿瘍 tubo-ovarian abscess）を形成していることもありますが、骨盤内の異常は軽微なこともあります。

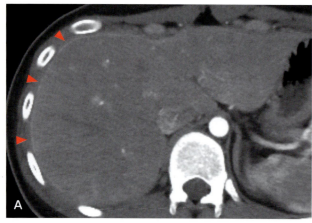 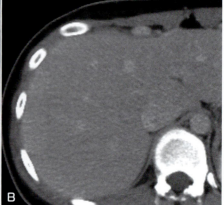

図16 　Fitz-Hugh-Curtis症候群（クラミジア感染）
A：造影CT動脈相では肝表に線状の造影効果が確認できる。
B：平衡相では肝実質全体が濃染してしまうため、わかりにくくなる。

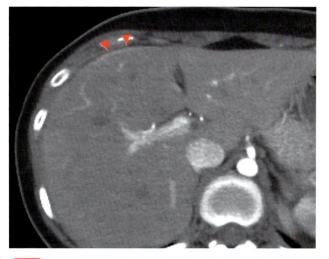

図 17 Fitz-Hugh-Curtis 症候群（クラミジア感染）
造影 CT 動脈相で肝表の造影効果が認められる。軽微であるが、この所見が診断の決め手となる。

- 急性虫垂炎を疑った場合、被曝の観点からも造影 CT を撮影することは少ないでしょう。一方、Fitz-Hugh-Curtis 症候群の肝周囲炎の所見は動脈相でのみ発見できる異常であり、撮影前にこの疾患を疑っておく必要があります。
- つまり、画像を撮影する前の問診と身体診察が非常に重要です。見逃されて適切な治療がなされなくても、通常致死的にはならない疾患ではありますが、クラミジア感染では骨盤内の癒着が高度に認められることも多く、これが後に妊孕性の低下につながると考えられることから、正しい診断と適切な治療介入が求められます。

本稿作成にあたり山尾佳穂 Dr.、欠田真理子 Dr.（ともに執筆時、初期臨床研修医）に協力していただきました。

4.18 後腹膜出血・腸腰筋膿瘍

後腹膜出血

疑わしい症状

- **後腹膜腔**とは、壁側腹膜から横筋筋膜まで、および横隔膜から骨盤部までを指します。区分として**前腎傍腔**、**後腎傍腔**、**腎周囲腔**に大きく分けられ、脂肪織に富んでいます。
- 後腹膜腔には腎臓や副腎、近位尿管、膵臓、十二指腸、上行結腸、下行結腸の一部が含まれます。また、大動脈や下大静脈などの大血管も存在します。

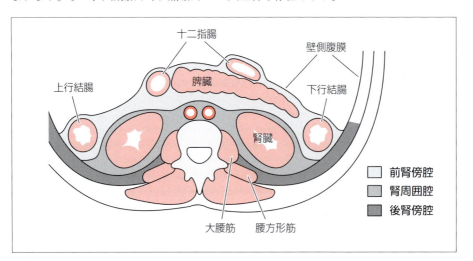

- 後腹膜出血の要因としては、外傷に伴う血管損傷が最も多いのですが、非外傷性の出血としては次のようなものがあります。
    - 血管病変（腹部大動脈瘤、腎動脈瘤の破裂など）
    - 腫瘍出血（腎血管筋脂肪腫や腎癌、副腎腫瘍など）
    - 動脈穿刺やカテーテル留置、生検などの処置による医原性
    - 特発性（要因のよくわからない出血。抗凝固療法や人工透析、動脈硬化性変化などの出血素因）

- 主に腹痛（下腹部痛）や腰背部痛、血圧低下などの症状で来院されますが、腹部膨満感や気分不良、血腫による神経圧迫からの臀部・腰背部のしびれを主訴に来院されることもあります。出血が多量であれば、ショック症状をきたします。

必要な検査と典型的な画像所見

腹部X線写真

- 腎周囲腔や後腎傍腔での出血では、腎辺縁や大腰筋の辺縁のラインを消失させるような軟部陰影、あるいは腎臓や近傍の腸管の位置が変位するなどの所見がみられる場合があります。また、大腰筋内に出血が及べば、大腰筋の陰影自体が腫大し、外側に膨らんで見えることもあります（図1）。
- いずれの場合も、血腫のサイズが小さいと指摘しづらく、また特異的とも言い難いため、X線写真での評価はなかなか難しいと言わざるを得ません。ただ、上記のような所見をきっかけにCTでの精査を進めることは可能です。

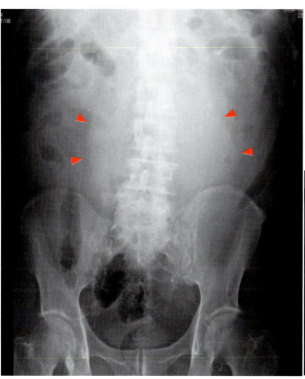

図1　大動脈瘤破裂

腹部X線写真：両側の大腰筋のラインが外側に張り出しており、一部は不明瞭となっている。
CT：大動脈は著明に拡張し、大動脈周囲～左大腰筋内を中心に後腹膜腔に血腫が広がっている。特に左大腰筋の腫大が目立つ。

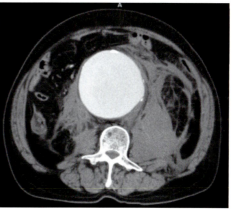

超音波検査

- 簡便で被曝もなく、急性腹症のスクリーニング検査として大変有用ですが、術者の技量に大きく依存するため、日頃の研鑽が大事になります。
- 後腹膜出血は、発症早期には無エコーを呈し、時間経過とともに内部に点状の高エコー域が出現し、再度無エコーに変化していくとされています。ただし、血腫のサイズによっては描出しづらい場合があり、また血腫と膿との鑑別が困難なことも多いため、CTでの精査をためらわないことも救急の現場では重要と考えます。

CT

- ゴールデンスタンダードの検査とされています。
- 単純 CT のみでも後腹膜血腫の有無や範囲についてはある程度確認することができますが、出血源の同定や腫瘍性病変の有無、活動性出血の有無などを詳細に見るためには、造影 CT（dynamic CT）が有用です。動脈相にて造影剤の**血管外漏出像**（extravasation）が認められれば、活動性出血があるという証左になります（図2・図3・図4）。

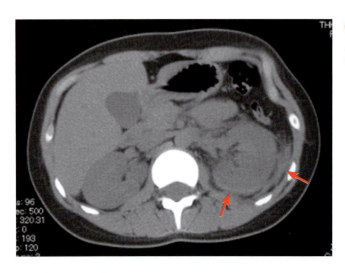

図2 腎生検後の出血

単純 CT：左腎の背側に高吸収の血腫があり、腎周囲腔にも広がっている。

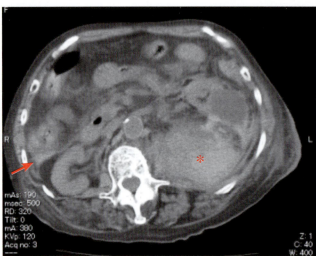

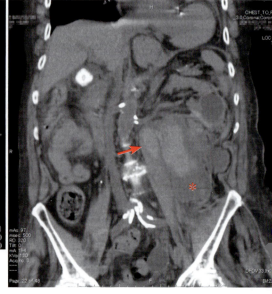

図3 特発性後腹膜出血

単純 CT：左後腹膜腔〜大腰筋内に大きな血腫（＊）があり、左腎は腹側・頭側に圧排されている。血腫内部の CT 値は不均一ながら、一部で高くなっている。右前腎傍腔にもわずかに血腫が見られる。

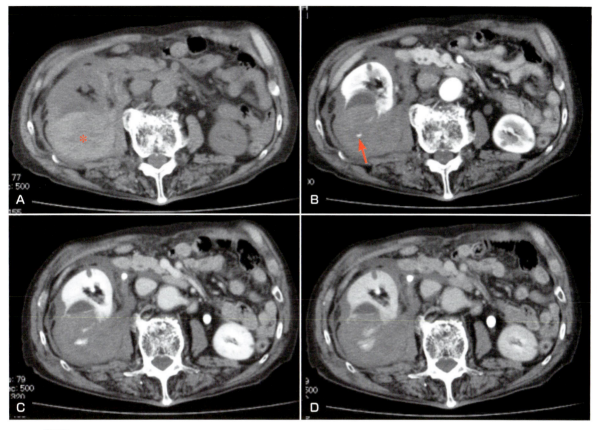

図4 右腎損傷

A：単純 CT。右腎の背側に高吸収の血腫（＊）を認める。右腎は腹側に圧排されている。
B：造影 CT 動脈相。血腫内部に点状の血管外漏出像（extravasation）が認められる。
平衡相（C）、排泄相（D）と時相が進むにしたがって、血腫内に造影剤が広がっていく。
活動性出血を示す所見である。

次のステップ

- 造影 CT で造影剤の血管外漏出像（extravasation）がなく、貧血の進行も認められない、血行動態が安定しているといった場合には、経過観察（保存的治療）が選択されることがあります。後腹膜腔は比較的スペースが限られているため、タンポナーデ効果で出血が抑えられる場合があるからです。凝固能低下への対処も重要となります。

- 貧血が進む、血圧が低下するなどの経過があれば、CT を再検するなど、密な follow が必要です。

- 造影 CT で extravasation がある、あるいは輸血や輸液にても血行動態が安定しないような場合には、血管内治療、塞栓術の適応となります。

- 手術が第一選択となることはあまりありません。ただし、血管内治療が奏功しなかった場合に、止血、血腫除去目的で施行される場合があります。

腸腰筋膿瘍

疑わしい症状

- 大腰筋や腸骨筋内に膿瘍を生じる疾患です。腹痛や腰背部痛のほか、悪寒、発熱などの炎症症状で来院されます。歩行時の疼痛を訴えることもあります。
- 発熱と腰痛、psoas 徴候（股関節を伸展できない、あるいは股関節の伸展で下腹部痛が増強する）が三主徴とされていますが、すべてそろうことはまれです。
- 要因としては、次のようなものが挙げられます。
  - 大腸菌や黄色ブドウ球菌、嫌気性菌などの細菌が血行性、あるいはリンパ行性に侵入して炎症を起こすもの
  - 椎間板炎、化膿性脊椎炎、結核性脊椎炎などから炎症が波及するもの
  - 腎や膵など後腹膜臓器から炎症が波及するもの
  - 虫垂炎、結腸憩室炎、炎症性腸疾患などから炎症が波及するもの
- 高齢者、糖尿病患者、ステロイドや免疫抑制剤使用など免疫能低下状態、肝機能低下や腎不全、低栄養がある際には特に注意が必要です。

必要な検査と典型的な画像所見

腹部 X 線写真

- 後腹膜出血の場合と同様、異常な軟部影や大腰筋ラインの消失や変位などがみられる場合がありますが、特異的所見とは言い難く、診断は困難と言えます。

超音波検査

- ある程度病変が大きければ同定は可能ですが、やはり術者の技量に大きく依存します。診断能は 60％程度とも言われています。

CT・MRI

- 確定診断には CT ないし MRI が有用です。
- 時間経過にもよりますが、完成された膿瘍は、CT では内部が低吸収となり、ガス像が認められることもあります（図 5）。
- MRI では、典型的には T1 強調画像では低信号を呈すると言われていますが、内部に貯留している液体のタンパク質濃度によっては若干信号強度が高くなる場合もあります。T2 強調画像では内部は高信号となり、拡散強調画像では内部の膿が高信号に描出されます（図 6）。

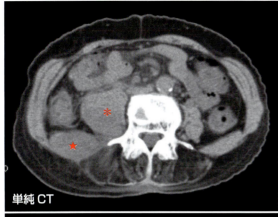
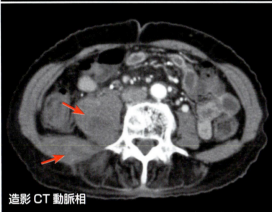
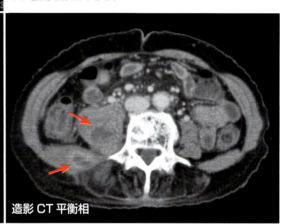

図5 腸腰筋膿瘍

単純CT：左と比べて右の大腰筋（＊）、腰方形筋（★）が腫大している。

造影CT：膿の貯留している部分が周囲筋肉と比べて低吸収となっており、その周りにリング状の造影効果がみられ、膿瘍と診断できる。

- CTでもMRIでも、造影すると膿瘍の辺縁に**リング状の造影効果**が認められます。
- 神経症状が強く、特に筋骨格系由来の膿瘍が疑われる場合には、MRIで椎体や椎間板の信号変化の有無を確認することが望ましいと考えます。

次のステップ

- 血液培養を行い、起因菌の同定を試みます。USやCTなどの画像ガイド下に、膿瘍を直接穿刺して起因菌を確認する場合もあります。適切な抗菌薬を選択、使用することが第一です。
- 膿瘍のサイズが大きい場合や、抗菌薬への反応が不良な場合は、CTやUSなどの画像ガイド下に穿刺ドレナージの施行を考慮します。
- 脊髄圧迫所見が強い場合や硬膜外膿瘍合併例などは、手術適応となる場合もあります。

典型所見がない場合の考え方

- 後腹膜は、単純CTのみでは見落としやすい領域です。血腫や膿瘍が小さい場合には同定が難しい場合があり、window/levelの調整や骨条件、矢状断再構成なども加えて評価しましょう。MRIの適応も早めに考慮します。
- 同時に、後腹膜出血や腸腰筋膿瘍のほかの出血源・感染源の検索も必要となります。

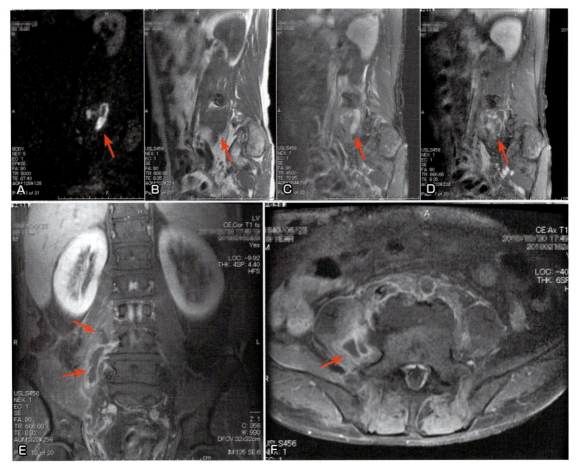

図6 腸腰筋膿瘍（MRI）

拡散強調画像（A）では、膿瘍の領域がリング状に高信号を呈する。T1強調画像（B）では、同部は周囲筋肉と同程度の信号強度であるが、T2強調画像（C）では貯留物を反映して不均一ながら高信号となっている。ガドリニウム造影後の脂肪抑制T1強調画像（D・E・F）では、膿瘍周囲にリング状の信号増強効果が認められる。

初心者が陥りやすいピットフォール

- 出血や膿瘍は、時期によりCT値やMRIでの信号強度が変化し、筋肉や周囲臓器と一塊のように見えることがあり、注意が必要です。
- 当然のことながら、病変が小さい場合にはより見逃しやすく、非造影のCTやMRIでは、筋肉のちょっとした左右差しか所見がないようなこともあり、注意深く見ていくことが重要です。過去の画像があれば必ず比較するように心がけましょう。

第4章 救急・当直での画像診断の進め方

4.19 腹痛・背部痛をきたすその他の疾患

- ここでは、「腹痛」「背部痛」を主訴に受診するものの、その原因がいわゆる腹腔内や後腹膜腔内にない疾患を中心に解説します。一見、雑多な「その他の疾患」が入り交じっていますが、いずれも日常診療の中で忘れてはならない重要な疾患です。

急性心筋梗塞

- この疾患名を見て、「あれ？」と思った方もおられるでしょう。実際、急性心筋梗塞の診断目的でCTなどが使用されることはほとんどありません。心臓は絶えず激しく拍動しており、通常のCT撮影（心電図非同期撮影）では鮮明な画像が得にくいからです。
- ところが、急性心筋梗塞の患者に対してCT検査が行われている場合があります。急性心筋梗塞の患者は心窩部痛や背部痛を主訴に受診しますが、虚血部位によっては、超急性期には通常の十二誘導心電図で典型的な異常を呈さない症例も少なくありません。そのため、急性発症の心窩部痛として胆嚢炎や十二指腸潰瘍など、また背部痛としては大動脈解離などが疑われ、造影CTが撮影されているのです。
- そんなとき、大動脈解離や肺塞栓症、胆嚢炎の否定のみではなく、心筋の造影効果や冠動脈の造影効果にも目を配ってください。ときに心電図などで検出できていない急性心筋梗塞が見つかることがあります（図1・図2）。

図1　偶然発見された左室後壁の梗塞

60代男性。心窩部痛で急性胆嚢炎を疑われ、造影CTを撮影した。左室壁の一部が、心尖部などの心筋と比較すると造影効果が低下しているように見える。

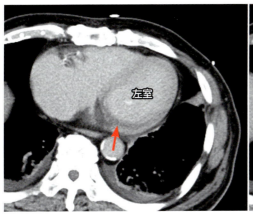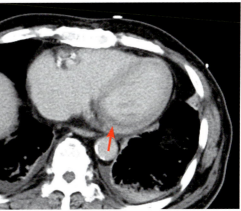

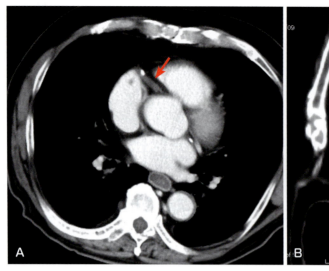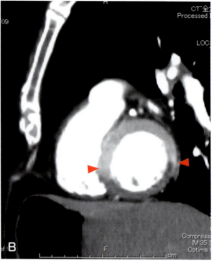

図2 冠動脈の造影欠損から発見された心筋梗塞

60代男性、背部痛・心窩部痛で受診。心電図は異常なく、大動脈解離を疑われた。
A：造影CT動脈相。右冠動脈の起始部（↑）から造影効果が欠損していることに読影医が気づき、矢状断像を作成した。
B：矢状断。▲の高さで左室壁の造影効果が異なっている。

- ここで注意しておきたいのは、先述のとおり、CTは心臓を評価することは得意ではないということです。解剖実習などで見たことがあると思いますが、心臓の周囲には脂肪織（CTで低濃度を示す）が取り巻いており、動きに弱いCTではアーチファクトによって画像がぼやけることも多いです。そのため造影CTでの心臓の評価は、あくまでも補助的に利用するという心構えは忘れないでください。

急性心筋炎（劇症型心筋炎）

- 急性心筋炎はコクサッキーウイルスなどによる先行感染、特に上気道感染症の後、心筋に広範な炎症が生じる疾患です。発熱、呼吸困難、胸痛・心窩部痛といった症状で発症することが多く、重篤な心不全に至ることもしばしばあります。患者の2/3以上が男性で、若年から中年に多いことが特徴です。
- 通常は心電図異常や心筋逸脱酵素の上昇などで疑われ、CTが撮影されないことのほうが多いと思います。しかし、強い心窩部痛と発熱などで受診されることから、より頻度の高い腹部疾患が鑑別に挙がり、急性腹症としてCTが撮影されることもあります。
- 画像所見としては、**心嚢液貯留**が腹部CTでも確認できます（ない場合もある）。さらに、急激な左心不全を反映して、うっ血肝や胆嚢の浮腫、下大静脈の拡張などが認められます（図3）。これだけで心筋炎を強く疑うことにはなりませんが、若年者が重篤な経過をたどることもある疾患であり、急性腹症の鑑別疾患として頭の片隅に覚えておく必要があります。

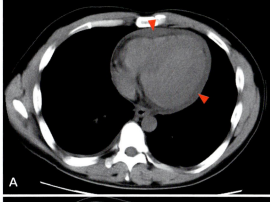

図3 劇症型心筋炎（単純CT）

40代男性。急性発症の心窩部痛、意識レベル低下で救急搬送。
A：心嚢腔（▲）に液体貯留を認め、少量の右側胸水もみられる。
B：肝臓の門脈周囲に低濃度域がみられる（periportal collar）。
C：胆嚢壁の浮腫性肥厚、下大静脈（＊）の拡張が認められる。
画像より心嚢液貯留と肝うっ血が示唆され、精査の結果、劇症型心筋炎と診断された。

（画像提供：大阪府済生会吹田病院）

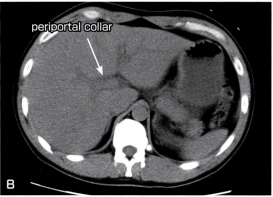
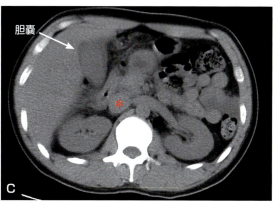

図4 腹部CTで見つかった肺底部肺炎（単純CT）

20代男性、右側腹部痛で来院。腹部条件（A）でも右肺底部の濃度上昇がはっきりわかり、これだけで肺炎を疑うことができる。肺野条件（B）ではさらに明瞭な浸潤影が確認された。

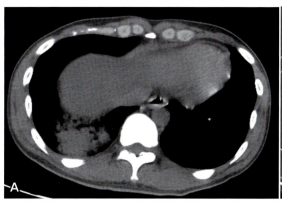
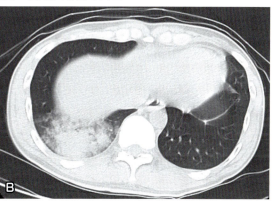

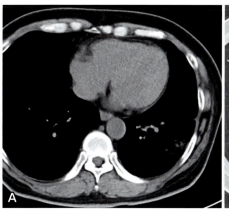
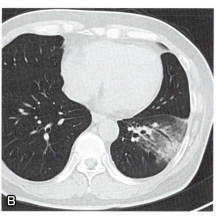

図5 肺底部肺炎

20代女性、左背部痛で来院。腹部条件（A）ではわかりにくいが、肺野条件（B）では明瞭なすりガラス陰影が認められる。

肺炎

- 呼吸苦、咳嗽といった呼吸器症状を呈することが一般的です。しかし、特に肺底部の肺炎では心窩部痛、背部痛、側腹部痛を主訴として受診する患者さんもいます。臨床的に肺炎を疑っていない場合、腹部CTが撮影されるケースが多いのですが、その際、撮影範囲に入る肺底部に肺炎像が写り込んでいることがしばしば経験されます。
- 画像診断の基本は、「写っているものすべてを読影する」ことです。たまたま肺癌が肺底部に写っていることもあります。撮影された範囲のすべてに気を配ってください。
- 腹部臓器を見るために設定されたウィンドウレベルやウィンドウ幅は、肺野の病変の検索には適しません。肺野がよく観察できるよう、ビューワーを調整して「肺野条件」で肺底部を観察しましょう。肺底部は、胸部単純X線で異常を見つけにくい部位とも一致するため有用です（図4・図5）。
- 症状や単純X線で肺炎は否定的と考えていても、また他に腹痛の原因となる異常を見つけたとしても、腹部CTを撮影したら、念のため肺底部を肺野条件で確認する習慣を身につけておくことが大切です。

便秘症（便通異常）

- 便秘症は本来CTで判断する病態ではありません。数日間便通がない、下剤を内服しなければ便通を認めない、などの臨床所見から総合的に判断するものです。しかし、臨床の現場では、腹痛を主訴に来院された患者さんに対して、CTなどで原因がはっきりせず、結果的に便秘症ではないかと診断する機会が比較的多くあります。
- まずは単純X線写真やCTで便がどのように見えるのか、正常像を知っておく必要があります。腸管内容物は徐々に水分が吸収され固くなっていく過程で、内部にair bubbleを多く含み、スポンジ状に変化していきます（図6）。

図6　普通便（単純CT）
下行結腸、S状結腸内に空気濃度を含んだスポンジ状の構造がみられる。通常、小腸内腔にこのような構造がみられることはあまりない。

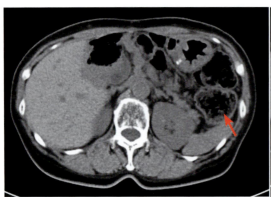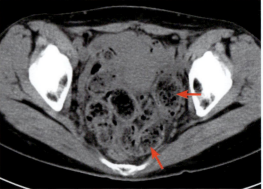

- 問診などが大切なのは言うまでもありませんが、画像でも消化管の内容物、便の性状を推測できます。日頃から画像診断の際に消化管内をよく見ておくことで、腸閉塞や感染性腸炎など、他の疾患の診断においても役立つことがあります。
- たとえば、直腸内に air-fluid level を形成していれば、ほぼ水様便が予想されます（図7）。
- 逆に通常の腹部条件でほぼ空気の濃度として見られるものの、肺野条件に変えると便塊で充満した腸管を認める場合は、かなり乾いた便がそこにあることが想像されます（図8）。

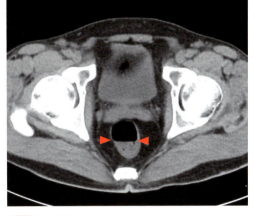

図7 水様便
50代男性、下痢と腹痛を主訴に来院。直腸内腔に液面形成（air-fluid level）を認める。液状の便が仰臥位になることで背側に溜まったものと考えられる。

図8 便秘症
80代女性、腹痛あり。腹部条件（A）では上行結腸・横行結腸は空気濃度を非常に多く含み、あまり便が見えない。肺野条件（B）に変えると、結腸内腔に多量の便塊が認められ、結腸が拡張していることが分かる。

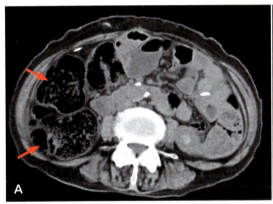 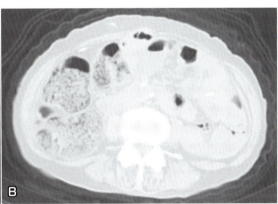

- なお、図9のように便が高濃度を示すことがあります。維持透析患者が内服している炭酸ランタン水和物（ホスレノール®など）はX線吸収率が非常に大きいため、消化管内の便が高濃度を呈するのです。この「白い」便は直感的に「硬い便」を連想させますが、あくまでも高いCT値を表しているだけです。便のCT値は食餌や内服薬、また消化管出血などにより変化するもので、必ずしも硬さを反映しないことを強調しておきます。

椎体圧迫骨折

- 脊椎の圧迫骨折は、超高齢社会となっている現在、頻繁に認められる異常所見です。急性期では背部痛、腰痛を主訴に受診することが多く、大動脈解離や尿管結石などとの鑑別が重要になります。

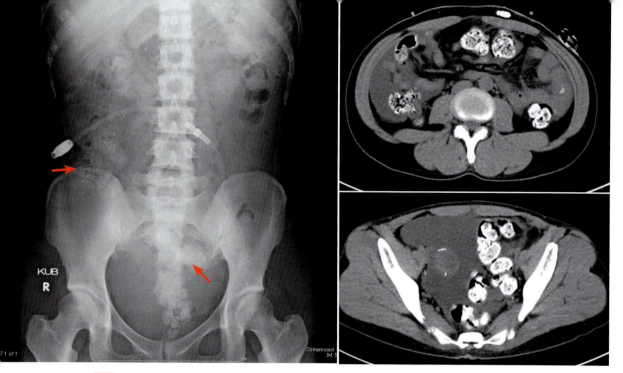

図9 腹膜透析患者

単純X線で上行結腸やS状結腸内に高濃度を示す構造がみられる。通常の便はこのような濃度にはならないが、この患者は維持透析中のため炭酸ランタン水和物を内服していた。
CTでは結腸内腔に非常に高濃度を示す便が確認される。大量の腹水がみられるが、腹膜透析に伴うものであり、異常ではない。

- CTの横断像ではわかりにくくても、冠状断や矢状断像で椎体の高さが低く変形した所見を認めた場合、比較的たやすく診断できます。ここで大事なことは、「背景に骨粗鬆症があるか否か」です。偶然、圧迫骨折を発見したとき、その原因が悪性腫瘍の転移である可能性をどれほど考慮すべきかが変わってくるからです。
- 若年者の椎体は図10Aのように、骨条件でほぼ均一なすりガラス濃度を呈します。骨粗鬆症が進んだ高齢者の椎体は、図10Bのように縦縞模様つまり垂直方向の骨梁が目立つ

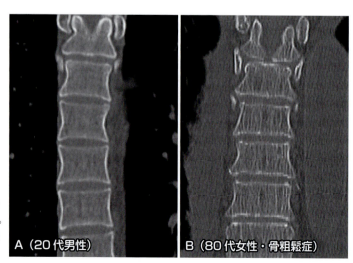

図10 椎体（単純CT冠状断）

A：正常若年者の椎体は、骨条件で均一なすりガラス濃度として認められる。
B：骨粗鬆症では、椎体内に縦縞模様（垂直方向の骨梁）が目立つ。

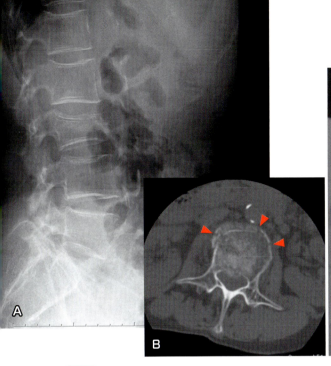
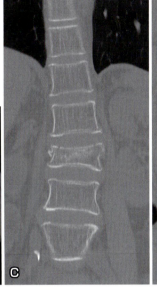
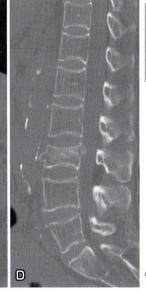

図11 腰椎圧迫骨折

50代女性、突然の腰痛・背部痛で救急受診。
A：単純X線写真でL3椎体の高さが低くなっている。痛みの部位とも一致したため、L3椎体の新鮮圧迫骨折と診断された。
B：単純CT横断像。注意深く読影しなければ、椎体の骨折線（▲）を見つけることは難しい。
C・D：冠状断や矢状断では容易に骨折を発見できる。さらにL3以外にも垂直方向の骨梁が目立ち、骨粗鬆症が疑われる。

ようになります。骨粗鬆症のために骨塩量を減らさなければならない場合、生体は体重支持に関わる垂直方向の骨梁をより多く残す傾向があり、結果として縦縞模様を呈すると考えられています。なお、CTの撮影条件やビューワーの設定により、骨の「白さ」はさまざまに変化してしまうため、骨粗鬆症の程度を判断するのに適しません。

- 圧迫骨折を見た場合、上下の骨折していない椎体にも気を配り、背景に骨粗鬆症がありそうなのか（図11）、転移性脊椎腫瘍による骨折を強く疑うものなのか、考える習慣をつけておきましょう。

転移性骨腫瘍

- 腰痛や背部痛の原因として、転移性骨腫瘍も重要です。脊椎に転移した腫瘍が脊柱管内や椎間孔に突出していたり、さらに脊髄や神経根に接している場合は、緊急照射や手術を考慮しなければなりません。もし見逃すと、その患者さんの神経学的予後を著しく損なう可能性があります（図12）。

- 悪性腫瘍の既往が分かっておらず、初発症状として転移性骨腫瘍による背部痛などが現れるケースもしばしばみられます。どんな場合でも転移性脊椎腫瘍の有無は確認する習慣をつけておきましょう。

- 転移性骨腫瘍を探す場合、ビューワーソフトの擬似的な「骨条件」で検索する人がいますが、図13のように骨条件よりも腹部条件のほうが骨内の腫瘤を同定しやすい症例もあります。もちろん骨条件で読影することも大切ですが、それのみでは見落とす可能性もあるということを知っておく必要があります。

図12　骨転移（脊柱管）

80代女性、肺癌の既往あり。強い腰痛を主訴に来院した。
A：単純CT 骨条件。一見よくある変性や圧迫骨折にも見えるが、椎体右側に溶骨性変化が認められる。
B：同レベルの腹部条件。椎体や右椎弓の周り、脊柱管内に軟部影（淡い高濃度域）が認められる。
C：造影CTで軟部影に造影効果が認められる。転移性骨腫瘍が脊柱管内に進展、脊柱管や右椎間孔を狭小化しており、神経圧排も疑われる。

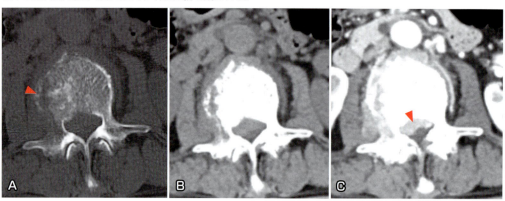

図13　骨転移（腸骨）

70代男性。肺癌、多発骨転移で治療中。
A：腹部条件で右腸骨内に淡い高濃度域が認められ、転移性骨腫瘍が疑われる。
B：骨条件では、同部の変化をほとんど同定できない。

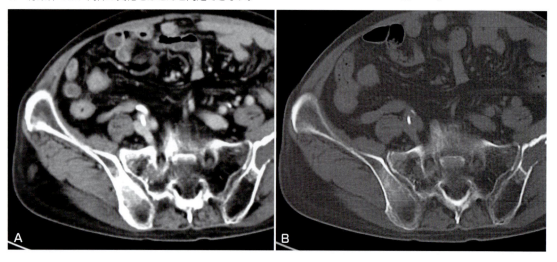

腹壁血腫、腹壁膿瘍

- 腹部の圧痛や反跳痛をきたす疾患の中に、腹壁血腫や腹壁膿瘍があります。特に腹壁血腫は、抗凝固薬・抗血小板薬を服用している患者さんで、強い打撲歴がなくてもみられる例が増加しています（図14）。
- 目に飛び込んでくる腹壁の異常を指摘すればいい疾患なのですが、「おなかの異常！」と思って読影していると、臨床現場ではしばしば見逃されがちです。
- 腹壁から体の外側に突出した血腫や膿瘍は、肉眼的にも指摘が可能であり、診察の時点で容易に診断がつきます。しかし、腹壁から内側に向かって突出した場合、体表からは明らかな異常を指摘できないことがあります。
- 腹痛の原因として、まず腹部内臓の異常を検索しようと思うあまり、経腹超音波検査で最も表層に近い部分の異常を見逃してしまうことがあります。CTでも腹部内臓ばかりに目が行きがちで（こちらにも異常があれば尚更）、腹壁の異常が目に入りにくくなります。
- 強い痛みを伴い、場合によっては緊急止血術が必要になる疾患ですので、見逃すことはできません。特に読影が難しいわけではありません。先述したとおり、まず「描出されているものすべてを見る」癖をつけるよう心がけてください。重大な異常は、案外、画面の隅の方でひっそりと佇んでいることがあります。

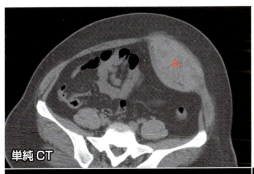
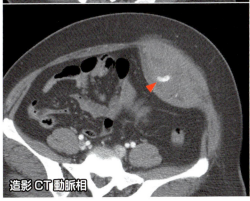
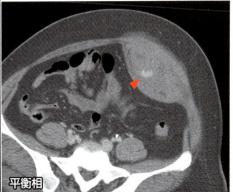

図14 腹壁血腫

70代女性、抗凝固薬を内服中。腹部を軽く打撲、その後も痛みが増悪してきたため受診した。

単純CTで腫大した左腹直筋（＊）を認め、内部はやや高濃度を示している。造影CTで内部に動脈性出血を疑うextravasation（▲）が確認された。

4.20 腹部外傷

外傷診療の流れ

- 患者が初療室に搬入されると、まずは primary survey（**ABCDE アプローチ**）によって蘇生の必要性を判断します。A（airway）は気道確保、B（breathing）は呼吸と致死的胸部外傷の処置、C（circulation）は循環評価および蘇生と止血、D（dysfunction of CNS）は中枢神経障害の評価、E（exposure & environmental control）は脱衣と体温管理を指します。
- A〜Cの異常（気道閉塞、肺挫傷を伴うフレイルチェスト、開放性気胸、緊張性気胸、大量血胸、心タンポナーデ、大量腹腔内出血、後腹膜出血など）を認める場合には直ちに蘇生（致死的な病態を解除する処置）を行います。
- 切迫するD（GCS 2点以下の低下、GCS ≦ 8、瞳孔不同・Cushing現象）を認める場合は脳神経外科医に連絡し、ABCを安定化させた後に頭部CTを行います。
- 次に secondary survey、すなわち全身の系統だった診察と検査を行います。この際に受傷機転や病歴の聴取も行います。また、secondary survey の前後で、全身評価のための**外傷パンスキャン**が行われます。

必要な検査と典型的な画像所見

単純X線写真（胸部・骨盤部）

- Primary survey のCで、胸部と骨盤部の**ポータブルX線写真**を撮影します。体腔内への出血は大きく分けて胸腔内・腹腔内・後腹膜であり、このうち胸腔内出血と後腹膜出血を評価するために撮影します。腹腔内出血は後述の超音波検査（FAST）で評価します。
- 胸部単純X線写真では大量血胸の有無（緊張性気胸はA・Bで判断する）、フレイルチェストをきたしうる多発肋骨骨折・肺挫傷・大動脈損傷などを評価し、骨盤部単純X線写真では不安定型骨盤骨折の有無を評価します。

超音波検査（FAST）

- Primary survey のCで **FAST**（focused assessment with sonography for trauma）を行います。FAST は1分程度で時間をかけずに行い、繰り返し行います。手技については第3章（3.8）を参照してください。
- 腹腔内出血があれば、Morrison窩、脾臓周囲、骨盤底部に液貯留が出現します。

- 腹腔内出血のみでなく、心囊液貯留や大量血胸の有無も評価します。心囊液貯留を認めても即、心タンポナーデとはいえませんが、その有無を観察することは重要です。なお、FASTにおいては心囊液は腹部用のプローブで観察します。

CT検査（外傷パンスキャン）

- 外傷パンスキャンのプロトコールは確立されていませんが、本邦では非造影の頭頸部を撮像した後に、Willis動脈輪から大腿近位まで動脈相、静脈相で撮像することが推奨されています。
- 当院では、頭頸部および躯幹部の単純CTを撮像した後に、300 mgI/mLの造影剤1ボトルを時間固定法（30秒注入）にて静脈内投与し、投与開始30秒後に動脈相、120秒後に静脈相を撮像しています。単純CTの必要性については未だ議論がありますが、実臨床では単純CTを撮像してから造影を行うか決定することもあり、すべての症例で躯幹部造影CTのみということはありません。
- 読影について、外傷初期診療ガイドラインでは次の3段階の読影を勧めています。

① **FACT**（focused assessment with CT for trauma）：撮像中にコンソール上で数分以内に行います。図1の順に、緊急に介入を要する重要な損傷や病態のみを探します。頭部から一気に尾側までを評価し、たとえ所見を見つけてもそこでスクロールを止めずに最後まで評価します。FACTが陽性であれば、外科的処置やIVR（interventional radiology）などの治療に向けて準備を進めます。

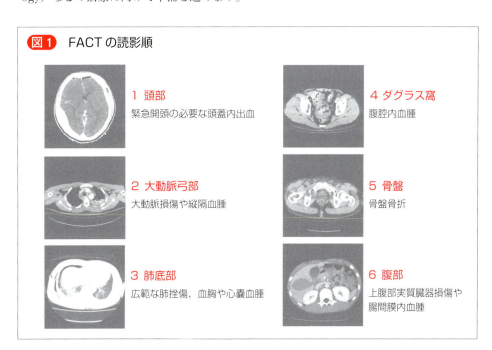

図1　FACTの読影順

1 頭部　緊急開頭の必要な頭蓋内出血
2 大動脈弓部　大動脈損傷や縦隔血腫
3 肺底部　広範な肺挫傷、血胸や心囊血腫
4 ダグラス窩　腹腔内血腫
5 骨盤　骨盤骨折
6 腹部　上腹部実質臓器損傷や腸間膜内血腫

② FACTで指摘していない、迅速な処置を要する損傷や活動性出血を探します。MPR（multiplanar reconstruction）画像や薄いスライスの画像も用いて評価します。
③ 患者の容体が落ち着いた段階で各臓器を順に読影し、見逃しがないかをチェックします。

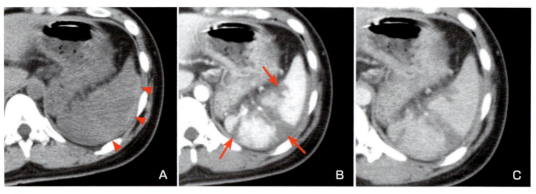

図2 脾損傷（10代女性、転落疑い）

単純CT（A）で脾周囲に高吸収域を認め、脾損傷とそれによる血腫が示唆される。
造影CT動脈相（B）、静脈相（C）では脾臓に実質の1/2を超える不整な深い裂創を
認める（Ⅲ型損傷）。血管外漏出像や仮性動脈瘤はみられず、非手術的治療を行った。

脾損傷

- 腹部鈍的外傷の中で頻度が高く、転倒や打撲など比較的軽度の外傷でも起こりえます。単独臓器損傷としてみられることもあり、左下位肋骨骨折を認める場合には必ずチェックします。脾臓は比較的疎な組織で、重篤な損傷では大量の腹腔内出血をきたします。
- 画像では脾実質の損傷の程度や、活動性出血を示唆する造影剤の血管外漏出像、仮性動脈瘤や動静脈瘻、腹腔内出血の有無を評価します。
- **裂創**は、脾実質に比較して不整な線状〜樹枝状の低濃度域として認めます。脾損傷では実質の1/2を基準として裂創の深さを評価します。創の深さが表面から実質の1/2未満はⅡ型、1/2を越えていればⅢ型に分類します（図2）。
- 造影CT動脈相でみられる血管外の造影剤（高吸収域）が、静脈相にかけて周囲に広がる所見を**血管外漏出像**（図3）といい、活動性出血を示唆します。実質内では淡く周囲に広がりますが、自由腔ではジェット状に広がります。骨片や血腫との鑑別には、単純CTと

図3 血管外漏出像

単純CT（A）で脾周囲や胃腹側に高濃度域を認め、血腫、血性腹水が示唆される。
造影CT動脈相（B）で脾下極からくさび型に広がる高吸収域を認め、静脈相（C）に
かけて周囲に拡大している。活動性出血を示す造影剤の血管外漏出像である。

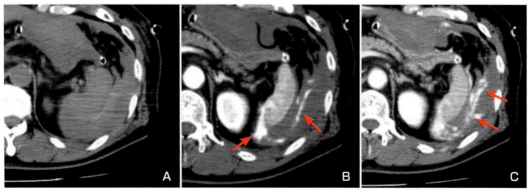

の比較やCT値の計測が有用です。
- **仮性動脈瘤**(図4)とは、破綻した血管がフィブリンにより止血され形成される動脈瘤で、通常の動脈壁構造をもたない瘤です。造影CT動脈相では瘤状に造影剤が貯留し、静脈相で造影剤の拡大を認めません。また、動静脈瘻では損傷部において造影CT動脈相で脾動脈(分枝)と連続する静脈が描出されます。
- **Sentinel clot sign**(図5)は、単純CTにおいて臓器周囲にみられる局所的な高吸収域(血腫)のことで、その臓器損傷を示唆する所見です(感度84%)。

図4 外傷後、遅発性に出現した仮性動脈瘤
10代女性、ブランコで遊んでいたところ柵で腹部を打撲。初診時の造影CT(A)では脾損傷を認めるが、血管外漏出像や仮性動脈瘤はみられない。7日後の造影CTでは、動脈相(B)で損傷部に造影剤の貯留を認める。静脈相(C)で拡大を認めず、仮性動脈瘤の所見である。脾動脈造影(D)にて仮性動脈瘤を同定しTAEを施行、金属コイルで選択的に塞栓した。

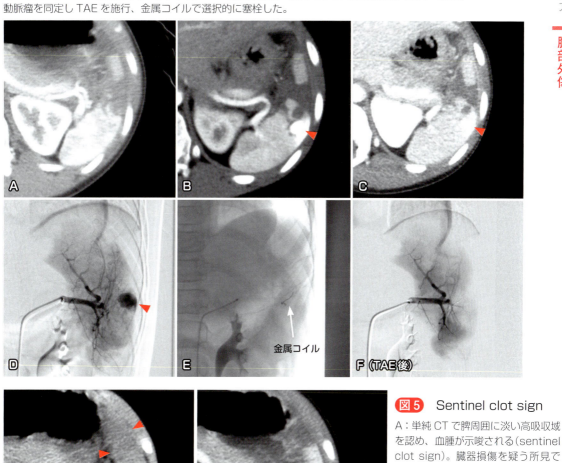

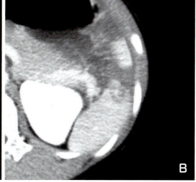

図5 Sentinel clot sign
A：単純CTで脾周囲に淡い高吸収域を認め、血腫が示唆される(sentinel clot sign)。臓器損傷を疑う所見である。
B：造影CT静脈相で脾損傷が明らか。

肝損傷

- 脾損傷とともに腹部鈍的外傷の中で頻度が高く、下位肋骨骨折を認める場合にはチェックする必要があります。肝静脈や下大静脈損傷を合併する例では外科的加療を要することが多いのですが、これらは初期診療で循環動態が比較的保たれている肝損傷にも合併することがあるため注意が必要です。
- 肝損傷の合併症として、血性胆汁や動静脈シャント、仮性動脈瘤、biloma、感染、遅発性破裂などがあります。
- 注目すべき画像所見は、裂創、血腫、造影剤の血管外漏出像、仮性動脈瘤、静脈損傷、血性腹水です。
- **裂創**は不整な線状〜樹枝状で、肝実質に比して低濃度を呈します。3 cm を基準として裂創の深さを評価します。裂創が S7 や無漿膜野に進展した場合、下大静脈周囲の後腹膜血腫や副腎血腫を伴うことがあります。また、裂創が肝門部に進展すると胆管損傷をきたし、biloma（胆汁性仮性囊胞）を呈することがあります。
- **被膜下血腫**は肝被膜と実質の間に凸レンズ形の低吸収域として認めます。肝実質の圧排所見（凸レンズ）が血性腹水との鑑別点です。
- 肝実質の挫傷は辺縁不整な低吸収域を呈しますが、実質内の急性期血腫は単純 CT にて高吸収（40〜60 HU）を呈します（図 6・図 7）。
- 肝実質の裂創や血腫が 1 つまたはそれ以上の肝静脈に進展している場合に**肝静脈損傷**を疑います。肝静脈損傷を疑った場合には外科的加療を考慮する必要があります。

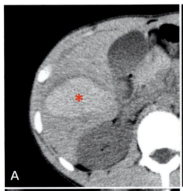
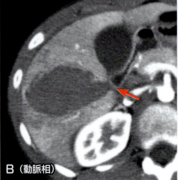
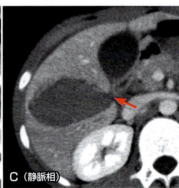
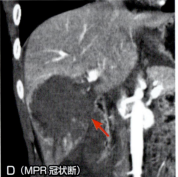

図6 肝実質内血腫

10代男性、二段ベッドから転落して受傷。
A：単純 CT。肝 S5/6 にレンズ形の高吸収域（＊）を認め、肝損傷による実質内血腫が疑われる。
B・C・D：造影 CT では被膜は断裂（↑）し、肝実質に 3 cm を超える裂創を認める（Ⅲ型損傷）。造影 CT では実質内血腫は相対的に低濃度を呈するが、ウィンドウ幅やレベルの調整、CT 値計測を行うと血腫の診断は可能である。

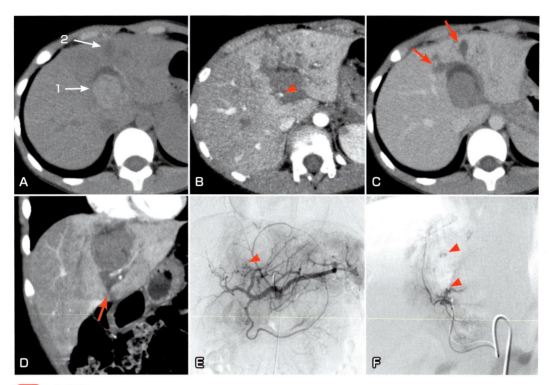

図7 肝損傷

9歳男児、2日前に自転車で転倒し受傷。
A：単純CT。肝S2/4にレンズ型の高吸収域（1）、S3に裂創を疑う低濃度域（2）を認め、肝損傷と実質内血腫の所見である。
B：造影CT動脈相。血腫内に点状の造影剤貯留像（▲）を認め、仮性動脈瘤が疑われる。
造影CT静脈相（C）、冠状断再構成像（D）では肝実質に3cmを超える不整形の裂創（↑）を認める。
腹腔動脈造影（E）および中肝動脈造影（F）で仮性動脈瘤を同定し、塞栓術を施行した。

- 門脈の周囲にみられる低濃度域を periportal collar（図8）と呼びます。グリソン鞘に沿った血腫や、心タンポナーデや緊張性気胸に伴う中心静脈圧上昇によるリンパ管の拡張を反映しています。Periportal collar を呈する肝損傷例では合併症率が高いという報告もあり、注意が必要です。

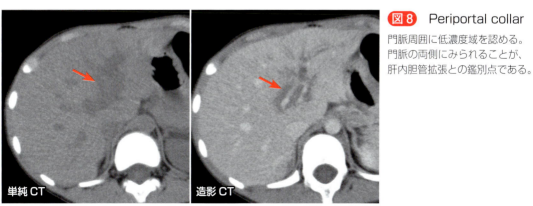

図8 Periportal collar

門脈周囲に低濃度域を認める。門脈の両側にみられることが、肝内胆管拡張との鑑別点である。

膵損傷

- 膵臓および十二指腸の鈍的損傷は、腹部外傷のうち2%以下とまれな損傷です。単独損傷は30%未満と少なく、多くは他臓器の損傷に合併します。死亡率は9～34%と高く、早期診断・加療が重要です。
- ハンドル外傷のように前方から上腹部に直達外力が加わり、椎体に向かって圧迫されることで受傷しやすく、右前方からの圧迫では膵頭部、中央部からの圧迫では膵体部、左前方からの圧迫では膵尾部が損傷します。中央部の圧迫で膵断裂をきたした場合、上腸間膜動静脈などの大血管損傷を伴うことが多く、注意が必要です。
- 血清アミラーゼは初期には正常値を呈することがあるため、複数回計測して上昇の有無を確認する必要があります。また、唾液腺や顔面、小腸、肝の外傷でも上昇しうるため、解釈には注意が必要です。
- 膵損傷は画像所見に乏しいことも多く、CTによる正診率は80%程度といわれます。注目すべき画像所見として、裂創、膵実質の浮腫、膵周囲の脂肪織濃度上昇、腸間膜や脾静脈に沿った血腫、造影剤の血管外漏出像、膵管損傷が挙げられます。最も重要な所見は、手術の適応となる膵管損傷の有無です。
- **裂創**は不整な低濃度帯として見られますが、CTで指摘が困難なことがあります。受傷機転から膵損傷が疑われる場合は、MPR像や薄いスライス画像を用いて丁寧に観察します。
- **血腫**は典型的には淡い高濃度を呈し（図9）、膵実質と脾静脈の間にみられることが多いとされています。
- 裂創が実質の1/2を超える場合には**膵管損傷**が疑われます。血行動態が安定している症例では膵管損傷の評価にはMRCPやERCPが有用です。

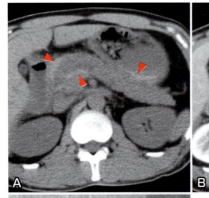
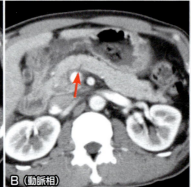
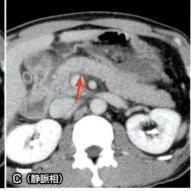
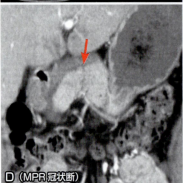

図9 膵損傷（40代男性、交通外傷）
A：単純CT。膵頭部から体部周囲に高吸収域（▲）を認め、膵損傷・血腫が示唆される。
B～D：造影CTでは膵頭部と体部の移行部に実質の1/2前後の裂創（↑）を認める。
その後の精査で膵管損傷は指摘されず、非手術的治療を行った。

腎損傷

- 腎損傷は鈍的・鋭的外傷の 8 〜 10％にみられ、鈍的外傷が 80 〜 90％を占めます。側腹部への直達外力により損傷し、下位肋骨骨折や肺底部の挫傷、肝損傷や脾損傷を合併することがあります。
- 腎臓は腎茎部により体中心に固定されているため、急激な加速度変化を生じると剪断力により腎茎部が伸展されます。これにより内膜剥離が生じ、**腎動脈閉塞**を生じることがあります。このタイプの損傷は腎動脈近位 1/3 の範囲で頻度が高いとされています。
- 肉眼的血尿や血行動態不安定な症例で顕微鏡的血尿を認める場合には、腎および尿路損傷を疑い、外傷パンスキャン施行時に**排泄相**（造影剤注入後 3 〜 5 分後に撮像する）を追加します。
- 注目すべき画像所見は血腫、裂創、活動性出血や尿漏、腎動脈損傷（梗塞）です。
- **腎挫傷**では、局所的に正常腎実質に比較して造影不良を呈します。造影増強効果は残存することから、造影増強効果が消失する腎梗塞との鑑別点となります。
- **血腫**は単純 CT で高吸収を示します。血腫サイズが小さい場合には mass effect が小さく腎実質周囲に三日月形の液貯留を呈することがありますが（図 10）、腎被膜が破綻すると腎周囲腔に広がります。
- 腎損傷では、腎実質の 1/2 以上の裂創を深い裂創、1/2 未満を浅い裂創とします（図 11）。深い裂創では腎盂損傷をきたし、尿漏をきたすことがあります。
- 動脈相や静脈相において腎実質から腎周囲、裂創部にかけて広がる造影増強効果は活動性出血を示唆する血管外漏出像であるのに対して、排泄相において裂創部や腎周囲に拡がる造影増強効果は**腎盂損傷による尿漏**が示唆されます。排泄相が撮像されていないと、尿漏を見逃す可能性があるため、腎・尿路損傷を疑う症例では必ず追加します。排泄相を追加できなかった場合（血行動態不安定など）は、帰室後にポータブル X 線写真を撮像することで粗大な尿路損傷の検索が可能です。
- 血栓形成や区域枝断裂により部分的な**腎梗塞**を生じることがあります。梗塞巣は典型的

図 10　腎被膜下血腫（20 代女性、腹部打撲疑い）
単純 CT（A）で腎周囲に三日月形の高吸収域を認め、被膜下血腫が示唆される。
造影 CT 動脈相（B）、静脈相（C）では血腫は相対的に低濃度を呈する。

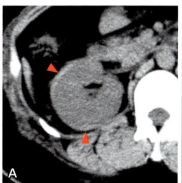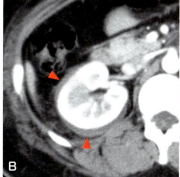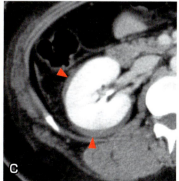

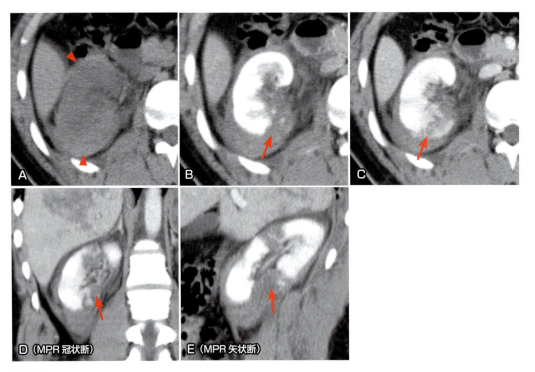

図11 腎損傷（10代男性、交通外傷）

単純CT（A）で右腎周囲に血腫を疑う高濃度域を認める。
造影CT動脈相（B）、静脈相（C〜E）では腎盂に達する裂創を認める（Ⅲ型損傷）。血管外漏出像や尿漏を疑う所見はみられない。冠状断像（D）では肝損傷も認められる。

図12 腎動脈本幹損傷（60代男性、交通外傷）

A：単純CT。左腎周囲はやや不整であるが、血腫は明らかではない。
B：造影CT動脈相で左腎実質の造影増強効果がみられない。静脈相（C）では辺縁にわずかな造影増強効果を認め、thin slice（非掲載）で腎動脈近位部に内膜損傷を疑う所見を認めた。
左腎動脈本幹の内膜損傷に対してステント留置（D）にて血管形成術を施行。術後の左腎動脈造影（E）で腎実質の造影増強効果が得られた。翌日の造影CT動脈相（F）では左腎の血流は良好である。

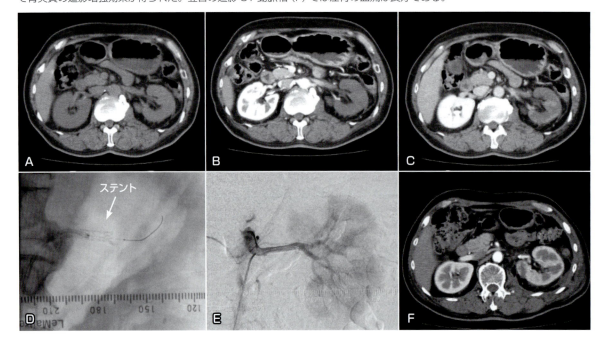

- には皮質髄質相のみならず排泄相においても持続する楔形の造影欠損域で、高度損傷では区域性腎梗塞がしばしば多発します。
- 片側の腎実質が完全に造影欠損を呈する場合には、**腎動脈本幹損傷**が示唆されます（図12）。腎動脈本幹の内膜損傷とそれによる血栓形成が原因の場合には、後腹膜血腫や血尿を呈さないことがあるため注意が必要です。腎梗塞の画像所見として辺縁の線状造影増強効果（rim sign）が有名ですが、急性損傷では認めないことがあります。

腸管・腸間膜損傷

- 腸管および腸間膜損傷は比較的頻度の高い損傷で、開腹症例の5％程度にみられます。受傷機転としては、前方からの直達外力、剪断力、急激な腹圧上昇があります。固定された腸管と固定されていない腸管が隣接する部位は剪断力に弱いことから、Treitz靱帯近傍、近位空腸、遠位回腸、回盲部周囲に好発します。
- 診断が遅れると敗血症や出血により死亡率が高くなるため、早期に診断する必要があります。腹膜刺激症状を示すことがありますが、中枢神経損傷合併例や挿管後の症例などでは腹部所見を得られず、臨床症状による診断が困難な症例は少なくありません。
- 特異的な画像所見として腸管壁断裂、腹腔内・後腹膜気腫、腸間膜血腫・血管外漏出像、血管の不整像があります。非特異的な所見として、腸管壁の肥厚や異常造影増強効果、腸間膜脂肪織濃度上昇が挙げられます。
- **腸管壁の途絶像**は損傷部が特定できるため、手術に有用な情報となります。腸管壁肥厚やfree airなど腸管損傷を示唆する所見が得られたら、薄いスライスやMPRを用いて詳細に読影し損傷部を探します。
- 腹腔内や後腹膜の**気腫**は特異性の高い所見ですが、感度は20％程度と報告されています。深部から腹壁、肝門部、腸間膜内や腸間膜静脈・門脈内にみられますが、陽圧換気や肺圧外傷、気胸、胸部外傷でもみられることがあるため、その他の所見と合わせて評価する必要があります。
- **腸管壁肥厚**は、小腸損傷の55％、大腸損傷の19％にみられる頻度の高い所見です。限局的な腸管壁肥厚を認める場合は腸管損傷を、比較的広範囲に壁肥厚を認める場合は体液過剰や循環血液量減少による二次性変化（shock bowel）を疑います。**Shock bowel**では下大静脈の平坦化、副腎の強い造影増強効果、膵・後腹膜浮腫などがみられ、鑑別に有用です。腸管壁に異常造影増強効果を認める場合は、微小血管損傷を伴う腸管損傷を疑います。
- 腸間膜に血管外漏出像を認めた場合は腸間膜損傷と診断することができ、開腹術の適応となります（図13）。腸間膜内の血管不整像も腸間膜損傷を示唆する所見で、血管外漏出像よりも高い頻度でみられます。腸間膜の脂肪織濃度上昇は、特異性は低いですが感度は69％と高く、この所見を認める場合には腸間膜損傷を疑う必要があります。
- 腸管・腸間膜損傷は受診時のCTで所見が乏しく、後に顕在化することがあるため、臨床的に判断に迷う場合はCTや超音波でフォローすることが重要です。

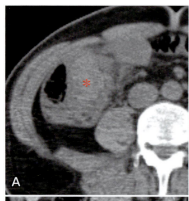
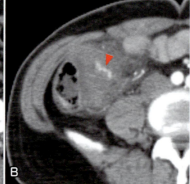
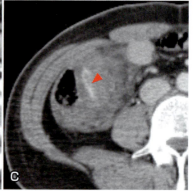
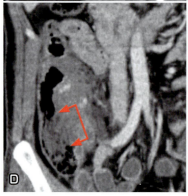

図13 腸間膜損傷（40代男性、交通外傷）

A：単純CTで回盲部の上行結腸間膜に高吸収域（＊）を認め、腸間膜血腫が示唆される。
B・C：造影CT動脈相・静脈相で血腫内に造影剤の血管外漏出像（▲）を認める。
D：冠状断再構成像では上行結腸壁の連続性が一部で不明瞭となっている。
外科的治療を行い、術中所見は上行結腸の漿膜損傷および腸間膜血腫であった。

典型所見がない場合の考え方

- 外傷パンスキャン読影において血性腹水の有無は非常に重要です。FACTやその後の読影において明らかな臓器損傷を指摘できなくとも、傍結腸溝やダグラス窩（膀胱直腸窩）に血性腹水がみられる場合には必ず腹部臓器損傷が隠れているため、薄いスライスやMPRを用いて丹念に読影します。
- それでも腹部臓器損傷を指摘できない場合は、FASTを繰り返し行ったり、貧血やアシドーシスの進行の有無を確認し、造影CTによる再検を検討します。ただし、血行動態が不安定な場合にはCT検査にこだわらず、試験開腹を考慮します。

レジデントのための腹部画像教室

索引

ア
アニサキス症 ……………………………………… 137
アルコール性膵炎 ………………………………… 155

イ
胃潰瘍 ………………………………… 46, 122, 138
胃癌 ……………………………………………… 122
胃食道静脈瘤 …………………………………… 122
胃穿孔 …………………………………… 75, 138
胃前庭部 …………………………………………… 19
胃体部 ……………………………………………… 18
胃動脈瘤 ………………………………………… 185
胃脾間膜 …………………………………………… 28
医原性穿孔 ……………………………………… 139
異所性妊娠 ……………………………………… 220
異常ガス …………………………………………… 69
異物 ………………………………………………… 90
遺伝性球状赤血球症 …………………………… 165
イレウス …………………………………… 38, 128

ウ
ウィンスロー孔 …………………………………… 28
ウィンドウ幅 ………………………………… 45, 60
ウィンドウレベル …………………………… 45, 60
右横隔膜下腔 ……………………………… 28, 216
右下結腸間膜腔 …………………………………… 28
右傍結腸溝 ………………………………… 28, 216

エ
壊疽性胆嚢炎 ……………………………… 51, 204
壊疽性虫垂炎 ……………………………………… 47
液体貯留 …………………………………………… 28
液面形成 …………………………………………… 34
エコー …………………………………………… 107
S状結腸 …………………………………………… 16
S状結腸間膜 ……………………………………… 28
S状結腸憩室穿孔 ………………………………… 73
S状結腸軸捻転症 …………………………… 103, 128
S状結腸穿孔 …………………………… 50, 76, 142
X線吸収値 ………………………………………… 4
エルシニア腸炎 …………………………………… 68
炎症性腸疾患 …………………………… 146, 148

炎症性腹水 ………………………………………… 32

オ
横隔膜下腔 ………………………………… 28, 216
横行結腸 …………………………………………… 16
横行結腸間膜 ……………………………………… 28
黄体出血 ………………………………………… 220
音響陰影 ………………………………… 107, 201

カ
仮性動脈瘤 …………………………… 48, 155, 168, 247
仮性嚢胞 ………………………………………… 158
下大静脈 …………………………………………… 6
下部消化管出血 ………………………………… 120
化膿性腹膜炎 ……………………………………… 33
回腸 ………………………………………………… 16
回盲弁 …………………………………………… 147
潰瘍性大腸炎 …………………………………… 62, 148
外傷性腸管損傷 ………………………………… 77, 145
外傷パンスキャン ……………………………… 245
外鼠径ヘルニア ………………………………… 130
外ヘルニア …………………………………… 42, 130
ガス ………………………………………………… 69
ガス産生菌 …………………………………… 74, 78
カテーテル ……………………………………… 95
ガドリニウム …………………………………… 216
肝下角 ……………………………………………… 3
肝下腔 ……………………………………………… 28
肝区域 …………………………………………… 15
肝硬変 …………………………………………… 165
肝細胞癌 ………………………………………… 206
肝実質内血腫 …………………………………… 248
肝腫瘍 …………………………………………… 206
肝周囲炎 …………………………………………… 49
肝腎陥凹 …………………………………………… 28
肝臓 ……………………………………………… 15
肝損傷 …………………………………………… 248
肝膿瘍 …………………………………… 75, 111, 210
感染性仮性嚢胞 …………………………………… 77
感染性大動脈瘤 ………………………………… 172
感染性腸炎 ………………………………… 62, 63
カンピロバクター腸炎 …………………………… 67

255

癌性腹膜炎 34, 35

キ
機械性イレウス 38
機能性イレウス 38
機能性卵胞 222
奇形腫 222
気腫性感染 69
気腫性腎盂腎炎 80, 191, 193
気腫性胆嚢炎 78, 204
気腫性膀胱炎 81
気泡 35
偽腔開存型 177
偽腔閉塞型 177
偽膜性腸炎 67
急性胃炎 137
急性胃粘膜病変 136
急性陰嚢症 197
急性腎盂腎炎 191
急性腎感染症 191
急性膵炎 58, 152
急性前立腺炎 197
急性胆嚢炎 33, 203
急性虫垂炎 146
急性腹症 8
急速静注法 6
穹窿部 16
虚血性腸炎 63, 68, 83, 110
魚骨 141
胸部単純X線写真 3
凝血 32
筋強直 9
筋性防御 9, 146
筋膜 30
筋膜肥厚 55

ク
空気 4, 14, 69
空腸 16
クラミジア 226
クローン病 63, 73, 148

ケ
憩室炎 66, 148
劇症型心筋炎 236
結核性腹膜炎 34
結石 89
結腸癌 66

結腸憩室 148
結腸憩室出血 99, 123
結腸壁肥厚 62
血管外漏出 48, 208, 219, 230
血胸 114
血腫 45
血性腹水 32, 34, 206, 216
血栓 45
ケルクリング襞 16
原発性肝細胞癌 206

コ
誤飲 90
後腎傍腔 228
後腹膜腔 24, 228
後腹膜腔内遊離ガス 76
後腹膜出血 228, 244
後腹膜線維症 187
叩打痛 9
絞扼性腸閉塞 45, 131, 134
骨腫瘍 241
骨粗鬆症 240
骨盤内感染症 225
骨盤腹膜炎 49

サ
左横隔膜下腔 28, 216
左下結腸間膜腔 28
左傍結腸溝 28, 216
細菌性腸炎 62
再構成 4
3次元再構成 169

シ
子宮 17
子宮外妊娠 220
子宮筋腫 86, 87
子宮直腸窩 216
子宮留膿腫 78
視診 9
脂肪 4, 14
脂肪織濃度上昇 139
脂肪組織 55
腫瘤形成性膵炎 162
十二指腸 16
十二指腸潰瘍 48, 139
十二指腸潰瘍穿孔 71, 140
宿便性穿孔 142

出血性壊死	134
術後イレウス	41
術後出血	124
漿液性嚢胞腫瘍	158
漿膜	24, 28
消化管拡張	38
消化管出血	120
消化管穿孔	136
消化管閉塞	38
消化性潰瘍	136
小腸潰瘍	123
小腸間膜	28
小腸出血	39, 124
小腸穿孔	73, 140
小腸閉塞症	130
上腸間膜動脈解離	46, 181
上腸間膜動脈塞栓症	40
上腸間膜動脈閉塞	181, 184
上部消化管出血	120
静脈硬化性大腸炎	88
静脈石	89, 195
静脈内血栓	187
触診	9
食道静脈瘤	122
心筋炎	236
心筋梗塞	235
心電図同期撮像法	176
心嚢液貯留	114, 179
滲出液	31
浸潤性膵管癌	158
真性動脈瘤	48, 168
腎盂腎炎	56
腎血管筋脂肪腫	51
腎結石	89, 194
腎梗塞	189
腎挫傷	251
腎周囲腔	228
腎周囲膿瘍	191
腎臓	17
腎損傷	251
腎膿瘍	192
腎被膜下血腫	251

ス

膵炎	152
膵管内乳頭粘液性腫瘍	158
膵癌	154, 158
膵臓	16
膵損傷	250
膵頭部癌	161
膵内分泌腫瘍	161
膵嚢胞性疾患	158
水腎症	109

セ

成熟奇形腫	222
精巣上体炎	199
精巣捻転症	198
精嚢	17
石灰化	87
穿孔性虫垂炎	44
前腎傍腔	153, 228
前立腺	17
前立腺石灰化	87
前立腺膿瘍	197
蠕動	144

ソ

鼠径ヘルニア	130
早期濃染	49
総胆管結石	50, 109, 202
造影剤	7
造影剤血管外漏出	48, 208, 219, 230
造影 CT	6
臓側腹膜	24, 28
側腹線条	3

タ

打診	9
大腿ヘルニア	130
大腸癌	128
大腸憩室出血	46
大腸穿孔	142
大腸閉塞症	42, 128
大動脈解離	111, 175
大動脈瘤	111, 168
大網	55
大腰筋	3, 229
ダイナミック CT	6
ダグラス窩	28, 31, 216
胆管炎	50, 51
胆管ガス	84
胆管気腫症	84
胆汁性腹水	32
胆汁性腹膜炎	33
胆石	108, 200

胆石イレウス	98
胆石嵌頓	50
胆石性膵炎	154
胆泥	108
胆道拡張	109
胆嚢	15
胆嚢炎	58, 200
胆嚢捻転	203
胆嚢壁肥厚	202

チ

遅延相	6
中結腸動脈瘤	186
中毒性巨大結腸症	148
虫垂炎	110, 146
虫垂炎穿孔	141
虫垂結石	147
超音波	102
腸管壊死	33, 133
腸管拡張	133
腸管気腫症	81
腸管虚血	45, 131
腸管穿孔	74
腸管壁肥厚	62, 133
腸管麻痺	38
腸間膜	28, 55
腸間膜虚血	82
腸間膜損傷	254
腸間膜浮腫	133
腸重積	110
腸閉塞	38, 110, 127
腸腰筋膿瘍	78, 232
直血管	131
直腸子宮窩	28
直腸穿孔	143
チョコレート嚢胞	225

ツ

椎体圧迫骨折	239

テ

転移性肝腫瘍	206
転移性骨腫瘍	241
転移性膵腫瘍	161

ト

導尿カテーテル	117
動脈相	6

トライツ靭帯	16

ナ

内視鏡的逆行性胆管膵管造影	155
内視鏡的乳頭切開術	84, 139
内視鏡的粘膜下層剥離術	74
内鼠径ヘルニア	130
内膜症性嚢胞	225
内ヘルニア	43
軟部組織濃度	14

ニ

乳び腹水	32
尿	32
尿管	17
尿管結石	89, 195
尿路感染症	197
尿路結石	194

ネ

粘液性嚢胞腫瘍	158

ノ

膿腎症	192
膿瘍	69, 77
濃度異常	45
嚢胞性腫瘍	36

ハ

破裂性大動脈瘤	171
肺底部肺炎	237
肺野条件	71
ハウストラ	16
バリウム	100
反跳痛	9, 146
汎発性腹膜炎	50

ヒ

脾腫	164
脾静脈	16
脾臓	16
脾臓破裂	167
脾損傷	48, 246
脾動脈瘤	184
非閉塞性腸間膜虚血	82
左横隔膜下腔	28, 216
左下結腸間膜腔	28
左傍結腸溝	28, 216

フ

浮腫	30
付属小体捻転症	197
腹腔	24, 28
腹腔外血腫	34
腹腔内出血	114, 244
腹腔内 free air	138
腹腔内遊離ガス	71, 142
腹腔ねずみ	88
腹水	31, 216
腹水穿刺	35
腹痛	10
腹部外傷	244
腹部条件	156
腹部大動脈	6
腹部大動脈瘤	168
腹部単純 X 線写真	2
腹部内臓動脈瘤	182
腹部膨満	127
腹壁血腫	243
腹膜	24
腹膜刺激症状	9
腹膜垂炎	58
腹膜透析	240
腹膜肥厚	34
副腎	17
副脾	16, 166
噴門部	16

ヘ

平衡相	6
閉塞性膵炎	154, 160
閉塞点	41
壁側腹膜	24, 28
壁内血腫	175
ヘマトクリット効果	34
ヘルニア	130
辺縁動脈	131
便潜血	121
便秘症	238

ホ

蜂窩織炎	55
傍結腸溝	28, 216
傍卵巣嚢腫	222
膀胱	17
膀胱結石	89
膀胱直腸窩	216
ポータブル X 線写真	244
ボーラストラッキング法	6

マ行

マーフィー徴候	113, 201
右横隔膜下腔	28, 216
右下結腸間膜腔	28
右傍結腸溝	28, 216
水	4, 14
水信号	218
無漿膜野	28
無石胆嚢炎	200
メッケル憩室	125
網嚢	28
モリソン窩	28, 216
門脈	6
門脈圧亢進症	122
門脈ガス	83
門脈相	6

ヤ行

遊走脾	166
遊離ガス	3, 69, 142
腰筋陰影	3
ヨードアレルギー	7
ヨード造影剤	7

ラ

卵管妊娠	221
卵管卵巣膿瘍	226
卵管留膿腫	78
卵巣	17
卵巣奇形腫	51, 87
卵巣茎捻転	222
卵巣腫瘍	222
卵巣出血	217
卵巣嚢胞性腫瘍	37
卵巣膿瘍	78
卵胞出血	220

リ

リピオドール	93
リンパ腫	68

ロ

漏出液	31

欧文

ABCDE アプローチ 244
acoustic shadow 201
Adamkiewicz 動脈 179
AGML (acute gastric mucosal lesion) 136
air-fluid level 33, 239
beak sign 42, 128
beam hardening 180
bolus tracking 6
closed loop obstruction 131
coffee bean sign 103, 128
contained rupture 174
cortical rim sign 189
Couinaud 分類 15
CT 値 4
CT angiography 169
DeBakey 分類 175
dirty fat sign 139
dirty mass sign 142
double target sign 211
Douglas 窩 28, 31, 216
draped sign 174
dynamic CT 6
ERCP (endoscopic retrograde cholangio-pancreatogram) 155
ESD (endoscopic submucosal dissection) 74
extravasation 48, 208, 219, 230
FACT (focused assessment with CT for trauma) 245
FAST (focused assessment with sonography for trauma) 114, 244
fat notch sign 42
Fitz-Hugh-Curtis 症候群 49, 225
flap 111
free air 138
gas pattern 65
gray pattern 65
HU (Hounsfield unit) 32
hyperattenuating crescent sign 173
insulinoma 158
interventional radiology 126
intramural hematoma 175
massive ovarian edema 223
Morrison 窩 28, 216
MPR (multi-planar reconstruction) 4
MR angiography 170
Murphy's sign 113, 201
omega loop sign 128
open loop obstruction 131
periportal collar 237, 249
PID (pelvic inflammatory disease) 225
pseudokidney sign 110
psoas 徴候 232
sealed rupture 174
sentinel clot sign 218, 247
shock bowel 253
small bowel feces sign 42
smaller SMV sign 184
SPIO (super-paramagnetic iron oxide) 165
Stanford 分類 175
target fat pattern 64
target water pattern 64
tissue rim sign 195
to and fro movement 110
ULP 型 177
VR (volume rendering) 169
whirl sign 128
white pattern 65
Winslow 孔 28
WL (window level) 45, 60
WW (window width) 45, 60
X 線吸収値 4

レジデントのための腹部画像教室

定価（本体4,200円+税）

2017年 9月 7日　第1版
2017年 9月23日　第1版2刷
2018年 3月 4日　第1版3刷
2018年 9月13日　第1版4刷
2020年 8月 7日　第1版5刷
2021年11月 6日　第1版6刷
2023年 9月 7日　第1版7刷

編　者　山﨑道夫
発行者　梅澤俊彦
発行所　日本医事新報社　www.jmedj.co.jp
　　　　〒101-8718　東京都千代田区神田駿河台2-9
　　　　電話 03-3292-1555（販売）・1557（編集）
　　　　振替口座 00100-3-25171

装　幀　Malpu Design（宮崎萌美）
印　刷　ラン印刷社

©2017　Michio Yamasaki　Printed in Japan
ISBN978-4-7849-4700-3

JCOPY　＜(社)出版者著作権管理機構 委託出版物＞

本書の無断複写は著作権法上での例外を除き禁じられています。
複写される場合は、そのつど事前に(社)出版者著作権管理機構
（電話 03-5244-5088、FAX 03-5244-5089、e-mail：
info@jcopy.or.jp）の許諾を得てください。